实用伤寒论方证解析

王醴恩　编著

世界图书出版公司

西安　北京　广州　上海

图书在版编目(CIP)数据

实用伤寒论方证解析/王醍恩编著. —西安:世界图书
出版西安有限公司,2018.1(2018.11 重印)
ISBN 978 – 7 – 5192 – 4204 – 6

Ⅰ.①实…　Ⅱ.①王…　Ⅲ.①《伤寒论》—研究—
汇编　Ⅳ.①R222.29

中国版本图书馆 CIP 数据核字(2018)第 001388 号

书　　名	实用伤寒论方证解析
	Shiyong Shanghanlun Fangzheng Jiexi
编　　著	王醍恩
责任编辑	胡玉平
装帧设计	绝色设计
出版发行	世界图书出版西安有限公司
地　　址	西安市北大街 85 号
邮　　编	710003
电　　话	029 – 87214941　87233647(市场营销部)
	029 – 87234767(总编室)
网　　址	http://www.wpcxa.com
邮　　箱	xast@ wpcxa.com
经　　销	新华书店
印　　刷	陕西奇彩印务有限责任公司
开　　本	787mm×1092mm　1/16
印　　张	16
字　　数	300 千
版　　次	2018 年 1 月第 1 版　2018 年 11 月第 2 次印刷
国际书号	ISBN 978 – 7 – 5192 – 4204 – 6
定　　价	58.00 元

医学投稿　xastyx@ 163.com　‖ 029 – 87279745　87284035
☆如有印装错误,请寄回本公司更换☆

前　言

张仲景总结汉代以前医学成果,参合其临床经验撰著了融理、法、方、药于一体的医学巨典——《伤寒杂病论》,其中的《伤寒论》部分更是形成了特有的"六经辨证"理论体系。千百年来对其注释者不下数百家,其中还包括日本汉医学家。部分注家因其文字古奥,从文字角度阐述;另有部分注家则因其叙证简略,多从临证出发进行阐释。各家于其内涵见仁见智,学术多歧,各不相侔,但都推崇备至,誉其为"方书之祖"。

笔者在十余年的教学及临床实践中,同样感其方精而理奥,于是参阅了多部论著进行了深入研习,在学习过程中,将所参著作内容系统地进行了总结。随着临床经验的丰富,又将个人心得体会及验案也均记录在案。后有同道翻及笔记,提议将所学内容编辑成册,以助后学者参详。于是不揣简陋,于2017年年初将十余年来的所有内容进行整理,编辑成稿。为了保持原病案面貌,全书中计量单位未进行统一换算,而保留原病案后各自的计量方式。

书中《伤寒论》原文均引自王庆国主编的全国高等中医药十二五规划教材《伤寒论选读》。书中个人验案多选自笔者所治疗的一些较有代表性或特殊的案例。

在最终定稿成书的过程中,亦屡易其稿。然而由于水平有限,错误及疏漏之处在所难免,敬请各位同道在阅读过程中提出宝贵意见!

编著者
2017年10月

目 录

桂枝汤

【原文】太阳中风，阳浮而阴弱。阳浮者，热自发；阴弱者，汗自出。啬啬恶寒，淅淅恶风，翕翕发热，鼻鸣干呕者，桂枝汤主之。（12条）

桂枝汤方

桂枝三两（去皮）　芍药三两　甘草二两（炙）　生姜三两（切）　大枣十二枚（擘）

上五味，㕮咀三味，以水七升，微火煮取三升，去滓，适寒温，服一升。服已须臾，啜热稀粥一升余，以助药力。温覆令一时许，遍身染染微似有汗者益佳，不可令如水流离，病必不除。若一服汗出病差，停后服，不必尽剂。若不汗，更服依前法，又不汗，后服小促其间，半日许，令三服尽。若病重者，一日一夜服，周时观之，服一剂尽，病证犹在者，更作服。若不汗出，乃服至二、三剂。禁生冷、黏滑、肉面、五辛、酒酪、臭恶等物。

【病机】卫阳不固，营阴外泄（卫强营弱）。

【名家方论】

·柯韵伯：此为仲景群方之魁，乃滋阴和阳、调和营卫、解肌发汗之总方也。凡头痛发热，恶风恶寒，其脉浮而弱、汗自出者，不拘何经，不论中风、伤寒、杂病，咸得用此，唯以脉弱自汗为主耳。愚常以此汤治自汗、盗汗、虚疟、虚痢，随手而愈。因知仲景方可通治百病，与后人分门类证使无下手处者，可同日而语耶。

·《医宗金鉴》：名曰桂枝汤者，君以桂枝也。桂枝辛温，辛能发散，温通卫阳。芍药酸寒，酸能收敛，寒走阴营。桂枝君芍药，是于发汗中寓敛汗之旨。芍药臣桂枝是于和营中有调卫之功。生姜之辛，佐桂枝以解表。大枣之甘，佐芍以和中。甘草甘平，有安内攘外之能，用以和中气，即以调和表里，且以调和诸药。以桂芍之相须，姜枣之相得，借甘草之调和阳表、阴里，气卫血营并行而不悖，是刚柔相济以相和也。而精义在服后须臾啜稀粥以助药力。盖谷气内充，不得易为酿汗，更使已入之邪不能少留，将来之邪不得复入也。又妙在温复令一时许，絷絷微似有汗，是授人以微汗之法也。不可令如水流漓，病必不除，是禁人不可过汗之意也。凡中风伤寒，脉浮弱、汗自出而表不解者，皆得而主之。其他但见一二证即是，不必悉具也。

·方有执：桂枝，其性味虽辛甘而属乎阳，其能事则在固卫而善走阴也。芍药，擅酸寒而下气，快收阴而敛液。夫卫气实而腠理开疏矣，非桂枝其孰能固之？荣血虚而汗液自出矣，非芍药其谁能收之？以芍药臣事桂枝而治中风，则荣卫无有不和谐者，佐之以甘草而和其中，则发热无有不退除者，使之以大枣而益脾，使之以生姜而止呕，皆用命之士也。

经方拓展应用之 医 案

❖岳美中医案：张某某，女，15岁。发热半年余，体温高达40℃，多方治疗无效，且但渴不多饮，二便自调，舌淡苔黄，发热恶风，脉见浮缓，时有汗出，诊为中风证未罢，营卫失和，用桂枝汤3剂，如法服用而痊愈。

❖刘渡舟医案：一男性患者，60岁，患荨麻疹，瘙痒钻心，数月不愈。切其脉浮而缓，并见汗出恶风，舌苔薄白而润。证属风邪稽留肌膜，营卫不和，因发为风疹。治宜祛风调和营卫，方用桂枝汤。

处方：桂枝9g，白芍9g，生姜9g，大枣12枚，炙甘草6g。3剂。

服药后啜热稀粥，温覆取汗，则疹消痒止。

❖谢先生三伏之天，盛暑迫人，平人汗流浃背，频频呼热，今先生重棉叠衾，尚觉凛然形寒，不吐而下利，日十数度行，腹痛而后重，小便短赤，独其脉不沉而浮。大论曰：太阴病，脉浮者，可发汗，宜桂枝汤。本证似之。

处方：川桂枝钱半，大白芍钱半，炙甘草钱半，生姜两片，红枣四枚，六神曲三钱，谷、麦芽（炒）各三钱，赤茯苓三钱。

❖一妇女，自妊娠七月始，每日午后热度上升，达38℃许，历十数日而未治愈。一医诊断为结核热，乃人工流产之适应证，而患者不欲手术，求余往诊。

诊察所见：脉浮大而弱，并无频数，咳嗽亦不甚激烈，且有食欲。于左肺上叶证明有浸润。

余对此投以桂枝汤，历时三周间，热始下降，终于正常分娩。

此后四年，于冬季之某一寒天，此患者来院述及，现已妊娠3个月，每日有热37.4℃～37.5℃，仍有咳嗽。食欲不振。妇产科医师仍嘱其早日人工流产，而自己不欲如此，前数年之疾，蒙先生治愈，故再烦先生设法投予良药。

诊察所见与当年相同。脉浮而弱。于左肺上叶依然有浸润。余于此时仍投以桂枝汤，历时两周间，咳嗽亦止，亦能进食，热亦下降，亦终于正常分娩。

❖骆某，男，50余岁，玉田县公社干部，1971年8月某日初诊。

时届盛暑仍着棉衣棉裤。据云极畏风寒，自汗时时，越出汗越畏风，脱去棉衣即感风吹透骨，遍身冷汗，因而虽盛暑亦不敢脱去棉衣，深以为苦。其人平素纳食少，乏力倦怠，尚无其他症状。我诊为正气虚弱，营卫失调。予桂枝汤五剂。

五天后又来诊，已不畏风，能骑自行车来，且已脱去棉衣改穿夹衣，汗也减少，嘱再服三剂。

约半个月后带另一患者来……是时已着单衣裤，并且说已不畏风，也不自汗。

【按语】

·关于"卫强营弱"　"卫强"是指卫气与邪气在体表斗争，卫

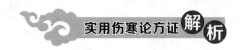

气不是真正的强盛，而是与邪气的斗争比较"白热化"，故而比较"强"；卫气与邪气斗争，自然其固摄营阴的能力就有所下降，因此营阴就会外漏，表现为汗自出，所以"营弱"。

·桂枝汤证与太阳中风证不同　太阳中风证为表证，桂枝汤证包括有太阳中风证以及杂病中的自汗出、皮肤病等。

·后世之人常以之治太阳中风证亦达不到效果者，是因不注意桂枝汤的煎服方法，只按常法服用，而未达仲景所示"遍身漐漐微似有汗"之境界。

·关于"寒伤营，风伤卫"　后人对于中风和伤寒病机的解释往往从营卫来解释，笔者感觉较为晦涩难懂。其实仲景命名病证之时已有明确机理，中风者中于风邪也，风性开泄，中风病证相当于感受了一个能令鬼门开之邪，鬼门既开，营阴自出，所以必至营弱；伤寒者伤于寒邪也，寒性收引，风寒病证相当于感受了一个能令鬼门关闭之邪，鬼门既关，营阴必郁而不能出，所以必至"营郁"。

【验案】治一学生自汗，时值秋季，自述从学校食堂行至教室或从教室至宿舍（均约十分钟的路程）都会全身汗出，汗淡无味，舌淡苔薄白，脉浮细。诊为"营卫不和"自汗证。方予桂枝汤：桂枝 15g，白芍 15g，炙甘草 6g，嘱其再加大枣 3 枚、生姜 3 片。服药后避风寒，加衣被。3 剂后病情缓解，后续服 6 剂病愈。

桂枝加葛根汤

【原文】太阳病，项背强几几，反汗出恶风者，桂枝加葛根汤主之。（14 条）

桂枝加葛根汤方

葛根四两　麻黄三两（去节）　芍药二两　生姜三两（切）　甘草二两（炙）　大枣十二枚（擘）桂枝二两（去皮）

上七味，以水一斗，先煮麻黄、葛根，减二升，去上沫，纳诸药，煮取三升，去滓，温服一升，覆取微似汗，不须啜粥。余如桂枝法将息及禁忌。

【病机】太阳中风兼太阳经气不舒。

【名家方论】

·《活人书》：伊尹汤液论，桂枝汤中加葛根，今监本用麻黄，误矣。

·许宏：此汗出恶风而反几几，又复项背强者，乃风盛于表也。此属桂枝汤中加葛根主之。葛根性平，能祛风邪解肌表，以此用之为使，而佐桂枝汤之用，以救邪风之盛行于肌表也。又曰：葛根汤方与桂枝加葛根汤方，虽曰大同而实异，葛根汤中有麻黄，乃治项背强几几无汗恶风者，此乃发散之方；桂枝加葛根汤中无麻黄，乃治项背强几几反汗出恶风者，此乃解肌之方也，只此无汗与反汗出，二者差之毫厘，谬之千里。

·方有执：言太阳未罢，汗转出不已，而恶风犹在也，以太阳尚在，故用桂枝为主方，以初有阳明，故加葛根为引用。盖葛根者，走阳明之经者也，然则桂枝加葛根之所以为汤，其太阳、阳明差多差少之兼解欤。

经方拓展应用之 医案

❖ 庚戌。建康徐南强，得伤寒，背强，汗出，恶风。予曰：桂枝加葛根汤证。病家曰：他医用此方，尽二剂而病如旧，汗出愈加。予曰：得非仲景三方乎。曰然。予曰：误矣，是方有麻黄，服则愈见汗多。林亿谓止于桂枝加葛根汤也。予令生而服之，微汗而解。

❖蒲辅周医案：陈某某，男，4岁半。1963年8月15日突然发热，恶心呕吐，4小时内抽风两次，因昏迷而急诊入院。患儿大便呈脓血样，有里急后重现象，当时诊为急性中毒性痢疾，用冬眠药物及温湿布裹身。翌日，面色转灰暗，寒战高热，呼吸微弱，经人工降温16小时，方得呼吸均匀。复温后第二天开始，每日上午发生寒战，且有发绀、肢凉，午后高热（42℃~43℃）无汗，时有语妄躁动，每日下利脓血便20余次，腹胀，里急后重，无呕吐，食欲尚可。血常规：白细胞逐渐减少，出现粒细胞减少征象（白细胞总数 0.6×10^9/L，中性粒细胞30%）。大便培养：福氏痢疾杆菌阳性。耐药试验：对多种抗生素不敏感，换用多种抗生素、呋喃西林等药无效，于26日请我院中医会诊。诊时患儿呼吸急促，唇色淡红，腹满不硬，午前寒战，午后高热，右脉沉滞，左脉弦大而急，舌质色淡，苔薄白而腻。证由暑湿内伏，新凉外加，表郁里结，以致升降阻滞，营卫不通。若单治其里则伏邪不得外越，内结必然更甚，病为正虚邪实。幸胃气尚存，津液未竭，急宜升阳明，和营卫，开玄府之闭，达邪外出而解里急。方用桂枝加葛根汤。

处方：粉葛根6g，桂枝3g，白芍3g，炙甘草3g，生姜2片，大枣2枚。

上药用文火煎取180ml，每4小时服30ml。药后另服荷叶、炒粳米煎汤。仿桂枝汤服法以助汗。

27日二诊，药后当夜漐漐汗出，但小腿至足无汗，体温渐降，四肢较温，今晨已无寒战，但脓血、黏液便仍有20余次，里急后重未除，前药继服1剂，体温又渐退。以后按前方去桂枝、白芍，加党参、生扁豆、藿香、香薷。第三天微汗透彻，精神好转，气平热退，下痢次数及脓血均减少。惟周身出现红疹，此乃伏热外出之象。治以清湿热兼生津益气，用玉竹、生扁豆、茯苓、藿香、木瓜、杏仁、厚朴、茵陈、滑石、生谷芽、通草、荷叶。服药一周，红疹消退，诸症皆减。血检：粒细胞恢复正常范围。痊愈出院。

❖贾某某，男，62岁。素患高血压动脉硬化症。每逢体劳过度或情志不舒，则出现肢体震颤，轻者颤动有时，重者身不由己，尤以上肢为重。经服用镇静安定之类药物均不见效。诊见：情志淡漠，头及上肢颤动无度，项背素日发强，脉缓而细弦。遂以桂枝加葛根汤加钩藤15g、全蝎3g，令服3剂。服后震颤大减，自觉周身活畅，再以桂枝加葛根汤倍加芍药，令服3剂，其症若失。

【按语】

·关于葛根 根据《活人书》以及书中同药而别名的"葛根汤"，以及条文内容中"反汗出"，可以推断桂枝加葛根汤中必无麻黄一药。

·桂枝加葛根汤在《金匮要略》中用治柔痉，宜参考互学。

桂枝加厚朴杏子汤

【原文】喘家，作桂枝汤加厚朴、杏子佳。(18条)

太阳病，下之微喘者，表未解故也，桂枝加厚朴杏子汤主之。(43条)

桂枝加厚朴杏子汤方

桂枝三两（去皮）　甘草二两（炙）　生姜三两（切）　芍药三两　大枣十二枚（擘）　厚朴二两（炙，去皮）　杏仁五十枚（去皮尖）

上七味，以水七升，微火煮取三升，去滓，温服一升，覆取微似汗。

【病机】太阳病下后气逆微喘。

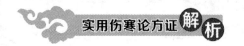

【名家方论】

·成无己：下后大喘，则为里气大虚，邪不能传里，犹在表也，与桂枝汤以解外，加厚朴、杏仁以降逆气。

·柯韵伯：喘为麻黄症，治喘者功在杏仁。此妄下后，表虽不解，腠理已疏，故不宜麻黄而宜桂枝。桂枝汤中有芍药，若但加杏仁，喘虽微，恐不胜任，复加厚朴以佐之，喘随汗解矣。

·方有执：喘者，气夺于下而上行不利，故呼吸不顺而声息不续也。盖表既未罢，下则里虚，表邪入里而上冲，里气适虚而下夺，上争下夺，所以喘也。然微者，言气但亏乏耳，不似大喘之气脱也，以表尚在，不解其表，则邪转内攻而喘不可定，故用桂枝解表也，加厚朴，利气也，杏仁有下气之能，所以为定喘当加之要药。

经方拓展应用之医案

❖戊申正月，有一武弁在仪真，为张遇所虏，旦夕置于舟舱板下，不胜蜷伏，后数日得脱，因饱食，解衣扪虱而自快，次日遂作伤寒。医者以因饱食伤而下之，一医以解衣中邪而汗之，杂治数日，渐觉昏困，上喘息高，医者仓皇罔知所指。予诊之曰：太阳病，下之表未解，微喘者，桂枝加厚朴杏子汤，此仲景法也。医者争曰：某平生不曾用桂枝，况此药热，安可愈喘？予曰：非汝所知也。一投而喘定，再投而漐然汗出，至晚，身凉而脉已和矣。医者曰：予不知仲景方之法，其神如此，岂诳惑后世也哉。人自寡学，无以发明耳。

❖患儿于2月21日突然发热，咳嗽，有少量痰，伴有腹泻，每日四五次，为黄色溏便，精神萎靡，吃奶少，两天后咳嗽气喘加重，连续在某门诊部治疗，用退热消炎止咳等西药未效。2月24日突发抽风两次，每次持续三、四秒，两次间隔时间较短，当即住院。症见高烧无汗，烦躁哭闹，时有惊惕不安等，先用土霉素、红霉素等西药，并服大剂麻杏石甘汤复以银翘散加味，寒凉撤热，症状未见改善，即停用红霉素。于27日请蒲老会诊。当时高烧40℃，仍无汗，面色青黄，咳而喘满膈动，足凉，口周围色青，唇淡，脉浮滑，指纹青，直透气关以上，舌质淡，苔灰白，胸腹满。此属感受风寒，始宜辛温疏解，反用辛凉苦寒，以致表郁邪陷，肺卫不宣。治拟调和营卫，透邪出表，苦温合辛温法。用桂枝加厚朴杏子汤加味。

【按语】桂枝加厚朴杏子汤为治风寒喘证之方。对于纠正普遍被现代中医所认为的"喘证多热"错误认识有重要意义。

桂枝加附子汤

【原文】太阳病，发汗，遂漏不止，其人恶风，小便难，四肢微急，难以屈伸者，桂枝加附子汤主之。(20条)

桂枝加附子汤方

桂枝三两（去皮）　芍药三两　甘草二两（炙）　生姜三两　大枣十二枚（擘）　附子一枚（炮，去皮，破八片）

上六味，以水七升，煮取三升，去滓，温服一升。本云：桂枝汤，今加附子。将息如前法。

【病机】表阳不固，营阴外泄。

【名家方论】

·徐忠可：论曰，漏与亡阳不同，亡阳者是真气大泄，有虚无邪，或阳虚而阴盛，如入寒冰地狱，为厥逆下利等证。则以内寒为重，宜四逆汤，以姜附温经矣。或内怯外虚则为心悸头眩，身𥆧动振振欲仆地，如身全无外廓则以汗泄为重，宜真武汤，苓术生姜兼芍附以温经摄水矣。若漏是已得汗而复为风邪所袭，风宜有汗，因循不止，虽非如亡阳之大脱，然概比太阳之中风证则加虚燥矣。于是有表则恶风，津液外泄而下燥，则小便难，兼以卫气外脱而膀胱之化不行也，筋脉无津液以养，则为四肢微急，难以屈伸，兼以风入而增其劲也。此阳气与阴津两亡。更加风气缠绵，若用四逆则不宜干姜之刚燥；用真武则不宜苓术之渗湿，故用桂枝汤加附子，以固表祛风而复阳敛液也。然观此方，更用于风湿相搏，身体尽痛不能自转侧者，则知此处尤着眼在四肢难以屈伸，故加附子以温经而通其邪郁也。

·柯韵伯：太阳固当汗，若不取微似有汗而发之太过，阳气无所止息，而汗出不止矣。汗多亡阳，玄府不闭，风乘虚入，故复恶风。汗多于表，津弱于里，故小便难。四肢者，诸阳之末，阳气者，精则养神，柔则养筋，开阖不得，寒气从之，故筋急而屈伸不利也。此离中阳虚，不能摄水，当用桂枝以补心阳，阳密则漏汗自止矣。坎中阳虚，不能行水，必加附子以回肾阳，阳归则小便自利矣。内外调和，则恶风自罢，而手足便利矣。漏不止，与大汗出同，若无他变症，仍予桂枝汤。若形如疟，是玄府反闭，故加麻黄，此玄府不闭，故加附子。若大汗出后而大烦渴，是阳陷于内，急当滋阴，故用白虎加人参汤。此漏不止而小便难，四肢不利，是阳亡于外，急当扶阳。此发汗虽不言何物，其为麻黄汤可知。盖桂枝汤有芍药而无麻黄，故虽大汗出，而玄府能闭，但使阳陷于里，断不使阳亡于外也。此与伤寒自汗出条颇同而义殊。彼脚挛急在未汗前，是阴虚；此四肢急在汗后，是阳虚。自汗因心烦，其出微；遂漏因亡阳，故不止。小便数尚未难，恶寒微不若恶风之甚，挛急在脚尚轻于四肢不利，故彼用芍药甘草汤，此用桂枝加附子，其命剂悬殊矣。

·尤在泾：发汗伤阳，外风复袭，汗遂不止，活人所谓漏风是也。夫阳者，所以实腠理，行津液，运肢体者也。今阳已虚，不能护其外，复不能行于里，则汗出，小便难。而邪风之气，方外淫而旁溢，则恶风，四肢微急，难以屈伸。是宜桂枝汤解散风邪，兼和营卫，加附子补助阳气，并御虚风也。

·方有执：此亦太阳中风误汗之变证。发汗，遂漏不止者，由反治，所以汗反出而势不容已也。恶风者，太阳中风本自汗出，腠理疏而恶风，既漏不止，则腠理愈疏而恶愈甚至也。小便难者，汗漏不止，则亡阳亡津液，亡阳则气不足，亡津液，则水道枯竭。且小便者，膀胱所司也，膀胱本太阳经而为诸阳主气，气不足则化不行也。四肢微急难以屈伸者，脾统血而主四肢，胃司津液而为之合，津液亡而胃不足，则脾亦伤而血亦亏，血气亏涩，筋骨所以不利也。夫固表敛液，无出桂枝之右矣，而欲复阳益气，所以有附子之加焉。

·曹颖甫：夫汗出恶风，原属桂枝汤本证，惟表阳不固，不得不于本方中加熟附子一枚，以固表阳，但令表阳能复，卫气之属于皮毛者，自能卫外而为固，于是漏汗止，而诸恙自愈矣。

经方拓展应用之 医案

❖顾某，卫气素虚，皮毛不固，动则汗出，忽感风邪，始则瑟瑟恶寒，淅淅恶风，继则翕翕发热，头项强痛，腰臀酸楚，间以恶心，自汗淋漓。迁延两日，病势有增，四肢拘急，屈伸不利，手足发凉，十指尤冷。延余就诊，见其面带垢晦，怯手，缩足，自汗颇多，气息微喘。此太阳表证，卫虚未厥，必需一鼓而克之，否则顾此失彼，难保无肢厥脉沉之虞。乃处以桂枝加附子汤。

处方：桂枝9g，赤芍12g，炙甘草7g，熟附片15g，生姜4g，大枣10枚。二剂而愈。

❖同事仆老师，在回乡探亲前向我求方，他说有一个亲戚患自汗证，身体虚惫不堪。曾用黄芪、党参、龙骨、酸枣仁、浮小麦等止汗固表之品无效，问我怎么办？我告诉他，如无热象，可试用桂枝加附子汤。他回乡后用此方果然取效。后来他对我说，阳虚出汗，非附子不能止，若早看到这一点，病也不至于拖延至今。

❖秦伯未医案：某某，男，40岁。感冒发热后，因多汗形寒不退前来诊。询知头不痛，不咳嗽，四肢不酸楚，但觉疲软无力。向来大便不实，已有十余年。诊其脉沉细无力，舌苔薄白而滑。有人因自诉感冒，且有形寒现象，拟用参苏饮，我认为参苏饮乃治体虚而有外邪兼挟痰饮的方剂，今患者绝无外感症状，尤其是发热后多汗形寒，系属卫气虚弱，再予紫苏温散，势必汗更不止而恶寒加剧。改用桂枝加附子汤，因久泻中

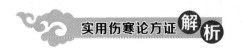

气不足，酌加黄芪，并以炮姜易生姜，两剂见效。

【按语】

· 今人对于制附子之认识，往往从其温肾阳考虑。而实际在《伤寒论》中制附子亦有温表阳之功效。除桂枝加附子汤外，麻黄附子细辛汤亦是一明例。

· 桂枝加附子汤为一急救固阴之方，表汗固之后，尚需继续再用补阴之方治疗善后。仲景于阴阳俱亏之时先以补阳，体现了仲景注意护阳的思想。

桂枝去芍药汤

【原文】 太阳病，下之后，脉促胸满者，桂枝去芍药汤主之。（21条）

桂枝去芍药汤方

桂枝三两（去皮）　甘草二两（炙）　生姜三两（切）　大枣十二枚（擘）

上四味，以水七升，煮取三升，去滓，温服一升。本云：桂枝汤，今去芍药。将息如前法。

【病机】 表邪未解，胸阳不振。

【名家方论】

· 《医宗金鉴》：太阳病，表未解而下之，胸实邪陷，则为胸满，气上冲咽喉不得息，瓜蒂散证也。胸虚邪陷，则为气上冲，桂枝汤证也。今下后邪陷胸中，胸满脉促，似乎胸实，而无冲喉不得息之证；似乎胸虚，又见胸满之证。故不用瓜蒂散以治实，亦不用桂枝汤以治虚，唯用桂枝之辛甘，以和太阳之表，去芍药之酸收，以避胸中之满。

·方有执：胸满者，阳邪乘虚入里而上传于膈也。用桂枝者，散胸满之阳邪也。去芍药者，恶其走阴而酸收也。微恶寒，阳虚也，加附子回阳也。

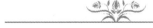 经方拓展应用之

❖ 李某某，女，46 岁。因患心肌炎而住院治疗，每当入夜则胸中憋闷难忍，气短不足以息，必须靠吸氧气才能得以缓解。舌质淡苔白，脉弦而缓。辨为胸阳不振，阴气内阻证。

处方：桂枝 10g，生姜 10g，大枣 12 枚，炙甘草 6g。

服药 2 剂后症状减轻，原方加附子 6g，再服 3 剂后除。

【按语】

·从此条文可见仲景的用药思路，见胸满去芍药。

·此处脉促不等同于现代中医学中的促脉，这里只是指脉象的急促，是一种虚性代偿的脉来急疾。

桂枝去芍药加附子汤

【原文】若微寒者，桂枝去芍药加附子汤主之。（22 条）

桂枝去芍药加附子汤方

桂枝三两（去皮）　甘草二两（炙）　生姜三两（切）　大枣十二枚（擘）　附子一枚（炮，去皮，破八片）

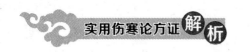

上五味，以水七升，煮取三升，去滓，温服一升。本云：桂枝汤，今去芍药，加附子。将息如前法。

【病机】太阳中风兼胸阳不振。

【名家方论】

· 许宏：太阳病，发汗后成漏者，为真阳虚脱也，故与桂枝加附子汤，以温其经而复其阳。今下后脉促胸满微恶寒者，亦为阳虚阴盛，邪在胸中，不可发汗，只得予附子以复阳温经，予桂枝以散其邪也。

· 柯韵伯：促为阳脉，胸满为阳证，然阳盛则促，阳虚亦促，阳盛则胸满，阳虚亦胸满。此下后脉促而不汗出，胸满而不喘，非阳盛也，是寒邪内结，将作结胸之症。桂枝汤阳中有阴，去芍药之酸寒，则阴气流行，而邪自不结，即扶阳之剂矣。若微恶寒，则阴气凝聚，恐姜、桂之力不能散，必加附子之辛热。仲景于桂枝汤一加一减，遂成三法。

· 喻嘉言：设微见恶寒，则阳虚已著。而非阳邪上盛之比，去芍药方中即当加附子，以回其阳。

· 张璐：脉促虽表邪未尽，然胸但满而不结，刚以误下而损其胸中之阳也。加以微恶寒，则并肾中之真阳亦损，而浊阴用事矣。故去芍药之阴，加附子以回阳也。

· 方有执：微恶寒，阳虚也，加附子回阳也。

经方拓展应用之医案

❖ 胸痛案：王某某，男，46 岁。多年来胸中发满，或疼痛，往往因气候变冷而加剧。伴有咳嗽、短气、手足发凉、小便清长等证。舌质淡嫩，苔白略滑，脉沉弦而缓。此乃胸阳不振，阳不胜阴，阴气窃踞胸中，气血运行不利，治疗当以温补心阳，以散阴寒为主。

处方：桂枝 9g，生姜 9g，大枣 12 枚，炙甘草 6g，附子 10g。

连服 6 剂，证情逐渐减轻，多年的胸中闷痛，从此得以解除。

【按语】22 条上承 21 条，所治病证也应为胸满。应为胸满的基础上再加脉微恶寒。

桂枝新加汤

【原文】发汗后，身疼痛，脉沉迟者，桂枝加芍药生姜各一两，人参三两新加汤主之。（62 条）

> **桂枝加芍药生姜各一两人参三两新加汤方**
>
> 桂枝三两（去皮）　芍药四两　甘草二两（炙）　人参三两　大枣十二枚（擘）　生姜四两
>
> 上六味，以水一斗二升，煮取三升，去滓，温服一升。本云：桂枝汤，今加芍药、生姜、人参。

【病机】太阳病过汗损伤气营。

【名家方论】

·成无己：汗后身疼痛，邪气未尽也。脉沉迟，营血不足也。经曰：其脉沉者，营气微也。又曰：迟者，营气不足，血少故也。予桂枝以解未尽之邪，加芍药、生姜、人参以益不足之血。

·柯韵伯：发汗后身疼痛是表虚，不得更兼辛散，故去生姜；沉为在里，迟为在藏，自当远阴寒，故去芍药。当存甘温之品以和营，更兼人参以通血脉，里和而表自解矣。名曰新加者，见表未解无补中法，今因脉沉迟而始用之，与用四逆汤治身疼痛、脉沉之法同义。彼在未汗前而脉反沉，是内外皆寒，故用干姜、生附子大辛大热者，协助甘草以逐里寒，而表寒自解。此在发汗后而脉沉迟，是内外皆虚，故用人参之补中益气，以率领桂枝、甘、枣而通血脉，则表里自和也。此又与人参桂

15

枝汤不同。彼因妄下而胃中虚寒，故用姜术，尚挟表热，故倍桂、甘。此因发汗不如法，亡津液而经络空虚，故加人参，胃气未伤，不须白术，胃中不寒，故不用干姜，此温厚和平之剂。

·方有执：发汗后身疼痛、脉沉迟者，邪气骤去，血气暴虚也。用桂枝者，和其荣卫，不令暴虚易得重伤也，加人参芍药者，收复其阴阳以益其虚也，加生姜者，健其乍回之胃以安其谷也。曰新加者，得非足一百一十三而成之之谓邪。微火皆当仿效首方，此盖后人之赘耳。

·山田正珍：发汗后，诸证皆去，但身痛未除者，是余邪未尽之候。其脉沉迟者，过汗亡津液也。故予桂枝以解未尽之邪，增芍药生姜，加人参以补其津液。其不用附子者，以未至筋惕肉𥆧汗出恶风之剧也。

·徐大椿：邪未尽宜表，而气虚不能胜散药，故用人参。凡素体虚而过汗者，方可用。

·尤在泾：东垣曰，仲景于病人汗后，身热亡血，脉沉迟者，下利身凉，脉微血虚者，并加人参，古人治血脱者必益气也。然人参味甘气温，温固养气，甘亦实能生血。汗下之后，血气虚衰者，非此不为功矣。

经方拓展应用之医案

❖兰某某，女，31岁。1993年5月8日初诊。

产后1个月，身痛，腰痛，两脚发软如踩棉花。汗出恶风，气短懒言而带下颇多。曾服用"生化汤"5剂，罔效。视其舌体胖大，切其脉沉缓无力。刘老辨为产后气血两虚，营卫不和之证，为疏《伤寒论》"桂枝新加汤"加味，以调和营卫，益气扶营。

处方：桂枝10g，白芍16g，生姜12g，炙甘草6g，大枣12枚，党参20g，桑寄生30g，杜仲10g。

服药5剂，身痛止，汗出恶风已愈，体力有增，口干，微有腰部酸痛，乃于上方加玉竹12g，再服3剂而愈。

❖杨某，女，28岁，1989年9月2日初诊。

患者自述本次月经后，又有一次出血，血量为多，挟有血块，其后头晕头痛，牵引项背，腰酸身痛，伴心慌气短，倦怠乏力。面色苍白，痛苦面容，脉沉细略数，苔薄白，舌尖红。证属经期失血，营血不足，复感外邪，经气郁滞而致，血虚身痛，治宜益气和营，疏通经脉，取桂枝新加汤加葛根、菊花。四剂，水煎温服，每日1剂，分3次服，药后项背痛除，精神转佳，头痛乏力未尽。前方继服四剂，药后病愈。

❖宋某，女性，35岁，两个月来每日下午发热身痛，头痛，臂及背拘急酸痛，发热后汗出恶风明显，纳差乏力，苔薄白润，脉沉迟。此属卫气沉衰，精气不振，营卫不固，以致外邪久客不去，故拟健中益气、扶正祛邪之法，予桂枝加芍药生姜人参汤。

处方：桂枝10g，白芍12g，生姜12g，炙甘草6g，大枣4枚，党参10g。

服1剂后，发热向后移延，时间缩短，3剂后热除，诸证悉愈。

❖《皇汉医学》引《续建殊录》：一老人大便不通，数日，上逆头眩。医予备急丸而自若，因倍加分量而投之，得利，于是身体麻痹，上逆益甚，而大便复结。更医诊之，予以大剂承气汤，一服，不得卧，大便复结。又转医作地黄剂使服之，上逆尤剧，面色如醉，大便益不通，于是请治于先生。心下痞硬，少腹无力。即予桂枝加芍药生姜人参汤服之。三帖，冲气即降，大便通快。经过二、三日，冷痛止，得卧，大便续通快。二旬之后，诸证去而复常。

❖李某某，男，26岁。患者体弱乏力，饮食无味。全身不适日久。经常感冒，但体温不高，多次查验血象，白细胞总数仅2.4×10^9/L。5个月来，遍治不效。见其面淡无泽，脉弱而缓，予服桂枝人参新加汤（桂枝9g，生白芍12g，炙甘草6g，小红参6g，生姜12g，大枣5枚）。服药四剂，精神明显好转，又予上方6剂后，白细胞增至4.6×10^9/L，且饮食增加，食欲很好。后以人参养荣汤加鹿角胶9g（烊化）鸡血藤30g，先后予桂枝人参新加汤交替服用30余剂，2个月后，经

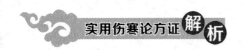
二次查验，白细胞均在 $6.0 \times 10^9/L$ 左右，诸症消失，已能正常参加生产劳动。

【按语】

·关于人参 最早记载人参的书籍可参考曹元宇辑注的《本草经》中引春秋战国时代范蠡《范子计然》，云："人参出上党，状类人者善。"东汉时期《说文解字》中有"人参药草，出上党"的解释。魏晋时期医药著作陶弘景《名医别录》记载："人参生上党山谷及辽东。"《神农本草经》中详明记述了人参的性味、功效、名称及生境，曰："人参，味甘微寒，主补五藏，安精神，定魂魄，止惊悸，除邪气，明目，开心，益智，久服轻身延年，一名人衔，一名鬼盖，生山谷。"后明代李时珍《本草纲目》载："上党今潞州也，民以人参为地方害，不复采取，今所用者皆为辽参。"明确记载明朝时上党人参已经绝种，当时所用人参即用的辽参。

由上可知，东汉时期《伤寒论》中所用人参与现在的辽参并不完全相同，而根据后文白虎加人参汤证，则此处所用人参功效必具甘平之性，而无甘温峻补之力，因此临床上使用本方时人参可用西洋参或者太子参代替，而不宜继续使用现代的辽参。

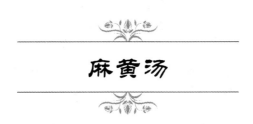

麻黄汤

【原文】太阳病，头痛，发热，身疼，腰痛，骨节疼痛，恶风，无汗而喘者，麻黄汤主之。（35条）

麻黄汤方

麻黄三两（去节）　　桂枝二两（去皮）　　甘草一两（炙）　　杏仁七十个（去皮尖）

上四味，以水九升，先煮麻黄减二升，去上沫，内诸药，煮取二升半，去滓，温服八合。覆取微似汗，无须啜粥。余如桂枝法将息。

【病机】 风寒束表，卫闭营郁，肺气不宣。

【名家方论】

·李时珍：津液为汗，汗即血也，在营则为血，在卫则为汗。夫寒伤营，营血内涩，不能外通于卫，卫气闭固，津液不行，故无汗发热而憎寒。夫风伤卫，卫气受邪，不能内护于营，营气虚弱，津液不固，故有汗发热而恶风。然风寒之邪，皆由皮毛而入，皮毛者，肺之合也。肺主卫气，包罗一身，天之象也。证虽属于太阳，而肺实受邪气。其证：时兼面赤怫郁、咳嗽痰喘、胸满诸症者，非肺病乎？盖皮毛外闭，则邪气内攻，而肺气膹郁。故用麻黄甘草同桂枝引出营分之邪，达到肌表，佐以杏仁，泄肺而利气。是则麻黄汤虽太阳发汗重剂，实为发散肺经火郁之药也。

·徐大椿：此痛处比桂枝证尤多而重，因营卫俱伤故也。恶风无汗而喘者，乃肺气不舒之故。麻黄治无汗，杏仁治喘，桂枝、甘草治太阳诸症，无一味不紧切，所以谓之经方。

·方有执：此申上条而更互言之，所以致其详而出其治也。头痛已见太阳病，而此犹出者，以其专太阳而主始病也。上条先言或已发热，或未发热，而此先言头痛，次言发热者，则是以其已发热者言也。身疼腰痛，骨节疼痛，即上条之体痛而详言之也。上条言必恶寒，而此言恶风者，乃更互言之，与上篇啬啬恶寒，淅淅恶风，双关互文之意同。无汗，乃对上篇之有汗而言，以见彼此两相反，所以为风寒之辨别，不然无是证者，则不言也，然所以无汗者，汗乃血之液，血为荣，荣强则腠理闭密，虽热，汗不出也。喘，气逆也，卫主气，卫弱则气乏逆，呼吸不利而声息所以不遂也。然上条言呕而此言喘，呕与喘，皆气逆，亦互言以明互见之意。麻黄味苦而性温，力能发汗以散寒，然桂枝汤中忌麻黄，而麻黄汤中用桂枝，何也？曰：麻黄者，突阵擒敌之大将也。桂枝者，运筹帷幄之参军也。故委之以麻黄，必胜之算也，监之以桂枝，节制之妙也。甘草和中而除热，杏仁下气而定喘，唯麻黄有专功之能，故不需啜粥之助。

·柯韵伯：太阳主一身之表，风寒外束，阳气不伸，故一身尽痛。太阳脉抵腰中，故腰痛。太阳主筋所生病，诸筋者，皆属于节，故骨节疼痛。从风寒得，故恶风。风寒客于人则皮毛闭，故无汗。太阳为诸阳主气，阳气郁于内，故喘。太阳为开，立麻黄汤以开之，诸症悉除矣。麻黄八症，头痛、发热、恶风，同桂枝证，无汗、身疼，同大青龙证，本证重在发热、身疼、无汗而喘。

本条不冠伤寒，又不言恶寒而言恶风。先辈言麻黄汤主治伤寒不治中风，似非确论。盖麻黄汤、大青龙汤治中风之重剂，桂枝汤、葛根汤治中风之轻剂，伤寒可通用之，非主治伤寒之剂也。

麻黄色青入肝，中空外直，宛如毛窍骨节状。故能旁通骨节，除身疼，直达皮毛，为卫分祛风散寒第一品药。然必借桂枝入心通血脉，出营中汗，而卫分之邪乃得尽去而不留。故桂枝汤不必用麻黄，而麻黄汤不可无桂枝也。杏为心果，温能散寒，苦能下气，故为祛邪定喘之第一品药。桂枝汤发营中汗，须啜稀热粥者，以营行脉中，食入于胃，浊气归心，淫精于脉故耳。麻黄汤发卫中汗，不需啜稀热粥者，此汗是太阳寒水之气，在皮肤间，腠理开而汗自出，不需假谷气以生汗也。

余治冷风哮，与风寒湿三气成痹等证，用此辄效，非伤寒一证可拘也。

经方拓展应用之医案

❖《悼恽铁樵先生》文中一节："……越年，二公子三公子相继病伤寒殇。先生痛定思痛，乃苦攻《伤寒论》……如是者有年，而四公子又病伤寒。发热、无汗而喘。遍请诸医家，其所疏方，仍不外乎历次所用之豆豉、山栀、桑叶、菊花、薄荷、连翘、杏仁、象贝等味。服药后，热势依然，喘益加剧。先生乃终夜不寝，绕室踟蹰。迨天微明，乃毅然曰：此非《伤寒论》'太阳病，头痛，发热，身疼，腰痛，骨节疼痛，恶风，无汗而喘者，麻黄汤主之'之病而何？乃援笔书：麻黄七分，桂枝七分，杏仁三钱，炙草五分。持方予夫人曰：'吾三儿皆死于是，今四儿病，医家又谢不敏。与其坐而待毙，曷若含药而亡！'夫人默然。嗣以计无他出，乃即配药煎服。

先生则仍至商务印书馆服务。及归，见病儿喘较平，肌肤有润意，乃更续予药，竟得汗出喘平而愈。四公子既庆更生，先生乃益信伤寒方。"

时医遇风热轻症，能以桑菊栀翘愈之，一遇伤寒重恙，遂不能用麻黄主方。罹其殃者，夫岂惟恽氏三儿而已哉？此其一义也。恽先生苦攻《伤寒论》有年，及用轻剂麻黄汤，尚且绕室踌躇，足见医学之难。此其二义也。

❖予忆得丁甘仁先生逝世之一年，若华之母于 6 月 23 日亲至小西门外观看房屋。迨回家，已入暮。曰：今夜我不能亲视举炊，急欲睡矣。遂盖被卧，恶寒甚，覆以重衾，亦不能温。口角生疮，而目红，又似热证。腹中和，脉息浮紧有力。温覆已久，汗仍不出，身仍无热。当以天时炎暑，但予：麻黄二钱，桂枝二钱，杏仁三钱，甘草一钱。服后，温覆一时，不动声色。再作一剂，麻桂均改为三钱，仍不效。更予一剂，如是续作续投，计天明至中午，连进四剂，了无所出。计无所出，乃请章次公来商。次公按脉察证，曰：先生胆量，何其小也？曰：如之何？曰：当予麻桂各五钱，甘杏如前。服后，果热作，汗大出。

❖昔有乡人丘生者病伤寒，余为诊视，发热头疼烦渴，脉虽浮数无力，尺以下迟而弱……虽属麻黄证，而尺迟弱……未可发汗。余予建中汤加当归黄芪令饮。翌日脉尚尔，其家煎迫，日夜督发汗药，言几不逊矣。余忍之，但只用建中调营而已。至五日尺部方应，遂投麻黄汤，啜第二服，发狂，须臾稍定，略睡，已得汗矣……

❖清代名医舒驰远治疗一例难产，发动 6 日，儿已出胞，头已向下，而竟不产，医用催生诸方，又用催生灵符俱无效。后视其身壮热无汗，头项腰背强痛，认为是太阳寒伤营，用麻黄汤一大剂投之，令温服，少顷得汗，热退身安，乃索食，食讫豁然而生。

❖刘某某，女，45 岁，患关节炎十余年。每逢冬春之交，疼痛加重。此次邀余诊治，是因近日感冒致使诸症加甚，见患者息有喘象,虽发热但无汗出,脉浮兼弦,舌淡苔薄,令服麻黄汤一剂,关节疼痛大减,诸症若失。

【按语】

·关于"麻黄" 麻黄一药因具有发汗之作用,又因现代药理研究表明其含"麻黄碱"而为后人所忌讳,不敢于临证使用。笔者在临证中使用麻黄一般用量为 10g 左右,而且均用生麻黄,只要辨证准确,未见汗出过多或其他不良反应。

·关于"去皮尖" 现代医学研究表明,杏仁的毒性主要在于皮和尖部分。而其实早在东汉时期,已经认识到这一点,在麻黄汤中杏仁已注明要求去皮尖。可见在东汉时期,中医对于药物毒性已有比较成熟的认识。

【医话】某日,附属医院一大夫过来找我帮开一下中药(附院医院要求中医大夫为药方把关,不给拿来的私人处方直接抓药),我一看是麻黄汤的原方。很奇怪为什么开此方,此大夫告诉我,她家先生前几天感冒,症见恶寒、发热、恶心、身疼痛,于是她查中医书籍,认为她先生的病情与之吻合,就按处方抓药,没想到一剂药下去病情痊愈,所以感觉中医特别神奇,于是准备自抓一剂置于家中,以备不时之需。

葛根汤

【原文】太阳病,项背强几几,无汗,恶风,葛根汤主之。(31条)

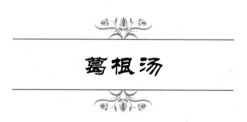

葛根汤方

葛根四两　麻黄三两(去节)　桂枝二两(去皮)　生姜三两(切)　甘草二两(炙)　芍药二两　大枣十二枚(擘)

上七味，以水一斗，先煮麻黄、葛根，减二升，去白沫，内诸药，煮取三升，去滓，温服一升。覆取微似汗。余如桂枝法将息及禁忌，诸汤皆仿此。

【病机】 风寒袭表，卫闭营郁，太阳经气不利。

【名家方论】

·柯韵伯：几几更甚于项强，而无汗不失为表实，脉浮不紧数，是中于鼓动之阳风，故以桂枝汤为主，而加麻、葛以攻其表实也。葛根味甘气凉，能起阴气而生津液，滋筋脉而舒其牵引，故以为君。麻黄、生姜能开元府腠理之闭塞，祛风而出汗，故以为臣。寒热俱轻，故少佐桂、芍，同甘、枣以和里。此于麻、桂二方之间，衡其轻重而为调和表里之剂也。故用之以治表实而外邪自解，不必治里虚而下利自疗。予大青龙汤治表里俱实者异矣。桂枝葛根俱是解肌和里之剂，故有汗无汗、下利不下利皆可用，与麻黄专治表者不同。

·方有执：太阳病项背强几几与上篇同者，风寒过太阳之荣卫，初交阳明之经络，经络同，所以风寒皆然也。无汗者，以起自伤寒，故汗不出，乃上篇有汗之反对，风寒之辨别也。恶风乃恶寒之互文，风寒皆通恶，而不偏有无也。夫以太阳中风，项背强几几，汗出，恶风，用桂枝加葛根而论之，则此太阳伤寒，项背强几几，无汗，恶风，当用麻黄加葛根，而用葛根汤者何哉？盖几几乃加阳明之时，喘已不作，故去杏仁，不用麻黄汤之全方，不可以麻黄加为名，而用麻黄桂枝甘草葛根以为汤者，实则是麻黄加之规制也。用姜枣芍药者，以阳明属胃，胃为中宫，姜枣皆和中之物，芍药有缓中之义也，不须啜粥，麻黄类例也。

经方拓展应用之 **医案**

❖封姓缝匠，病恶寒，遍身无汗，循背脊之筋骨疼痛不能转侧，脉浮紧。余诊之曰：此外邪袭于皮毛，故恶寒无汗，况脉浮紧，证属麻黄，而项背强痛，因邪气已侵及背俞经络，比之麻黄证更进一层，宜治以葛根汤。葛根五钱，麻黄三钱，桂枝二钱，白芍三钱，甘草二钱，生姜4片，红枣4枚。方意系

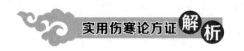

借葛根之升提，达水液至皮肤，更佐麻黄之力，推动至毛孔之外。两解肌表……服后顷刻，觉背内微热再服，背汗遂出，次及周身，安睡一宵，病遂告差。

❖刘渡舟医案：李某，男，38岁。患顽固性偏头痛两年，久治不愈。主诉：右侧头痛，常连及前额及眉棱骨。伴无汗恶寒，鼻流清涕，心烦，面赤，头目眩晕，睡眠不佳。诊察之时，见患者颈项转动不利，问之，乃答曰：颈项及后背经常有拘急感，头痛甚时拘紧更重。舌淡苔白，脉浮略数。遂辨为寒邪客于太阳经脉，经气不利之候。治当发汗祛邪，通太阳之气，处以葛根汤。

处方：麻黄 4g，葛根 18g，桂枝 12g，白芍 12g，炙甘草 6g，生姜 12g，大枣 12 枚。

麻黄、葛根两药先煎，去上沫，服药后覆取微汗，避风寒。

3 剂药后，脊背有热感，继而身有小汗出，头痛、项急随之而减。原方再服，至 15 剂，头痛、项急诸症皆愈。

【按语】

·葛根汤在《金匮要略》中用治无汗之刚痉，宜互参。

·葛根汤证的临床表现如同麻黄汤证的临床表现加项背强几几一症，但其药物组成没有用麻黄汤。加葛根一药，这是因为古人对于"项背强几几"的认识，多认为与津液不足有关系，所以不能再用峻汗之麻黄汤，而只是以桂枝汤的基础加一味麻黄以助汗力。

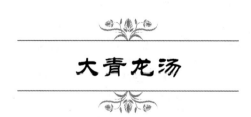

大青龙汤

【原文】 太阳中风，脉浮紧，发热恶寒，身疼痛，不汗出而烦躁者，大青龙汤主之。若脉微弱，汗出恶风者，不可服之。服之则厥逆，

筋惕肉瞤，此为逆也。（38 条）

伤寒，脉浮缓，身不疼但重，乍有轻时，无少阴证者，大青龙汤发之。（39 条）

大青龙汤方

麻黄六两（去节）　桂枝二两（去皮）　甘草二两（炙）　杏仁四十枚（去皮尖）　生姜三两（切）　大枣十枚（擘）　石膏如鸡子大（碎）

上七味，以水九升，先煮麻黄减二升，去上沫，内诸药，煮取三升，去滓，温服一升。取微似汗。汗出多者，温粉扑之，一服汗者，停后服。若复服，汗多亡阳遂虚，恶风烦躁不得眠也。

【病机】太阳伤寒兼内热。

【名家方论】

·柯韵伯：盖仲景制大青龙，全为太阳烦躁而设。又恐人误用青龙，不特为脉弱汗出者禁，而在少阴尤宜禁之。盖少阴亦有发热、恶寒、身疼、无汗而烦躁之症，此阴极似阳，寒极反见热化也。误用之，则厥逆筋惕肉瞤所必致矣。故必审其症之非少阴，则为太阳烦躁无疑。太阳烦躁为阳盛也。非大青龙不解。故不特脉浮紧之中风可用，即浮缓而不微弱之伤寒亦可用也。不但身疼重者可用，即不身疼与身重而乍有轻时者，亦可用也。盖胃脘之阳，内郁于胸中而烦，外扰于四肢而躁。若但用麻黄发汗于外，而不加石膏泄热于内，至热并阳明而斑黄狂乱，是乃不用大青龙之故耳。

此即加味麻黄证之剧者。诸证全是麻黄，而喘与烦躁有别。喘者是寒郁其气，升降不得自如，故多用杏仁之苦以泄气。烦躁者，是热伤其气，无津不能作汗，故特加石膏之甘以生津；然其性沉而大寒，恐内热顿除，而表邪不解，变为寒中而协热下利，故必倍麻黄以发表，又倍甘草以和中，更用姜、枣以调营卫。一汗而表里双解，风热两除，此清内攘外之重，所以佐麻桂二方之不及也。

·方有执：大青龙者，桂枝麻黄二汤合剂之变制也，故为并中风寒

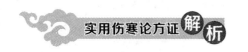

之主治，较之桂枝麻黄各半汤与桂枝二麻黄一汤，则少芍药而多石膏，去芍药者不欲其收也，以其无芍药而观之，即麻黄汤方加石膏姜枣也，姜枣本桂枝汤中所有，其制则重在石膏。按本草，石膏辛甘大寒，辛以散风，甘以散寒，寒以除热，故为并中风寒发热之用。然青龙以桂枝麻黄得石膏之辛甘而有青龙之名，其白虎亦以知母、粳米得石膏之辛寒而有白虎之名，一物二用，得君而成其功名于异世，神变于时者也。夫所谓青龙白虎者，青乃木色，龙乃木神，木主春，春热而烦躁，雷雨解而致和焉。人之汗，以天地之雨名之，龙兴云雨至，发烦躁之汗而荣卫以和。龙之所以为汤，神汤之谓也。白乃金色，虎乃金神，金主秋，秋热而燥渴，金风解而荐凉焉。人之气以大地之疾风名之，虎啸谷风生，解燥渴之热而表里以凉。虎之所以为汤，神汤之谓也。然均是龙也而一则曰主之，一则曰发之，何也？主之者，以烦躁之急疾属动而言，发之者，以但重之沉默属静而言之也。

·张璐：天地郁蒸，得雨则和，人身烦躁，得汗则解。大青龙证，为其身中原有微汗，寒邪郁闭，不能透出肌表，由是而发烦躁，与麻黄汤证之无汗者迥殊，故用之发汗以解其烦躁也。所以暴病便见烦躁，信为营卫俱伤无疑，此方原为不得汗者取汗，若汗出之烦躁，全非郁蒸之比，其不借汗解甚明，加以恶风脉微弱，则是少阴亡阳之证，若脉浮弱汗出，恶风而不烦躁，即是太阳中风之证，皆与此汤不相涉也。误用此汤，宁不致厥逆惕𬸚而速其阳之亡耶？按误服大青龙亡阳，即当用四逆汤回阳，乃置而不用，更推重真武一汤以救之者，其议何居？盖真武者，北方司水之神，龙惟借水，可能变化，设真武不与之水，青龙不能奋然升天可知矣。故方中用茯苓、白术、芍药、附子，行水收阴，醒脾崇土之功多于回阳，名为真武汤，乃收拾分驰离绝之阴阳，互镇于少阴北方之位，全在收拾其水，使龙潜而不能见也。设有一毫水气上逆，龙即遂升腾变化，纵独用附子、干姜以回阳，其如魄汗不止，何哉？人身阳根于阴，其亡阳之证，乃少阴肾中之真阳飞越耳。真阳飞越，亟须镇摄归根，阳既归根，阴必翕然从之，阴从则水不逆，而阳不孤矣，岂更能飞越乎？

·程应旄：脉则浮紧，证则发热恶寒，身疼痛，不汗出而烦躁，明是阴寒在表，郁住阳热之气在经而生烦热，热则并扰其阴而作躁，总是阳气怫郁不得越之故。此汤，寒得麻黄之辛热而外出，热得石膏之甘寒而内解，龙升雨降，郁热顿除矣。然此非为烦躁设。若脉微弱，汗出恶风者，虽有烦躁证，乃少阴亡阳之象，全非汗不出而郁蒸者比也。

经方拓展应用之医案

❖1929年春假，随族人同居由沪至屏风山。有雷某之子，年20岁，患病甚重。其父代诉："初因劳作往返，抵家热甚，遂用井水淋浴，拂晓即发寒热。年事方壮，不以为意，两天犹不退，虽经治仍日甚一日。"是时，其妻携扶出室，为之易衣，但病人云冷甚，坚拒去被，语声高亢，欲饮冷茶。又见患者虽萎顿，但面色缘缘正赤，目光炯炯有神，唇口燥焦破裂，上有血迹。

问："衄乎？"其妻答："齿鼻均有血，前天才开始，量并不多。"试令张口，腥热之气喷人，服间亦有血迹，舌质色红，苔灰白干燥。脉浮数，一息六至以上。按其胸腹，皮肤干燥，抚之热如炙，腹柔软，遍寻无痛处，脾可触及。小溲赤热，六天来大便共两次，色黄不黑。腹诊之顷，时时路缩，口亦为凛。问："曾出过汗否？"曰："病至今日，从未出汗，故趁热给药，希能出些汗把热退去，但吃药后只觉烦热难过，汗则丝毫没有。"余始以为大青龙汤证。然患者有衄之一症，是否血热？继思之：舌质不绛，神识不昏，未见斑疹，加以大渴喜冷饮，显然邪尚在气而未入血。既未入血，则致助之由，仍系《伤寒论》所谓"剧者必衄"者"阳气重"。

乃书案云：

热为寒困，欲透未由，愈郁愈炽，阳气重故助。大渴引饮喜冷，神清舌不绛，未涉营血分，犹可辛温透汗。盖表之严寒不解，里之炽热不除也，然气热已经弥漫，焦头烂额堪虞，势非略参辛凉不可。大青龙汤主之：麻黄六钱，桂枝二钱，生石膏八钱，杏仁五钱，甘草二钱。一剂。

书毕，觉病情虽延一周，但正年壮，病机与方药无间，其效可必。乃嘱其父曰："服后能得汗，则热亦可随之而退。"

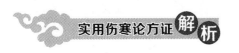

此时舟人催行，遂匆匆告别。不日束装返沪，亦未及过问其后果。

抵校，将所录脉案就教于陆师渊雷，讵料陆师阅后谓："病因大青龙汤证，但所用者，究系何方？从药量比例，或可云仿之大青龙，但所列药物则非，称之为麻杏甘石加桂枝，亦可称之为麻黄汤加石膏，诚非驴非马汤。"余谓："姜枣在本方非属必要，故舍而未用。"师对此语，大不为然，曰："仲景方不特药量之比严谨之至，即一药之取舍，效若天渊，《伤寒论》中此类例证，不胜枚举。"当时虽唯唯，然内心实不折服。遂又质之章师次公，并告以已意。章先生云："陆君之言诚然！余所欲知者，乃药后以何方继？"对曰："未也。"章师曰："对如此重病，投如此峻剂，而不预谋善后，安危难料，非万全策。"陡闻此教顿觉冷水灌顶，虽欲亟知其果而不能。

暑假再返，遂惜造雷家。其父云："服药一煎，不久即出汗很多，怕冷怕热，口渴难过，病好了一大半，深夜服二煎，但汗不如白天之多，不过热未退清。家人以药虽贱却验，又赎一剂。服后，汗较昨天更多，且一直不止，热虽迟清，但怕冷更甚，继而四肢亦冷，浑身如冰，四肢抽筋，依次神识昏迷，话也不能说，如此一昼夜，延至深夜而亡。"含泪唏嘘，惨不忍闻，余虽心为之碎，实无言可慰。

想此病之方，蒙章陆两师鉴定，再征以第一煎服后的表现，大青龙本系的对之方，可予肯定。但方证的对，而仍不免于死，非方药所杀，实用方者杀之也：病重如斯，方峻如斯，安危难料而余未亲自观察，一书了之。麻黄能使人汗，多汗亡阳，今量达六钱，并伴桂枝，能不防其大汗乎？况《伤寒论》汤后服法下，明明有"若复服汗出亡阳"之戒。而余视此文若不见，未预告汗后再服之害，致使汗后一服再服，大汗亡阳而毙。况本方即不再服，药重如此，也大有亡阳可能，故当预告服后诸情及抢救方药。当时若预拟四逆辈授之，以备不虞，则即肢冷脉绝也或可有救。而余计不出此，铸成大错。

❖曾治一人冬日得伤寒证，胸中异常烦躁。医者不识大青龙证，竟投以麻黄汤。服后分毫无汗，胸中烦躁益甚，自觉屋隘莫能容。诊其脉洪滑而浮，治以大青龙汤加天花粉 24g。服后 5 分钟，周身汗出如洗，病若失。

❖某女，32 岁。患两手臂肿胀，沉重疼痛，难于抬举。经过询问得知，冬天用冷水洗衣物后，自觉寒气刺骨，从此便发现手臂肿痛，沉重酸楚无力，诊脉时颇觉费力。但其人形体盛壮，脉来浮弦，舌质红绛，苔白。此乃水寒之邪郁遏阳气，以致津液不得流畅，形成气滞水凝的"溢饮"证。虽然经过多次治疗，但始终没有用发汗之法，所以缠绵而不愈。

处方：麻黄 10g，桂枝 6g，生石膏 6g，杏仁 10g，生姜 10g，大枣 10 枚，甘草 6g。

服药 1 剂，得汗出而解。

【按语】

·大青龙汤的生麻黄在《伤寒论》中用量为最大，其发汗力度最大。

·病案 3 所治为溢饮病，溢饮属于水气病的一种。大青龙汤治溢饮，为《金匮要略》所载。其实在《伤寒论》中所论述与饮邪相关。第 39 条所论："伤寒，脉浮缓，身不疼但重，乍有轻时，无少阴证者，大青龙汤发之。"大青龙汤证病机乃是由于寒邪留着于四肢肌肤之间，营阴郁滞所致。所以方用大青龙汤发越阳郁，使汗出阳气通利，营阴通畅则愈。

小青龙汤

【原文】伤寒表不解，心下有水气，干呕，发热而咳，或渴，或利，或噎，或小便不利、少腹满，或喘者，小青龙汤主之。（40 条）

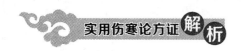

小青龙汤方

麻黄（去节）　芍药　细辛　干姜　甘草（炙）　桂枝（去皮）
各三两　五味子半升　半夏（洗）半升

上八味，以水一斗，先煮麻黄减二升，去上沫，内诸药，煮取三升，去滓，温服一升。

【病机】太阳伤寒兼水饮内停。

【名家方论】

·成无己：伤寒表不解，心下有水饮，则水寒相搏，肺寒气逆，故干呕发热而咳。针经曰：形寒饮冷则伤肺。以其两寒相感，中外皆伤，故气逆而上行，此之谓也。予小青龙汤发汗散水。水气内渍，则所传不一，故有或然之症，随证增损以解化之。

·方有执：水气，谓饮也。咳与喘，皆肺逆也，盖肺属金，金性寒，水者金之子，故水寒相搏则伤肺也。或为多证者，水流行不一，无所不之也。夫风寒之表不解，桂枝麻黄甘草所以解之。水寒之相搏，干姜半夏细辛所以散之。然水寒欲散而肺欲收，芍药五味子者，酸以收肺气之逆也。然则是汤也，乃直易于散水寒也，其犹龙之不难于翻江倒海之谓欤。夫龙，一也，于其翻江倒海也，而小言之，以其兴云致雨也，乃大言之，能大能小，化物而不泥于物，龙固如是夫。白虎真武，虽无大小之可言，其于主乎人身而为四体之元神，则不偏殊。故在风寒之厉病，皆有感而遂通之妙应，若谓与在天之主四时者期如此，则去道远矣。故曰，道不远人，而不为索隐行怪者，圣贤无身外之道也。老氏以降龙伏虎为造道之始，其亦知夫反求诸身之谓乎，读者顾可忽哉。

·柯韵伯：表虽未解，寒水之气已去营卫，故于桂枝汤去姜枣，加细辛、干姜、半夏、五味子。辛以散水气而除呕，酸以收逆气而止咳，治里之剂多于发表焉。小青龙与小柴胡，俱为枢机之剂。故皆设或然症，因各立加减法。盖表证既去其半，则病机偏于向里，故二方之症多属里。仲景多用里药，少用表药。未离于表，故为解表之小方。然小青龙主太阳之半表里，尚用麻黄、桂枝，还重视其表；小柴胡主少阳之半表里，只用柴胡、生姜，但微解其表而已。此缘太、少之阳气不同，故用表药之轻重亦异。小青龙设或然五症，加减法内即备五方。小柴胡设或然七症，即具加减七方。此仲景法中之法，方外之方，何可以三百九十七、一百一十三拘之？

经方拓展应用之 医案

❖张志明，住五洲大药房，初诊十月十八日，暑天多水浴，因而致咳，诸药乏效，遇寒则增剧，此为心下有水气，小青龙汤主之。

处方：净麻黄钱半，川桂枝钱半，大白芍二钱，生甘草一钱，北细辛钱半，五味子钱半，干姜钱半，姜半夏三钱。

二日咳止。

❖刘渡舟医案：某男，患咳喘痰多，不能平卧。咳吐稀白泡沫状痰，面色黧黑，脉弦紧，舌苔白滑。证属寒饮射肺。投以小青龙汤原方两剂。患者持方后，没有再来复诊。第二年春见其面色苍白不泽，身形羸弱，自云服药颇有疗效，喘息咳痰皆明显好转，夜能半卧，喜出望外，按原方又继续服用，第十二剂后，发生头晕、心悸、夜难成眠等症。自冬至节后，突然发生鼻衄，来势汹涌。不能自止，经某医院用电烙法止血。从此自觉神疲乏力，所以又来诊治。这是过服小青龙汤、发散太过、拔动肾根、伤阴动血发生的变证。乃用人参养荣汤加龙骨、牡蛎等药。连服数十剂后，体力才逐渐得以恢复。

❖王某，男，40岁。患气管炎8年之久，三年前又检查为肺气肿。长期住院治疗。近来咳喘频频，痰多而稀薄，不能平卧。诊见：胸腹胀满，食少，小便少，眼睑及下肢浮肿，面目黯淡，情志不畅，舌嫩苔淡，脉象沉弦。此为寒饮久蓄，急需辛散除饮之治。遂投以小青龙汤加茯苓18g，令服两剂。服后喘满大减，已能平卧，小便利。又继服一剂。第四日夜间已能睡眠，继服苓甘五味姜辛夏杏汤三剂而诸症基本消失。后养息半月出院。

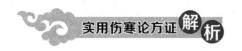

【按语】

·小青龙汤在临床应用时须注意舌象,舌象多为淡红舌,薄白苔,但苔多水滑。其咯痰多清稀,小儿咳嗽无痰可以以闻诊补其不及,听其声音多清脆。

·小青龙汤中寓"姜辛味"法,意指使用有干姜、细辛、五味子等药,功专温肺化饮。仲景治咳喘含此法方甚多,如射干麻黄汤、苓甘五味姜辛汤、桂苓五味甘辛汤等。

·本方为救急之方,平时宜缓图,可根据病患情况给予苓桂术甘汤等平和之剂以化内饮。

·关于细辛的用量 唐慎微《证类本草》记载:"别说云,细辛若单用末不可过半钱匕,多即气闷塞不通者死。"(宋代陈承《本草别说》,该书已佚)唐慎微提出当细辛入散剂时,其用量不可超过半钱匕。宋代的钱匕已非汉唐的钱匕。汉唐钱匕是以汉五铢钱为抄取药物粉末的量具,而宋代钱匕是依据宋代权衡标准制作的一种量取药物粉末的工具,用钱匕抄取的药物粗末,其重量约为1钱,合今约4g。所以按照唐慎微的说法,细辛如果入散剂,直接吞服,不经过加水煎煮,那么其用量不得超过半钱匕,也就是不超过2g。《本草纲目》有一段话:"承曰:细辛若单用末,不可过一钱。多则气闷塞不通而死。"可以看到,在历代的本草著作中,对细辛的用量描述,均本于细辛用为散剂服用。而据此,细辛在我国现行中华药典中限制使用为"1~3g"。这一限制仅是遵从了历代本草著作中关于"用量"的要求,而并未考虑这些著作中所论及其用法均是指单用为散剂。因此,细辛的用量限制于如此低的剂量并不合适,应当适当加大,用量可以在6~9g。

【验案】 小儿素体较瘦,面色白,五岁期间患咳嗽,因中药较苦,一直以中成药劝服,但持续近半月咳嗽不缓解。后幼儿园老师要求尽早治疗,于是告诉孩子咳嗽不愈老师不同意上学,始说服孩子吃药。用药如下:生麻黄9g,白芍12g,细辛9g,干姜9g,炙甘草6g,桂枝12g,五味子12g,姜半夏12g。至药店,药房不肯售,告曰细辛量过大,答曰自己负责,始得药。

中午煎药后哄小儿喝下约1/3剂,午休后起床偶尔咳嗽一两声,至下午四点又喝1/3剂,至晚间已无咳嗽。第二天正常上幼儿园,老师颇为诡异。此医案为我所用经方最为效验一案。

后以之治疗咳嗽偏寒饮之证均获良效，细辛最低未低至6g以下的。

桂枝麻黄各半汤

【原文】太阳病，得之八九日，如疟状，发热恶寒，热多寒少，其人不呕，清便欲自可，一日二三度发。脉微缓者，为欲愈也；脉微而恶寒，此阴阳俱虚，不可更发汗、更下、更吐也；面色反有热色者，未欲解也，以其不能得小汗出，身必痒，宜桂枝麻黄各半汤。（23条）

桂枝麻黄各半汤方

桂枝一两十六铢（去皮）　　芍药　生姜（切）　　甘草（炙）麻黄（去节）各一两　大枣四枚（擘）　　杏仁二十四枚（汤浸，去皮尖及两仁者）

上七味，以水五升，先煮麻黄一二沸，去上沫，内诸药，煮取一升八合，去滓，温服六合。本云：桂枝汤三合，麻黄汤三合，并为六合，顿服。将息如上法。

【病机】表郁日久，邪轻证轻。

【名家方论】

·许宏：桂枝汤治表虚，麻黄汤治表实，二者均曰解表，霄壤之异也。今此二方合而用之，乃解其表不虚不实者也。

八九日，约言久也。如疟状，谓有往来寒热而无作辍之常也。发热恶寒、热多寒少者，风寒俱有而寒少风多也。不呕不渴、清便欲自可，邪之往来，出者未彻表，入亦未及里也。一日二三度发，乃邪居浅近，则往来易及而频数，故脉亦微缓而谓为欲愈也。脉微而恶寒已下，重以不得解者言而出其治也。阴言后，阳言前，俱虚，故禁攻也。更，再也。不可汗，已过表也。不可吐下，未见有里也。热色，阳浮外薄也。然阳虽外薄，以阴寒持之而不能散，所以小汗亦不能得出，气郁而痒也。桂枝麻黄各半汤者，总风寒而两解之之谓也。

·方有执：太阳病得之八九日，有如疟状之寒热，热多寒少者，其人不呕，小便清白，此里和不受邪，虽为欲自愈，然必审其如疟状寒热，一日二三度，轻轻而发，诊其脉微而且缓，则知邪衰正复，表里将和，始为欲愈也，若脉微不缓，正未复也，更恶寒者，邪未衰也，虽不能自愈，但已为前之汗吐下虚其表里，故不可更发汗更吐更下也，脉微恶寒，表里俱虚，面色当白，今色反赤，是犹有表邪怫郁，不能得小汗出宣发阳气，故面赤身痒，未欲解也，宜桂枝麻黄各半汤，小小汗之以和荣卫，自可愈也。

·柯韵伯：服桂枝汤后，而恶寒发热如疟者，是本当用麻黄汤发汗，而用桂枝，则汗出不彻故也。凡太阳发汗太过则转属阳明，不及则转属少阳。此虽寒热往来，而头项强痛未罢，是太阳之表尚在，故仍在太阳。夫疟因暑邪久留而内着于膜原，故发作有时，日不再作。此因风邪薄于营卫，动静无常，故一日再发或三度发耳。邪气羁留于皮毛肌肉之间，固非桂枝汤之可解，已经汗过，又不宜麻黄汤之峻攻。故取桂枝汤三分之二，麻黄杨三分之一，合而服之，再解其肌，微开其表，离发汗于不发之中，此又用桂枝后更用麻黄法也。

经方拓展应用之医案

❖己酉夏，一时官病伤寒，身热头痛无汗，大便不通已五日矣。予适自外邑归城，访之，见医者治大黄芒硝辈将下之矣。余曰，子姑少待余，余适为诊视。视之脉缓而浮，卧密室中，自称甚恶风。许曰：表证如此，虽大便不通数日，腹又不胀，别无所苦，何遽便下，大抵仲景法，须表罢，方可下，不尔，邪乘虚入，不为结胸，必为热利也。作桂枝麻黄各半汤予之，继之小柴胡，絷絷汗出，大便通，数日愈。

❖顾，左，住方斜路。十月二十一日寒热交作，一日十数度发，此非疟疾，乃太阳病，宜桂枝麻黄各半汤。

桂枝三钱　甘草钱半　杏仁五钱　麻黄钱半　白芍钱半
生姜二片　大枣四枚

【按】桂枝麻黄各半汤方，原法分为三服，桂枝二麻黄一汤方，原法分为再服。取前方原量三之一，后方原量二之一而较之，得麻杏同置，而后方之桂芍姜草枣悉比前方约多一倍，故前方名各半，而后方名桂二麻一也。然而近代煎服法，率分二次煎服，与古者不同，况其分量上下，又甚微细，故吾人但知此二方之应用足矣，初不必过分斤斤于铢两之间也。曹颖甫曰：此证甚轻，故轻剂而病易愈，不徒与铢两不合已也。

【按语】本方为一小汗方，以其条文中有"身必痒"一语，在临床上应用时，多用于治疗一些皮肤病，如荨麻疹或湿疹等。因此在临床上应用时使用"麻黄"等药时，用量上也应该以小汗方的量使用，在治疗皮肤病时多用 5～6g 即可。

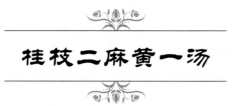

桂枝二麻黄一汤

【原文】服桂枝汤，大汗出后，脉洪大者，予桂枝汤，如前法。若形似疟，一日再发者，汗出必解，宜桂枝二麻黄一汤。（25 条）

桂枝二麻黄一汤方

桂枝一两十七铢（去皮）　芍药一两六铢　麻黄十六铢（去节）
生姜一两六铢（切）　杏仁十六枚（去皮尖）　甘草一两二铢（炙）
大枣五枚（擘）

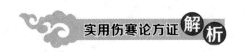
上七味，以水五升，先煮麻黄一二沸，去上沫，内诸药，煮取二升，去滓，温服一升，日再服。本云：桂枝汤二分，麻黄汤一分，合为二升，分再服。今合为一方。将息如前法。

【病机】表郁日久，证微邪微。

【名家方论】

·《医宗金鉴》：服桂枝汤，大汗出，病不解，脉洪大，若烦渴者，则为表邪已入阳明，是白虎汤证也。今脉虽洪大而不烦渴，则为表邪仍在太阳，当更予桂枝汤如前法也。服汤不解，若形如疟，日再发者，虽属轻邪，然终是风寒所持，非汗出必不得解。故立桂枝二麻黄一场小发营卫之汗。其不用麻桂各半汤者，盖因大汗已出也。

·方有执：形如疟日再发者，邪居浅而外向，终为微寒所持，故曰汗出必解。言须发之也，桂枝二麻黄一汤者，重解风而轻于散寒也。

·柯韵伯：服桂枝汤，取微似有汗者佳，若大汗出，病必不除矣。然服桂枝后大汗，仍可用之更汗，非若麻黄之不可复用也。即大汗出后，脉洪大，大烦渴，是阳邪内陷，不是汗多亡阳。此大汗未止，内不烦渴，是病犹在表，桂枝证未罢，当仍予之，乘其势而更汗之，汗自漐漐，邪不留矣。是法也，可以发汗，汗生于谷也，即可以止汗，精胜而邪却也。若不用此法，使风寒乘汗客于玄府，必复恶寒发热如疟状。然疟发作有时，日不再发，此则风气留其处，故日再发耳。必倍加桂枝以解肌，少予麻黄以开表，所谓奇之不去则偶之也。此又服桂枝后少加麻黄之一法。

·尤在泾：若其人病形如疟，而一日再发，则正气内胜，邪气欲退之征。设得汗出，其邪必从表解。然非重剂所可发者。桂枝二麻黄一汤，以助正而兼散邪，而又约小其制，乃太阳发汗之轻剂也。

经方拓展应用之 医案

❖刘渡舟医案：刘某某，女，12岁。初春感受风寒邪气，头痛发热，家人自购"平热散"，服药后汗出较多，随后发热消退。但第二天发热恶寒如疟疾之发作，上午一次，下午两次。脉浮略数，舌苔薄白而润。究其原因，属于发汗太过，在表之邪气反而稽留不解，当用桂枝二麻黄一场小汗之法治疗。

处方：桂枝 5g，白芍 5g，生姜 5g，大枣 3 枚，麻黄 3g，杏仁 3g，炙甘草 3g。1 剂。

药后得微汗出而解。

❖甲子三月十六日，唐，五十九岁，头风恶寒脉紧，言謇肢冷，舌色淡。太阳中风，虽系季春天气，不得看作春温。早间阴晦，雨气甚寒，以桂枝二麻黄一汤法。

处方：桂枝六钱，杏仁五钱，生姜六片，麻黄（去节），三钱，炙甘草三钱，大枣（去核）二枚，煮三杯。

得微汗，止后服；不汗再服，再不汗促投其间。

❖施，右，住唐家湾肇周路仁德里二号。

【按】本年七月十五日，子施诊于广益中医院，有施姓妇者蹙额告诉曰："先生，我昨服院外他医之方，病转剧，苦不堪言。"余为之愕然，令陈其方，照录如下：

"经事淋漓，入夜寒热，胸闷泛恶，苔灰腻，治宜荆芩四物汤加味。

处方：炒荆芥钱半，炒条芩钱半，全当归二钱，大川芎八分，炒丹皮钱半，赤白芍各钱半，金铃子二钱，制香附钱半，延胡索钱半，贯众炭三钱；荷叶一角。

余曰：方未误，安得转剧？妇曰：否，初我夜寐粗安，大便如常，自进昨药，夜中心痛甚剧，辗转不能成寐，且大便转为泄泻，乞先生一治之。予按例首问其病历，妇曰：半月矣。次问其寒热，妇曰：倏冷倏热，不计其次。余闻其言，若有所得焉。妇自陈其异状，汗出自首至胸而止，既不达于胸下，亦不及于两臂。予思论有"剂颈而还"之语，此殆剂胸而还乎？察其舌，黑近墨而不焦，口奇干。余疑其方进陈皮梅、松花蛋之属。妇曰：非是，日来苔黑，常作此状。按其脉，幸尚不微细。两肩至臂颇麻木。加以经事淋漓不止，妇几不能悉陈其状。予对此错杂之证，亦几有无从下笔之苦。使从所谓对症治法，琐琐而治之，则用药得毋近数十味？然而此非我所能也，

37

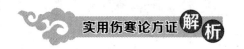
因书方曰：

初诊（七月十五日）：寒热往来，每日七八度发，已两候矣。汗出，剂胸而还，经事淋漓，法当解表为先，以其心痛，加生地，倍甘草。

处方：净麻黄一钱，川桂枝二钱，生甘草三钱，生苡仁一两，杏仁三钱，生白芍钱半，生地五钱，制川朴一钱，生姜二片，红枣六枚。

二诊（七月十六日）：昨进药后，汗出，遍身浆浆，心痛止，经事停，大便溏薄瘥，麻木减，仅自臂及指矣。黑苔渐退，口干渐和，夜中咳嗽得痰，并得矢气，是佳象。前方有效，不必更张。

处方：净麻黄一钱，川桂枝钱半，生甘草二钱，生白芍钱半，大生地五钱，制小朴一钱，杏仁三钱，生姜二片，红枣六枚。

三诊（七月十七日）：寒热如疟渐除，大便已行，舌苔黑色亦淡，麻木仅在手指间。惟余咳嗽未楚，胸胁牵痛，有喘意，参桂枝加厚朴杏子法。

处方：杏仁四钱，厚朴钱半，川桂枝二钱，生草三钱，白芍二钱，大生地六钱，丝瓜络四钱，生姜一片，红枣六枚。

【按】服此大佳，轻剂调理而安。

【按语】桂枝二麻黄一汤证与桂麻各半汤证的区别主要在于症状上。前者为"一日再发"而后者为"一日二三度发"，从而表明了两汤证病情轻重之不同。

桂枝二越婢一汤

【原文】太阳病，发热恶寒，热多寒少。脉微弱者，此无阳也，不可发汗，宜桂枝二越婢一汤。（27条）

桂枝二越婢一汤方

桂枝（去皮）　芍药　麻黄　甘草（炙）各十八铢　大枣四枚
（擘）　生姜一两二铢（切）　石膏二十四铢（碎，绵裹）

上七味，以水五升，煮麻黄一二沸，去上沫，内诸药，煮取二升，
去滓，温服一升。本云：当裁为越婢汤、桂枝汤合之，饮一升。今合
为一方，桂枝汤二分，越婢汤一分。

【病机】邪郁肌表，郁久化热，病情较轻。

【名家方论】

·柯韵伯：考越婢汤比大青龙汤无桂枝、杏仁，与麻黄杏子石膏汤
同为凉解表里之剂。此不用杏仁之苦而用姜、枣之辛甘，可以治太阳阳
明分病，热多寒少而无汗者，犹白虎汤证背微恶寒之类，而不可以治脉
弱无阳之证也。

·方有执：风为阳，病属太阳，而曰无阳，诚不可晓，缺疑可也。
或曰，无阳者谓有疾在阴而无在阳也，审药识病，即越婢观之可知矣。
越，踰也，过也。婢，女子之卑者也。女子，阴也。卑，少也。言其人
本来虚弱，有宿疾在少阴，少阴之脉本微弱而有不可发汗之义，所以但
责其难发汗之过在于少阴，法则谓之无阳，方则谓之越婢。且是汤也，
名虽越婢之辅桂枝，实则桂枝麻黄之合剂，乃大青龙以芍药易杏仁之变
制耳，去杏仁者，恶其从阳而主气也，用芍药者，以其走阴而酸收也，
以此易彼而曰桂枝二，则主之以不发汗可知。而越婢一者，乃麻黄石膏
之二物，则是寓微发于不发之中亦可识也。寓微发者，寒少也，主之以
不发者，风多而宿疾在少阴也，又况首条末节不可服大青龙以发汗，亦
由脉微弱。首条末节者，以太阳中风言也，此与上二条者，皆以风多寒
少言也。合而观之，则无阳之阳义不微矣乎！

经方拓展应用之 **医案**

❖刘渡舟医案：刘某某，女，10 岁。深秋感受寒凉之气，
发热恶寒，每日发作好几次，拖延数月未愈。脉浮无力，舌质

红，苔薄白。饮食及大小便基本正常。此乃风寒郁表，日久不解，寒将化热之轻证。治用桂枝二越婢一汤。

处方：麻黄 3g，桂枝 5g，白芍 5g，生姜 3g，大枣 4 个，石膏 6g，炙甘草 3g，玉竹 3g。

共服 2 剂，得微汗出而解。

【按语】 条文中"不可发汗"指不可以用麻黄汤、桂枝汤之类的发汗方，宜予小汗方。

栀子豉汤

【原文】 发汗后，水药不得入口为逆。若更发汗，必吐下不止。发汗吐下后，虚烦不得眠，若剧者，必反复颠倒，心中懊憹，栀子豉汤主之。若少气者，栀子甘草豉汤主之。若呕者，栀子生姜豉汤主之。(76 条)

阳明病，脉浮而紧，咽燥口苦，腹满而喘，发热汗出，不恶寒，反恶热，身重。若发汗则躁，心愦愦，反谵语。若加温针，必怵惕，烦躁不得眠。若下之，则胃中空虚，客气动膈，心中懊憹，舌上胎者，栀子豉汤主之。(221 条)

阳明病，下之，其外有热，手足温，不结胸，心中懊憹，饥不能食，但头汗出者，栀子豉汤主之。(228 条)

栀子豉汤方

栀子十四个（擘）　香豉四合（绵裹）

上二味，以水四升，先煮栀子得二升半，内豉，煮取一升半，去滓，分为二服，温进一服（得吐者，止后服）。

【病机】 发汗吐下后，余热未尽，留扰胸膈。

【名家方论】

·尤在泾：发汗吐下后，正气既虚，邪气亦衷，乃虚烦不得眠，甚则反复颠倒，心中懊憹者，未尽之邪，方入里而未集，已虚之气，欲胜邪而不能，则烦乱不宁，甚则心懊憹郁闷而不能自已也。栀子体轻，味苦微寒，豉经蒸窨可升可降，二者相合，能彻散胸中邪气，为除烦止躁之良剂。

·《医宗金鉴》：未经汗吐下之烦多用热，谓之热烦。已经汗吐下之烦多属虚，谓之虚烦。不得眠者，烦不能卧也。若剧者，较烦尤甚，必反复颠倒，心中懊憹也。烦，心烦也。躁，身躁也。身之反复颠倒则谓之躁无宁时，三阴死证也。心之反复颠倒则谓之懊憹，三阳热证也。懊憹者，即心中欲吐不吐、烦扰不宁之象。因汗吐下后，邪热乘虚客于胸中所致，既无可汗之表，又无可下之里，故用栀子豉汤顺其势以涌其热，自可愈也。

·柯韵伯：外有热，是身热未除。手足温，尚未濈然汗出，此犹未下前证，见不当早下也。不结胸，是心下无水气，知是阳明之燥化。心中懊憹，是上焦之热不除。饥不能食，是邪热不杀谷。但头汗出而不发黄者，心火上炎，而皮肤无水气也。此指下后变证。夫病属阳明，本有可下之理。然外证未除，下之太早，胃虽不伤，而上焦火郁不达，仍与栀子豉汤吐之，心清而内外自和矣。

·方有执：虚烦不得眠者，大邪乍退，正气暴虚，余热闷乱，胃中干而不和也。剧，极也。反复颠倒心中懊憹者，胸膈壅滞不得舒快也，所以用栀子豉，高者因而越之之法也。

·《圣济总录》：栀豉汤（即本方方）治虾蟆黄，舌上起青筋，昼夜不眠。

经方拓展应用之 **医案**

❖ 王某，患伤寒发热，数日后心中懊憹，坐卧不安之证。患者心烦难耐，甚至家人近前也遭厌呵斥，查其脉数，舌红，苔黄，遂断为火郁虚烦证。予栀子豉汤原方服用，但对药后作吐的反应未向病家交代。当晚，患者药后作吐，家人惊恐，疑

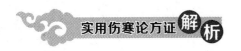
是方药有误，复邀诊视，见患者吐后已安睡。说明情况，家人始得放心。

❖我治一名食管憩室患者，他就是这么一种病，我就给他吃栀子豉汤就好了，西医也是奇怪。中医就是辨证，他有这种症候，你用这种药是准行。我也不知道栀子豉汤还能治憩室，它之所以能治憩室，是因为憩室发生这种证，他就是心中懊憹，烦热，这块觉得滞塞。这个病最多，食管方面的病栀子豉汤证很多很多。这个胸中指中间的食管，不是整个胸，整个胸那是柴胡证了。这个胸中就是指着食管说的，这个很要紧啊。也不吐，我们治食管憩室那个人啊，他吃了栀子豉汤那么多，有二斤，他也没吐过，他一天吃两遍，他越吃越好，他老吃，后来再拍片就没有憩室了。

❖曾湖北潜江治一董姓妇女，是心烦懊憹，昼轻夜重。夜间常欲跑到野外空旷之处，方觉舒适，并有脘腹气胀如物阻塞之感。脉弦数，舌尖红，根部苔黄，小便色黄，大便尚可。辨为胸膈火郁，胃脘不和，遂用本方（指栀子厚朴汤）施治而取效。

【按语】关于吐与不吐的问题　据上述医案，刘渡舟认为服此药后当吐。而据胡希恕的观点认为服此方是不吐的。据笔者认为，临证用时不必纠结于服后最终反应。栀子豉汤是一性升散之方，如果病患热气闭郁严重，受发散后能得吐使热散亦未为不可，如果得药后，郁热消散也非不可之事。因此临床使用此方时，可以给病患提前予以交代，告知病患该方可能会致吐，这样病患不至于遇吐而惊慌。

麻杏甘石汤

【原文】发汗后，不可更行桂枝汤。汗出而喘，无大热者，可予麻

黄杏仁甘草石膏汤。（63条）

下后，不可更行桂枝汤。若汗出而喘，无大热者，可予麻黄杏子甘草石膏汤。（162条）

麻黄杏仁甘草石膏汤方

麻黄四两（去节）　　杏仁五十个（去皮尖）　　甘草二两（炙）
石膏半斤（碎，绵裹）

上四味，以水七升，煮麻黄减二升，去上沫，内诸药，煮取二升，去滓，温服一升。

【病机】邪热壅肺作喘。

【名家方论】

·钱潢：李时珍云"麻黄乃肺经专药，虽为太阳发散之重剂，实发散肺经火郁之药也"。杏仁利气而能泄肺，石膏寒凉，能肃西方金气，乃泄肺肃肺之剂，非麻黄汤及大青龙汤之汗剂也。世俗不晓，惑于活人书及陶节庵之说，但见一味麻黄，即以为汗剂，畏而避之，不知麻黄汤之制，欲用麻黄以泄营分之汗，必先以桂枝开解卫分之邪，则汗出而邪去矣。所以麻黄不与桂枝同用，止能泄肺邪而不至大汗泄也。观后贤之麻黄定喘汤，皆因之立法也。

·方有执：更行，犹言再用，不可再用桂枝汤，则是已经用过所以禁止也。盖伤寒当发汗，不当用桂枝，桂枝固卫，寒不得泄，而气转上逆，所以喘益甚也。无大热者，郁伏而不显见也，以伤寒之表犹在，故用麻黄以发之，杏仁下气定喘，甘草退热和中，本麻黄正治之佐使也。石膏有彻热之功，尤能助下喘之用，故易桂枝以石膏，为麻黄汤之变制，而太阳伤寒，误汗转喘之主治，所以必四物者而后可行也。

·尤在泾：发汗后，汗出而喘，无大热者，其邪不在肌腠，而入肺中。缘邪气外闭之时，肺中已自蕴热，发汗之后，其邪不从汗而出之表者，必从内而并于肺耳。故以麻黄、杏仁之辛而入肺者，利肺气，散邪气；甘草之甘平，石膏之甘辛而寒者，益肺气，除热气，而桂枝不可更行矣。盖肺中之邪，非麻黄、杏仁不能发；而寒郁之热，非石膏不能除；甘草不特救肺气之困，抑以缓石膏之悍也。

· 徐大椿：汗出故用石膏，喘故用麻、杏。

· 陈元犀：今曰无大热，邪已蕴酿成热，热盛于内，以外热较之而转轻也。读书要得间，不可死于句下。

· 张璐：冬月咳嗽，寒痰结于咽喉，语声不出者，此寒气客于会厌，故猝然而喑也，麻杏石甘汤。

经方拓展应用之医案

❖ 张某某，男，18岁。患喘证颇剧，已有五六日之久，询其病因为与同学游北海公园失足落水，经救上岸则一身衣服尽湿，乃晒衣挂于树上，时值深秋，金风送冷，因而感寒。请医诊治，曾用发汗之药，外感虽解，而变为喘息，撷肚耸肩，病情为剧。其父请中医高手服生石膏、杏仁、鲜枇杷叶、甜葶苈子等清肺利气平喘之药不效。经人介绍，延余诊治。切其脉滑数，舌苔薄黄。余曰：肺热作喘，用生石膏清热凉肺，本为正治之法，然不用麻黄之治喘以解肺系之急，则石膏弗所能止。乃于原方加麻黄4g，服1剂喘减，又服一剂而愈。

❖ 张某某，男，8岁。住仁寿县汪洋区汪洋公社红阳大队5小队。1976年3月22日初诊。

家属代诉：患儿夜间遗尿已4年余。近4年多以来，每夜必遗尿1~2次，经常咳嗽，口渴，大便正常，小便微黄。诊查：舌苔黄而微白，脉数、右脉偏大。根据咳嗽、口渴、舌苔黄白、右脉偏大而数，乃肺热郁结。遗尿，乃由肺热郁结，肺气宣降失常，使肺气无权，因而影响肾水不摄，膀胱的开合失司所致。宜治以宣肺清热之法。拟麻杏石甘汤。

处方：麻黄二钱，杏仁三钱，生石膏六钱，甘草一钱。水煎服，一剂。

二诊（7月25日）：服上方后，昨夜未遗尿，胃纳减少，余症同前。原方加山药六钱，谷芽六钱，二剂。

三诊（7月28日）：近三夜已未遗尿。咳嗽与口渴减轻，食量增加，二便正常，舌苔薄白，脉略数、右脉已无大象。原方再进二剂以清肺之余热。以后随访，得知患儿自服前方后，遗尿症已痊愈，未见复发。惟每遇感冒时，尚有微咳。

❖前年三月间，朱锡基家一女婢病发热，请诊治。予轻剂透发，次日热更甚，未见疹点。续予透发，三日病加剧，群指谓猩红热，当急送传染病医院受治。锡基之房东尤恐惧，怂恿最力。锡基不能决，请予毅然用方。予允之。细察病者疹已发而不畅，咽喉肿痛，有白腐意，喘声大作，呼吸困难不堪，咯痰不出，身热胸闷，目不能张视，烦躁不得眠，此实烂喉痧之危候。

处方：净麻黄钱半，生石膏五钱，光杏仁四钱，生草一钱。

略加芦根、竹茹、蝉衣、蚤休等，透发清热化痰之品。服后，即得安睡，疹齐发而明，喉痛渐除。续予调理，三日痊愈。事后婢女叩谢曰，前我病剧之时，服药（指本方）之后，凉爽万分，不知如何快适云。

【按】夫麻疹以透净为吉，内伏为凶，尽人所知也。而透之之法却有辨别。盖痧毒内伏，须随汗液乃能外出。而汗液寄汗腺之内，须随身热乃能外泌。故痧前之身热乃应有之现象。唯此种身热亦有一定之标准，过低固不可。过高亦不佳。事实上过高者少，过低者多。故用药宜偏于温，万不可滥用凉剂以遏之。及痧毒正发之时，小儿身热往往过度，与未发前成反比。不知身热过重又妨痧毒之外透。此时热迫肺部则喘急，热蒸汗腺则汗出，热灼心君则神昏，热熏痰浊则干咳，此为麻杏甘石之的证，重剂投之，百发百中，又岂平淡之药所能及哉？

痧病之兼喉病者，中医谓之烂喉痧，西医称之曰猩红热。丁甘仁先生擅治此病，其治法大意，略曰喉痧当以痧为本，以喉为标，但求痧透，则喉自愈，可谓要言不烦。而本汤之治喉痧所以得特效者，即此故也。

本汤条文曰："发汗后（又曰下后），不可更行桂枝汤，汗出而喘，无大热者，可予麻黄杏仁甘草石膏汤。"云云。而或者欲易之为无汗而喘，大热者。不知麻黄汤证，由或未发热进为发热，其证势为由郁而发。麻杏甘石汤证，由身大热转为身无大

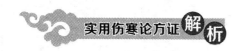
热，其证势为由表入里。唯其逐渐由表入里，由寒化热，故无汗渐转为汗出。独其喘则必不除。然后知"热喘"二字实为本汤之主证。得此一隅，庶几三反。而经文何必涂改之耶！

❖柴某，男，38岁。素体强壮，已咳喘十余年，入冬则咳喘加重，今冬劳累后感受风寒，而咳喘病又发，初起恶寒发热，周身不适，左胸疼痛，咳嗽频作，继则高热不退，面赤气急，胸部憋闷，咳少喘重，口渴喜饮，体温39℃，血常规：白细胞22.0×10^9/L，中性粒细胞78%，淋巴细胞21%，X线检查报告：左下肺肺炎。诊其脉象滑数，舌红苔黄腻。证属表邪入里化热，壅遏予肺。治宜疏表清热，宣肺平喘。投以麻杏石甘汤加味。

处方：麻黄6g，杏仁9g，生石膏24g，炙甘草6g，金银花20g，桑叶10g。

水煎饭前服四剂。药毕，体温降至37.5℃，虽咳喘胸闷，口渴明显好转，但仍有微热，咳喘痰多之证，继用上方加减：麻黄6g、生石膏18g，杏仁9g，炙甘草6g，葶苈子12g，苏子10g，桑白皮12g，水煎饭前服，5剂后，症状渐除，诸恙不显，X线检查：肺炎已愈。

【按语】麻杏甘石汤现在为许多中成药的基础组方，广泛用于热咳病证，诚为一治热咳之良方。另外，上述第二个医案中用麻杏石甘汤治疗遗尿案。麻黄诚有治遗尿作用，笔者也曾用含有麻黄的麻黄细辛附子汤治愈过遗尿（见麻黄细辛附子汤后所附个人验案）。

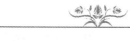

白虎加人参汤

【原文】服桂枝汤，大汗出后，大烦渴不解，脉洪大者，白虎加人参汤主之。(26条)

白虎加人参汤方

知母六两　　石膏一斤（碎，绵裹）　　甘草（炙）二两　　粳米六合

人参三两

上五味，以水一斗，煮米熟汤成，去滓，温服一升，日三服。

【病机】里热炽盛，气津两伤。

【名家方论】

·成无己：大汗出，脉洪大而不渴，邪气犹在表也，可更予桂枝汤，若大汗出，脉洪大而烦渴不解者，表里有热，不可更予桂枝汤，可予白虎加人参汤生津止渴，和表散热。

·《医宗金鉴》：大烦渴，阳明证也。洪大，阳明脉也。中风之邪，服桂枝杨大汗出后不解，大烦渴，脉洪大者，是邪已入阳明，津液为大汗所伤，胃中干燥故也。宜予白虎加人参汤清热生津而烦热自解矣。

·方有执：此与上条同而多大烦渴，盖比上条汗更出过多，亡津液而表里燥热更甚，所以用白虎两解表里之热，加人参润其燥而消其渴也。

服桂枝汤后，大汗出，脉洪大，与上条同，而大烦渴不解，则其邪去表而之里，不在太阳之经，而入阳明之腑矣。阳明者，两阳之交，而津液之腑也。邪气入之，足以增热气而耗津液，是以大烦渴不解。方用石膏，辛甘大寒，直清胃热为君，而以知母之咸寒佐之；人参、甘草、粳米之甘，则以之救津液之虚，抑以制石膏之悍也。曰白虎者，盖取金气彻热之义云耳。

石膏大寒，寒能胜热，味甘归脾，质刚而主降，备中土生金之体，色白通肺，质重而含脂，具金能生水之用，故以为君。知母气寒主降，苦以泄肺火，辛以润肺燥，内肥白而外皮毛，肺金之象、生水之源也，故以为臣。甘草皮赤中黄，能土中泻火，为中官舟楫，寒药得之缓其寒，用此为佐，沉降之性，亦得留连于脾胃之间矣。粳米稼穑作甘，气味温和，禀容平之性，为后天养生之资，得此为佐，阴寒之物，则无伤损脾胃之虑也。煮汤入胃，输脾归肺，水精四布，大烦大渴可除矣。白

虎主西方金也，用以名汤者，秋金得令，而暑清阳解，此四时之序也。更加人参，以补中益气而生津，协和甘草、粳米之补，承制石膏、知母之寒，泻火而火不伤，乃操万全之术者。

·钱潢：今大烦渴而脉见洪大，则邪不在太阳而已传入阳明矣。即阳明篇所谓阳明脉大者是也。故以白虎汤解胃中之烦热，加人参以补其大汗之虚，救其津液之枯竭也。

·王子接：阳明热病化燥，用白虎加人参者何也？石膏辛寒，仅能发散表热，知母甘苦，仅能降里热，甘草、粳米仅能载药留于中焦。若胃经热久伤气，气虚不能生津者，必须人参差正回津，而后白虎汤乃能消化除燥。

·李中梓：白虎加人参汤，一名化斑汤，治赤斑，口燥烦渴，中暍。

·《保命集》：人参石膏汤治膈消，上焦烦躁，不欲多食，于本方去粳米，东垣加黄芩、杏仁。

石膏大寒，寒能胜热，味甘归脾，性沉而主降，已备秋金之体，色白通肺，质重而含津，已具生水之用。知母气寒主降，味辛能润，泄肺火而润肾燥，滋肺金生水之源。甘草土中泻火，缓寒药之寒，用为舟楫，沉降之性，始得留连于胃。粳米稼穑作甘，培形气而生津血，用以奠安中宫，阴寒之品，无伤脾损胃之虑矣。饮入于胃，输脾归肺，水精四布，烦渴可除也。更加人参者，以气为水母，邪之所凑，其气必虚，阴虚则无气，此大寒剂中，必得人参之力，以大补真阴，阴气复而津液自生也。

经方拓展应用之 医案

❖ 同乡旅沪之许长林者，年53岁，1943年患湿温伤寒。初未医治，至四五日后，始延闸北附近之医生治之。时医治外感病，通以豆豉、豆卷为首药，其他药味，不问可知。此顾亭林先生所谓"今之医师，其用药也，使人在于不死不活之间，迟延日久，而终至于死也"，可不惧哉。延至两星期，于夜间八时，忽然肛门出血，涓涓不止。再延附近西医，注射止血针药，仍然不止。延至午后十二时，始延余往诊。其儿媳来时，叩门声甚急，启门视之，则泪流满面，告我以来因，遂与同往。

登楼诊视，则仰面而卧，周身苍白，面无血色，气息微促，不言不语，赤膊赤足，只着一短裤，满染鲜血。余问："体温何时降低。"其妻答曰："未下血前，终日热高，下午以后尤甚。今一出血，热度即行低降。"于是知其为湿温伤寒之肠出血矣。问："下血何如此之多。"曰："已换短裤两条矣，尚有旧布衬于下者，亦均濡湿。"

再诊其脉，则沉细而数。两手均觉冰冷，因之再扪其胸腹及四肢，亦同样发凉。而病者则毫不怕冷，不盖被单。时虽当七月初旬，但在晚间小雨之后，至夜深气候颇凉，而病者四肢不收，亦颇若畏热者。病至此时，值得余之慎重考虑矣。正沉思间，忽触及《伤寒论》中，有一条文云："身大寒，反不欲近衣者，寒在皮肤，热在骨髓也。"正此症矣。乃问病者曰，"欲饮冷乎。"病者初无一语，此时忽张目问余曰："能冷饮乎。"余曰："莫问能不能，先问要不要。"病者曰："心中热煞，如何不要。家人不肯予我耳。"余令其妻速购大西瓜来。病者大声曰："许我食西瓜，死无怨矣。"

因为书白虎加人参汤，再加黄芩、黄连、鲜生地、粉丹皮四味。配方人去，买瓜人来。立将西瓜剖开，以汤匙取汁与之。病者连吃数口，大呼称快，忽自起坐，夺瓜及匙，挖大块西瓜，连瓢啖之。七斤半重之大瓜，立尽其半，乃卧平称快不已。

无何药来。令其先煎石膏，次下诸药，后下川连，俟药煎成，再将生地汁冲入，使病者服之。事有至怪者，当食西瓜之后，周身已渐觉转温，但尚未恢复至常温，病者已自觉肛门血少。迨服药后，不一小时，而血渐止矣，体温亦复常。余乃辞去。嘱病者"西瓜少服，其所余之半，再分三次可也。二煎至十时左右再服。"及出门，已至四时。不知东方之既白也。

病者至十时，服二煎后，情形更佳，血不更出。但周身反又发热，仍欲西瓜。至下午四时，延余复诊。余察其热为中度，尚不过高。问："大便解否。"曰："未也。"余乃将原方各中药，减量四分之一，再加粉葛根四钱，锦纹军三钱，期其表里两解。再令以西瓜续与之。并嘱"以病者之需要为准，即要食时予食，不要食时，不勉强之。"

迨服药之后，先得微汗，约二小时，而表热顿解。至夜间大便解后，里热亦除。据云："其所下之粪，均为酱黑色。"盖瘀血与粪便俱下也。再服清理余热，佐以调理之剂，数帖而痊愈。

最后余有为读者告者，即湿温伤寒之肠出血，系肠中出血。由肛门涓涓而出，非是大便之时粪中夹血。如此险症，设不用西瓜与此方，宁不危哉。西医谓此症不可用泻下药，恐其引动肠出血。孰知此种肠血，均由不用下药而来。若早下之，则内热内湿有去路，绝无此险矣。前贤谓"医者意也，"今人或谓此语似不合科学逻辑，设余诊病时，若意想不及，或不读《伤寒论》者，虽遇此症，而不敢用大剂凉下药，则病者必名登鬼录矣。

白虎人参汤加芩连地丹方：

生石膏四两，肥知母四钱，炙甘草三钱，西洋参四钱，粳米一两，黄芩三钱，川连一钱五分，鲜生地一两（捣汁冲），粉丹皮四钱。（按第二方加葛根四钱、大黄三钱）

❖许叔微医案：从军王武经病，始呕吐，俄为医者下之，已八九日，而内外发热。予诊之曰：当行白虎加人参汤。或云既吐复下，是里虚矣，白虎可行乎？予曰：仲景云见太阳篇二十八证，若下后，七八日不解，热结在里，表里俱热者，白虎加人参汤，证相当也。盖吐为其热在胃脘，而脉致令虚大，三投而愈。

❖许叔微医案：城南妇人，腹满身重，遗尿，言语失常。他医曰：不可治也。肾绝矣。其家惊忧无措，密召予至，是医尚在座。乃诊之曰：何谓肾绝？医家曰：仲景谓溲便遗失，狂言，反目直视，此谓肾绝也。予曰：今脉浮大而长，此三阳合病也，胡为肾绝？仲景云：腹满身重，难于转侧，口不仁，谵语、遗尿。发汗则谵语，下之则额上生汗，手足厥冷，白虎证也。今病人谵语者，以不当汗而汗之，非狂言反目直视，须是肾绝脉，方可言此证。乃投以白虎加人参汤，数服而病悉除。

❖ 俞长荣《伤寒论汇要分析》载：玉锡村林某妻，产后三日，发热不退，口渴，烦躁不安。前医认为"败血攻心"症，以生化汤加减治疗，反增气急，谵语，自汗出。病后二日（即产后五日）请我诊治。患者脉洪大而数，舌质红绛而燥。我与人参白虎汤。

处方：生石膏一两二钱，知母三钱，潞党参一两，炙甘草二钱。

嘱以粳米四两用水三大碗煮至微熟为度，取米汤三杯入上药，煎成一杯；剩余米汤留作次煎用（次煎两杯煎一杯），日服两次。时值隆冬季节，病家见方中有石膏，颇为疑惧。盖乡人虽不识药性，但石膏大寒则为群众所共知，且俗例"产后宜温不宜凉"，所以犹豫不敢服用。

后经我解释，说明产后宜温乃一般治法，如有特殊情况，则不受此拘限。古人治产后病，亦有用攻下或寒凉者（按指《金匮要略》要略用大承气汤以及竹茹、石膏之类）。可见产后不拒寒凉，有古训可资参考。现病者高热，口渴，烦躁，汗出，脉洪数，舌质红绛燥，是因热甚劫津，故前医用生化汤加减，症状反而增剧，便是明证。此证此时，急需清里热，救津液，用人参白虎汤乃依证施药。方中虽用石膏一两余，尚非极量，且先煮粳米作汤，可以扶脾胃养阴液；重用潞党参，能保护元气不致过伤，纵使无效，决不至殆害。病家听后，才半信半疑而去。服一剂后，症状大减，次日按照原方再服一剂而愈。这说明方药应用，当根据病情而施，不能受季节所拘。

【按语】关于"四大证"：在《伤寒论》原著中所提及"白虎加人参汤证"所罗列症状中包括有"大汗，大渴，大热，脉洪大"，而并不像在《方剂学》教材中所载"四大证"见于"白虎汤证"。当有气阴耗损之证，因此方中必须加人参，但正如笔者在桂枝加人参汤按语中所提，此处的人参必须用西洋参或者太子参代替。

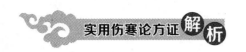

葛根黄芩黄连汤

【原文】太阳病，桂枝证，医反下之，利遂不止，脉促者，表未解也；喘而汗出者，葛根黄芩黄连汤主之。(34条)

葛根黄芩黄连汤

葛根半斤　甘草二两（炙）　黄芩三两　黄连三两

上四味，以水八升，先煮葛根，减二升，内诸药，煮取二升，去滓，分温再服。

【病机】里热挟表邪下利。

【名家方论】

·《医宗金鉴》：太阳病，桂枝证，宜以桂枝解肌，而医反下之，是误下，遂协表热陷入而利不止也。苦表未解而脉缓无力，即有下利而喘之里证。法当从桂枝人参汤以治利，或从桂枝厚朴杏仁汤以治喘矣。今下利不止，脉促有力，喘而汗出，表虽未解而不恶寒，是热已陷阳明，即有桂枝之表，亦当从葛根黄芩黄连汤主治也。方中四倍葛根以为君，芩、连、甘草为之佐，其意专解阳明之肌表，兼清胃中之里热，此清解之兼解表里法也。

·柯韵伯：桂枝症上复冠太阳，见诸经皆有桂枝症，是桂枝不独为人阳设矣，葛根岂独为阳明药乎？桂枝症，脉本弱，误下后而反促者，阳气重故也。邪束于表，阳扰于内，故喘而汗出。利遂不止者，所谓暴注下迫，皆属于热；与脉弱而协热下利不同。此微热在表，而大热入里，固非桂枝、芍药所能和，厚朴、杏仁所宜加矣。故君葛根之轻清以解肌，佐连、芩之苦寒以清里，甘草之甘平以和中，喘自除而利自止，脉自舒而表自解，与补中逐邪之法区别。上条脉症是阳虚，此条脉症是阳盛；上条表热里寒，此条表里俱热；上条表里俱虚，此条表里俱实。同一协热利，同是表里不解，而寒热虚实攻补不同。补中亦能解表，亦能除痞，寒中亦能解表，亦能止利，神化极矣。

·方有执：此与上条（笔者注：指桂枝人参汤）因同而变异。利遂不止，已上，与上条上节，两相更互发明之词。脉促已下，言变殊，故治异也。促为阳邪上盛，阳主表故为表未解之诊。喘汗者，里虚阴弱而表阳不为之固护也。夫表未解而利则属胃，有阳明之分也，故肌之当解者，从葛根以解之，以喘汗不独表实而有里虚也，故但从中治而用甘草以和之。然利与上条同，而上条用理中者，以痞硬也，此用芩连者，以喘汗属热为多也，然则四物之为用，其名虽与上条殊，其实两解表里则一耳。

·尤在泾：邪陷于里十之七，而留于表者十之三，其病为表里并受之病，故其法亦表里两解之。葛根黄芩黄连汤，葛根解肌于表，芩、连清热于里，甘草则合表里而并和之耳，盖风邪初中，病为在表，一入于里，则变为热矣，故治表者，必以葛根之辛凉，治里者，必以芩、连之苦寒也。

·徐灵胎：因表未解，故用葛根，因喘汗而利，故用芩、连之苦以泄之坚之。芩、连、甘草为治痢之主药。

经方拓展应用之医案

❖李孩疹发未畅，下利而臭，日行二十余次，舌质绛，而苔白腐，唇干，目赤，脉数，寐不安，宜葛根芩连汤加味。

处方：粉葛根六钱，细川连一钱，淮山药五钱，生甘草三钱，淡黄芩二钱，天花粉六钱，升麻钱半。

【按】李孩服后，其利渐稀，疹透有增无减，逐渐调理而安。湘人师兄亦在红十字会医院屡遇小孩发麻疹时下利，必治以本汤，良佳。又有溏泄发于疹后者，亦可以推治。

麻疹之利属于热者，常十居七八，属于寒者，十不过二三，故宜于葛根芩连汤者十常七八，宜于理中汤或桂枝人参汤者十不过二三。一或不慎，误投汤药，祸乃立至，可不畏哉！

今人每以葛根芩连汤证之利为协热利，实则葛根芩连汤证之利虽属热性，仲圣并未称之为协热利，至桂枝人参汤证之寒性利，反称之为协热而利。盖协热者，犹言挟表热也，此不可不知。

❖黄某某，男性，3岁，于1958年8月20日入院，病历号29303，确诊为流行性乙型脑炎。

患儿入院时，高热达40℃，有汗，口渴，面赤，唇干，呕吐，舌苔黄而润，大便日2次，微溏。脉数，右大于左。认为暑邪已入阳明气分，予以辛凉重剂，白虎汤加味。

处方：生石膏45g，知母6g，山药9g，连翘9g，粳米9g，炙甘草3g。

21日晨二诊：热反加高到40.5℃，舌黄而腻，大便日3次，溏薄。仍进原方，石膏量加至60g。午后再诊，体温升至40.9℃，更加入人参服之，热仍如故。大便溏泄不减。

22日三诊：前后大剂白虎汤连用2天，高热不但不退，而且溏便增至4次，闻声惊惕，气粗呕恶，病势趋向恶化。但汗出口渴高热舌黄脉大而数，均是白虎汤之适应证，何以服后诸证不减反有加重呢？苦思良久，忽悟到患儿人迎脉数、面赤、高热、汗出、微喘，是表有邪，舌黄不燥，呕恶上逆、大便溏泻且次数多，是脾胃蕴有暑湿，乃挟热下利证。前此屡投清阳明经热之白虎，既犯不顾表邪之错误，又犯膏、母凉润助湿之禁忌，无怪服药后高热和溏泻反有增无减。患儿既属挟热下利，纯系葛根黄芩黄连汤证。

处方：葛根12g，黄芩9g，黄连1.5g，甘草3g。

1剂甫下，热即减至39.4℃，2剂又减至38.8℃，大便转佳，呕恶亦止，很快痊愈出院。

❖王氏，女，36岁。发热腹痛，下痢脓血、里急后重已八日，病势日增，邀余诊治。家人述，近二日仍发热，便次频频，虽量少但皆有脓血，恶心呕吐，已水食不进。诊见：面色焦黄，两目深陷，神倦懒言，舌面干燥，脉微而数。余认为此乃噤口痢之危证。津液胃气大伤，且表邪不解，湿热毒邪内盛。余斟酌再三，遂出以清里解表生津的葛根芩连汤，方为葛根24g，川黄连6g，黄芩12g，炙甘草6g，急令水煎温呷服，幸好饮药未吐。一剂后，身热渐退，后重亦轻，便次明显减少，诊其脉象细略数，又给予仓廪汤以益气解表，败毒养胃。一剂后，诸证好转，已能稍量进食。后继以仓廪汤冲服香连散数日，症状消失。调养月余而康复。

【按语】注意鉴别协热利一词，在现行中医专业规划类《方剂学》教材中，"协热利"特指葛根芩连汤证，指的是肠热下利，其下利应是臭秽，兼有肛门灼热，发烧等症状。而在《伤寒论》中真正出现"协热利"一词的见于"桂枝人参汤证"，其下利为虚寒性下利，利多清稀，无明显恶臭，其发热为外感的兼见症，而非下利之兼见症。

桂枝甘草汤

【原文】发汗过多，其人叉手自冒心，心下悸，欲得按者，桂枝甘草汤主之。(64条)

桂枝甘草汤方

桂枝四两（去皮）　甘草二两（炙）

上二味，以水三升，煮取一升，去滓，顿服。

【病机】心阳不足，空虚无主。

【名家方论】

·徐灵胎：发汗不误，误在过多。汗为心之液，多则心气虚。二味扶阳补中，此乃阳虚之轻者。甚而振振欲擗地，则用真武汤矣。一证而轻重不同，用方迥异，其义精矣。

·尤在泾：发汗过多，有动肾中之阳者，以阳为汗之根，而肾为阳之宅，枝伤者，其本必戕也。有动心中之阳者，以汗为心之液，而心为阳之脏，液亡者，气必从之也。救肾阳者，必以咸温；救心阳者，必以甘辛。咸性善下，而温能返阳，故四逆为救肾之剂；甘辛相合，而阳气乃生，故桂、甘为益心之法也。

·柯韵伯：发汗过多，则心液虚，心气馁，故心下悸。叉手冒心则外有所卫，得按则内有所依。如此不堪之状，望之而知其虚矣。桂枝本营分药，得麻黄、生姜则令营气外而为汗，从辛也；得芍药则收敛营气而止汗，从酸也；得甘草则内补营气而补血，从甘也。此方用桂枝为君，独任甘草为佐，以补心之阳，则汗出多者不至于亡阳矣。

·陈修园：辛从甘化，阳中有阴，故能补阳以止汗，生心液而定悸。

·方有执：汗多则血伤，血伤则心虚，心虚则动惕而悸，故叉手自冒覆而欲得人按也，桂枝走阴，敛液宅心，能固疏慢之表，甘草缓脾，和中益气，能调不足之阳，然则二物之为方，收阴补阳之为用也。

经方拓展应用之医案

❖某，58岁，女，消瘦，体质虚弱。在冬天，温暖室内仍需用被炉，如果突然把被炉拿掉，就加重心悸，坐立不安，如果不躺下就会更加痛苦。投以桂枝末0.6g、甘草末0.3g后，心跳遂渐渐平静，而且30分钟后，还能够干活，这种情况不是一次而是数次。什么时候用桂枝甘草末都能收到又快又好的疗效。心悸发作时如不立即服药，不仅心悸更加厉害，还会发生呕吐。

❖郑某某，男，46岁，初诊日期：1964年4月27日。

患者最近三月来持续失眠，屡治不效，收入院，诊见其面色青，双目布满血丝，彻夜不卧，烦躁，在病房四周行走不休，白日喜独自蜷卧，少言，少食，脉弦细，舌淡苔少。所服西药甚多，中药如磁朱丸，柏子养心丸，安神丸也屡服少效。盖失眠一证，无非邪正两端，寐本乎阴，神其所主。神安则寐，或邪袭，或营虚，阴阳失交，则神不安而不寐。此患者既已养阴精，又潜阳定志，缘何不效？细询之方知其患病前，曾因着雨外感，自己大剂服葱姜红糖汤，得大汗，风寒得解，而不寐旋起，知其气血失和，心气馁虚，疏桂枝甘草汤一料试服：桂枝12g，炙甘草9g，睡前服一煎。

次日晨八时，余查房，见其患者正在酣睡，同室人谓其昨一夜安眠。九时半，患者找余问还可服否，遂嘱其再进二剂。以后经调理病愈而出院。

【按语】 本方为救急之方，待温复心阳之后，续应待之以补阴液，可以考虑炙甘草汤。

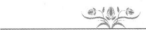

桂枝甘草龙骨牡蛎汤

【原文】 火逆下之，因烧针烦躁者，桂枝甘草龙骨牡蛎汤主之。（118 条）

桂枝甘草龙骨牡蛎汤方

桂枝一两（去皮）　甘草二两（炙）　牡蛎二两（熬）　龙骨二两

上四味，以水五升，煮取二升半，去滓，温服八合，日三服。

【病机】 心阳虚烦躁。

【名家方论】

·魏荔彤：烦躁，即救逆汤惊狂卧起不安之渐也。故用四物以扶阳安神为义，不用姜、枣之温补，不用蜀漆之辛快，正是病轻则药轻也。

·方有执：火逆，承上条（笔者注：指桂枝去芍药加蜀漆牡蛎龙骨救逆汤证）而言也，然虽逆而又逆，而证则未变重，故方物反差少而大意不殊。

·尤在泾：火逆复下，已误复误，又加烧针，火气内迫，心阳内伤，则生烦躁，桂枝、甘草，以复心阳之气，牡蛎、龙骨，以安烦乱之神。此与下条（笔者注：指桂枝去芍药加蜀漆牡蛎龙骨救逆汤证）参看更明。

·柯韵伯：三番误治，阴阳俱虚竭矣。烦躁者，惊狂之渐，起卧不安之象也，急用此方，以安神救逆。火逆又下之，因烧针而烦躁，即惊狂之渐也。急用桂枝、甘草以安神，加龙骨、牡蛎以救逆，比前方简而切当。近世治伤寒者无火熨之法，而病伤寒者多须躁惊狂之变，大抵用白虎承气辈作有余治之。然此证属实热者固多，而属虚寒者间有，则温补安神之法不可废也。更有阳盛阴虚者，当用炙甘草加减，用枣仁、远志、茯苓、当归等味，又不可不知。

经方拓展应用之医案

❖岳美中医案：李某某，男，40 岁，1972 年 6 月 11 日就诊。患者项部自汗，竟日淋漓不止，频频作拭，颇感苦恼，要求中药治疗。诊其脉浮缓无力，汗自出。分析病情：项部是太阳经脉所过，长期汗出，系经气向上冲逆，持久不愈，必致虚弱。因投以仲景之桂枝甘草龙骨牡蛎汤，和阳降逆，协调营卫，收敛浮越之气。先服 4 剂，自汗止。再服 4 剂，以巩固疗效。

❖刘渡舟医案：宋先生与余同住一院，时常交谈中医学术。一日，宋忽病心悸，悸甚而神不宁，坐立不安，乃邀余诊。其脉弦缓，按之无力。其舌淡而苔白。余曰：病因夜作耗神，心气虚而神不敛之所致。

处方：桂枝 9g，炙甘草 9g，龙骨 12g，牡蛎 12g。

凡 3 剂而病愈。

【按语】桂枝甘草以温心阳，龙骨牡蛎以重镇安神，四药相合，用治心阳虚之烦躁证。

桂枝去芍药加蜀漆牡蛎龙骨救逆汤

【原文】伤寒脉浮，医以火迫劫之，亡阳，必惊狂，卧起不安者，桂枝去芍药加蜀漆牡蛎龙骨救逆汤主之。（112条）

桂枝去芍药加蜀漆牡蛎龙骨救逆汤方

桂枝三两（去皮）　甘草二两（炙）　生姜三两（切）　大枣十二枚（擘）　牡蛎五两（熬）　蜀漆三两（洗，去腥）　龙骨四两

上七味，以水一斗二升，先煮蜀漆减二升，内诸药，煮取三升，去滓，温服一升。本云：桂枝汤，今去芍药，加蜀漆、牡蛎、龙骨。

【病机】心阳虚惊狂。

【名家方论】

·尤在泾：阳者，心之阳，即神明也。亡阳者，火气通于心，神被火迫而不守，此与发汗亡阳者不同。发汗者摇其精，则厥逆筋惕肉瞤，故当用四逆。被火者动其神，则惊恐起卧不安，故当用龙牡。其去芍药者，盖欲以甘草急复其阳，而不须酸味更益营气也。与发汗后，其人叉手自冒心，心下悸，欲得按者，用桂枝甘草汤同意。蜀漆即常山苗，味辛能去胸中邪结气。此证火气内迫心包，故须之以逐邪而安正耳。

·柯韵伯：伤寒者，寒伤君主之阳也。以火迫劫汗，并亡离中之阴，此为火逆矣。妄汗亡阴，而曰亡阳者，心为阳中之太阳，故心之液，为阳之汗。惊狂者，神明扰乱也。阴不藏精，惊发于内；阳不能固，狂发于外。起卧不安者，起则狂，卧则惊也。凡发热自汗者，是心

液不收，桂枝方用芍药，是酸以收之也。此因迫汗，津液既亡，无液可敛，故去芍药。加龙骨者，取咸以补心，重以镇怯，涩以固脱，故曰救逆也。且去芍药之酸，则肝家得辛甘之补；加牡蛎之咸，肾家有既济之力。此虚则补母之法，又五行承制之妙趣也。蜀漆不见本草，未详何物，诸云常山苗则谬。

·方有执：亡阳者，阳以气言，火能助气，甚则反耗气也。惊狂起卧不安者，神者，阳之灵，阳亡则神散乱所以动皆不安，阳主动也。桂枝甘草，和伤寒之脉浮，蜀漆辛平，散火邪之错逆，龙骨牡蛎，固涩以收阳神之散乱，大枣生姜醒脾，以缓起卧之不安，去芍药者，嫌其主阴则反得以胜阳也。

经方拓展应用之 医案

❖ 王某，女性，26岁，空军翻译。旁观修理电线而受惊吓，出现惊悸心慌、失眠、头痛、纳差恶心，时有喉中痰鸣，每有声响则心惊变色，躁烦而骂人不能自控，逐渐消瘦，由两人扶持而来诊。苔白腻，脉弦滑寸浮。此寒饮郁久上犯，治以温化降逆，与桂枝去芍药加蜀漆牡蛎龙骨汤加减。

处方：桂枝10g，生姜10g，炙甘草6g，大枣4枚，半夏12g，茯苓12g，生牡蛎15g，生龙骨15g。

上药服3剂，心慌、喉中痰鸣减轻，服6剂，纳增，睡眠好转，再服10剂诸症皆消。

【按语】蜀漆现在难以买到，根据其化痰之药性可以考虑用温胆汤组方代替。

桂枝加桂汤

【原文】烧针令其汗，针处被寒，核起而赤者，必发奔豚。气从少

腹上冲心者，灸其核上各一壮，与桂枝加桂汤，更加桂二两也。（117条）

桂枝加桂汤方

桂枝五两（去皮）　芍药三两　生姜三两（切）　甘草二两（炙）　大枣十二枚（擘）

上五味，以水七升，煮取三升，去滓，温服一升。本云：桂枝汤，今加桂满五两。所以加桂者，以能泄奔豚气也。

【病机】心阳虚发奔豚。

【名家方论】

·徐大椿：重加桂枝，不特御寒，且制肾气，又味重则能达下。凡奔豚证，此方可增减用之。

·方有执：与桂枝汤者，解其欲自解之肌也。加桂者，桂走阴而能伐肾邪，故用之以泄奔豚之气也，然则所加者桂也，非枝也，方出增补，故有成五两云耳。

·柯韵伯：寒气不能外散，发为赤核，是奔豚之兆也。从小腹冲心，是奔豚之气象也。此阳气不舒，阴气反胜，必灸其核，以散寒邪，服桂枝以补心气。更加桂者，不特益火之阳，且以制木邪而逐水气耳。前条发汗后，脐下悸，是水邪欲乘虚而犯心，故君茯苓以正治之，则奔豚自不发。此表寒未解而小腹气冲，是木邪挟水气以凌心，故于桂枝汤倍加桂以平肝气，而奔豚自除。前在里而未发，此在表而已发，故治有不同。

·尤在泾：烧针发其汗，针处被寒者，故寒虽从汗而出，新寒复从针孔而入也。核起而赤者，针处红肿如核，寒气所郁也。于是心气因汗而内虚，肾气乘寒而上逆，则发为奔豚，气从少腹上冲心也。灸其核上，以杜再入之邪。与桂枝加桂，以泄上逆之气。

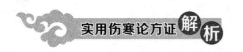

经方拓展应用之医案

❖老友娄某某的爱人，年七十，患呕吐，腹痛一年余，于1973年4月16日远道来京就诊。询其病状，云腹痛有发作性，先呕吐，即于小腹见结成瘕块而作痛，块渐大，痛亦渐剧，同时气从小腹上冲至心下，苦闷欲死。既而冲气渐降，痛渐减，块亦渐小，终至痛止块消如常人。此中医之奔豚气。患者因其女暴亡，悲哀过甚，情志经久不舒而得此证，予仲景桂枝加桂汤。

处方：桂枝 15g，白芍 9g，炙甘草 6g，生姜 9g，大枣 4枚。水煎温服，每日 1 剂。

共服上方 14 剂，奔豚气大为减轻，腹中作响，仍有一次呕吐。依原方加半夏 9g，茯苓 9g，以和胃蠲饮，嘱服 10 剂。药后，时有心下微作冲痛，头亦痛，大便涩，左关脉弦，予理中汤加肉桂、吴茱萸，数剂而愈。

❖周，右，住浦东。

初诊：气从少腹上冲心，一日四五度发，发则白津出，此作奔豚论。

处方：肉桂心一钱，川桂枝三钱，大白芍三钱，炙甘草二钱，生姜三片，大红枣八枚。

二诊：投桂枝加桂汤后，气上冲减为日二三度发，白津之出亦渐稀。下得矢气，此为邪之去路，佳。

处方：肉桂心一钱半，川桂枝三钱，大白芍三钱，炙甘草三钱，生姜三片，红枣十枚，厚朴钱半，半夏三钱。

【按】初诊时有为我录方之同学曰：此肝气也。余曰：肝气之名太泛，毋宁遵经旨称为奔豚，同学疑焉。次日病者欣相告，曰：冲气减矣，胃纳亦增，同学愕然焉。余又琐琐重问白津之状，及关于白津之一切，所言悉合，无可疑焉。又曾细按其脉，颇见弦紧之象，与仲圣所言寒疝之脉相似，益见疝与奔豚，确属类似之病。

服桂枝加桂汤而得矢气者，因桂性芳香兼能逐秽故也。然而逐秽气之专功，却不及厚朴，此为余屡次实验而得之者。又以半夏善降，故并用之。

三诊，气上冲，白津出，悉渐除，盖矢气得畅行故也。今图其本，宜厚朴生姜甘草半夏人参汤加桂。

处方：厚朴三钱，生姜四钱，半夏四钱，甘草三钱，党参三钱，桂心一钱，桂枝二钱。

【按】余每遇可研究之病，恒喜病者多来受诊几次，俾可详志服药后之经过。但以用经方之故，病者向愈至速，每一二诊后，即不复来。予乃无从详讯，每致大失所望。本案当初诊时，妇鉴于前此就地医治之无效，频问此病尚有愈望否。予期以十日，妇笑颔之。至二诊来时，予鉴于前此查询病情之无从，当即详询妇之沪寓住址。第三诊后，妇果不复来。又越数日，余乃按址趋至其戚家访之。得其外甥女出见，曰：家舅母因病已将痊愈，又以家务纷繁，早欣然回浦东去矣。

【按语】"奔豚"有以"奔跑的小猪"作解，有以"河豚"作解，但其不外乎以体内气机上冲、时作时止为其特征。

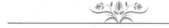

茯苓桂枝甘草大枣汤

【原文】发汗后，其人脐下悸者，欲作奔豚，茯苓桂枝甘草大枣汤主之。（65条）

茯苓桂枝甘草大枣汤方

茯苓半斤　桂枝四两（去皮）　甘草二两（炙）　大枣十五枚（擘）

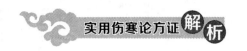

> 　　上四味，以甘澜水一斗，先煮茯苓减二升，内诸药，煮取三升，去滓，温服一升，日三服。
>
> 　　作甘澜水法：取水二斗，置大盆内，以杓扬之，水上有珠子五六千颗相逐，取用之。

【病机】发汗后，虚其心阳，下焦水寒之气欲动。

【名家方论】

·魏荔彤：汗出过多阳浮于上，阴阳二者相维而不相离，阳既上浮，阴即下动，其脐下悸者，阴气欲上乘而作奔豚，容不急温中，固阳以御之乎！阳盛于中，阴自安于下。盖贼本乘国中空虚，故欲来攻袭。今兵威大盛，外侮潜消，斯奔豚欲作而终不能作也乎。

·柯韵伯：心下悸欲按者，心气虚；脐下悸者，肾水乘火而上克。豚为水畜，奔则昂首疾驰，酷肖水势上千之象。然水势尚在下焦，欲作奔豚，尚未发也，当先其时而治之。茯苓以伐肾邪，桂枝以保心气，甘草、大枣培土以制水。甘澜水状似奔豚，而性则柔弱，故名劳水，用以先煮茯苓，取其下伐肾邪，一惟趋下也。本方取味皆下，以畏其泛耳。

·方有执：脐下悸者，肾乘心，汗后液虚，欲上陵心而克之，故动惕于脐下也。欲作，待作未作之谓。奔豚见上篇，然水停心下则悸。茯苓淡渗胜水，能伐肾脏之淫邪。桂枝走阴降肾，能御奔豚于未至。甘草益气，能补汗后之阳虚。大枣和土，能制为邪之肾水。甘澜水者，操之而使其性抵于纯，不令其得以助党而长祸也。

·尤在泾：发汗后，脐下悸者，心气不足而肾气乘之也。奔豚，肾之积，发则从少腹上冲心胸，如豕之突，故名奔豚。又肾为水脏，豚为水蓄，肾气上冲，故名奔豚。茯苓能泄水气，故以为君；桂枝能伐肾邪，故以为臣。然欲治其水，必防其土，故取甘草、大枣，补益土气为使。甘澜水者，扬之令轻，使水气去，不益肾邪也。

经方拓展应用之 **医案**

❖刘渡舟医案：张某某，男，54岁。主诉脐下跳动不安，小便困难，有气从小腹上冲，至胸则心慌气闷，呼吸不利而精神恐怖。每日发作四、五次，上午轻而下午重。切其脉沉弦略滑，舌质淡，苔白而水滑。乃水停下焦之苓桂枣甘汤证。

处方：茯苓 30g，桂枝 10g，上肉桂 6g，炙甘草 6g，大枣 15 枚。用甘澜水煮药。

仅服 3 剂，则小便畅通而病愈。

❖ 胡希恕医案：张某，女，65 岁，1965 年 12 月 13 日初诊。多年失眠，久治不效。近头晕心悸，脐左跳动，有时感气往上冲，冲则心烦，汗出，口干不思饮，苔白，脉缓。此属寒饮上扰心神，治以温化降逆，佐以安神，予苓桂枣甘扬加味。

处方：茯苓 24g，桂枝 12g，大枣 5 枚，炙甘草 6g，酸枣仁 15g，远志 6g。

服 3 剂睡眠稍安，头晕心烦、气上冲感亦减，前方加生龙牡各 15g，续服 6 剂，诸症若失。

【按语】

· 关于悸　对于悸的认识，仲景多从水饮探讨。在《金匮要略》痰饮咳嗽病脉证并治第十二篇中有言"水停心下，甚者则悸，微者短气"。因此，临证之时如果遇局部肌肉悸动不安，可以按水停进行治疗。

· 本方与苓桂术甘汤只一味药之差别，是因本方证中有"脐下悸"一症。在霍乱病篇理中丸汤后加减法中有备注，"若脐上悸者，肾气动也，去术，加桂四两"。

【验案】临床专业某学生眼皮跳动月余，问诊于我，遂建议以小片纸贴于眼皮处观察一日。次日到办公室找我，告之无效。于是处以茯苓桂枝甘草大枣汤，两剂痊愈。

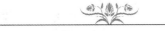

茯苓桂枝白术甘草汤

【原文】伤寒，若吐、若下后，心下逆满，气上冲胸，起则头眩，

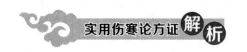

脉沉紧，发汗则动经，身为振振摇者，茯苓桂枝白术甘草汤主之。（67条）

茯苓桂枝白术甘草汤方

茯苓四两　桂枝三两（去皮）　　白术、甘草各二两（炙）

上四味，以水六升，煮取三升，去滓，分温三服。

【病机】脾阳虚水停。

【名家方论】

·程应旄：此颇区真武之制，彼多汗出身热，阳已亡于外，此只逆冲振摇，阳不安于中。故去芍附而易桂枝也。

·尤在泾：此伤寒邪解而饮发之证。饮停于中则满，逆于上则气冲而头眩，入于经则身振振而动摇。《金匮要略》云："膈间支饮，其人喘满，心下痞坚，其脉沉紧。"又云："心下有痰饮，胸胁支满，目眩。"又云："其人振振身瞤剧，必有伏饮。"是也。发汗则动经者，无邪可发，而反动其经气，故与苓、术以蠲饮气，桂、甘以生阳气。所谓"病痰饮者，当以温药和之"也。

·柯韵伯：伤寒初起，正宜发表，吐下非法也。然吐下后不转属太阴，而心下逆满，气上冲胸，阳气内扰也；起则头眩，表阳虚也。若脉浮者，可与桂枝汤如前法。今脉沉紧，是为在里，反发汗以攻表，经络更虚，故一身振摇也。夫诸紧为寒，而指下须当深辨。浮沉俱紧者，伤寒初起之本脉也；浮紧而沉不紧者，中风脉也。若下后结胸热实而脉沉紧，便不得谓之里寒。此吐下后而气上冲者，更非里寒之脉矣。盖紧者弦之别名，弦如弓弦，言紧之体，紧如转索，谓弦之用，故弦紧二字可以并称，亦可互见。浮而紧者名弦，是风邪外伤。此沉紧之弦，是木邪内发。观厥阴为病气上撞心，正可为此症发明也。吐下后胃中空虚，木邪为患，故君茯苓以清胸中之肺气，而治节出；用桂枝散心下之逆满，而君主安。白术培既伤之胃土，而元气复；佐甘草以调和气血，而营卫以行，头自不眩，身自不摇矣。若遇粗工，鲜不认为真武病。

·方有执：心下逆满，伏饮上溢抟实于膈也。气上冲胸，寒邪上涌挟饮为逆也。动经，伤动经脉。振振，奋动也。盖人之经脉，赖津液以滋养，饮之为饮，津液类也，静则为养，动则为病，病宜制胜之，不宜发汗，既吐下后，脉又沉紧而复发汗，则重亡津液。气血衰耗，故变如此。术与茯苓，胜湿导饮，桂枝甘草，固表和中，故发汗动经，所需者四物也。

经方拓展应用之 医案

❖刘渡舟医案：陆某某，男，42 岁。形体肥胖，患有冠心病心肌梗死而住院，抢治两月有余，未见功效。现证，心胸疼痛，心悸气短，多在夜晚发作。每当发作之时，自觉有气上冲咽喉，顿感气息窒塞，有时憋气而周身出冷汗，有死亡来临之感。颈旁之血脉又随气上冲，心悸而胀痛不休。视其舌水滑欲滴，切其脉沉弦，偶见结象。辨为水气凌心，心阳受阻，血脉不利之"水心病"。

处方：茯苓 30g，桂枝 12g，白术 10g，炙甘草 10g。

此方服 3 剂，气冲得平，心神得安，诸症明显减轻。但脉仍带结，犹显露出畏寒肢冷等阳虚见证。乃于上方加附子 9g，肉桂 6g，以复心肾之气。服 3 剂手足转温，而不恶寒，然心悸气短犹痊愈，再与上方中加党参、五味子各 10g，以补心肺脉络之气。连服 6 剂，诸症皆痊。

【按】本案冠心病由水气上冲所致，刘老名之为"水心病"总由心、脾、肾阳虚，水不化气而内停，成痰成饮，上凌无制为患，心阳虚衰，坐镇无权，水气因之上冲，则见胸痛、心悸、短气等心病证候，用苓桂术甘汤治疗，效果堪优。

❖岳美中医案：卢老太太，1967 年 5、6 月间来诊。身体矮瘦，患心下水饮已数年。平日心下觉寒，稍胀满，西医确诊为幽门狭窄。积 5、6 日则头晕呕吐清水，吐尽方休。如此反复数年，愈演愈重，近又犯病而住院，服中西止呕药无效。余虑其胃寒积饮而吐，且心下有时逆满，颇与苓桂术甘汤证相近，此证非温阳涤饮莫治，因久病寒甚，稍加干姜。

处方：茯苓 30g，桂枝 10g，焦白术 24g，甘草 10g，干姜5g，嘱服 3 剂，以观后效。

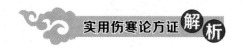

时隔十余日，其夫告余：仅服两剂呕吐立止，近2日仅有泛酸感。拟前方量减半并加吴茱萸，水炒黄连少许，牡蛎12g，常服。

【按语】本方为苓桂剂的代表剂，去白术再加一味其他药物，如苓桂杏甘汤、苓桂姜甘汤、苓桂味甘汤等，以温化水饮为其主题。

【验案】刘某，男。其家属因听闻邻居介绍我治疗焦虑效佳，于是陪患者以"焦虑"来就诊。诊时家属描述患者性格内向，最近心烦失眠严重，观其舌淡暗，苔白腻湿润。遂考虑少阳枢机不利，水液内停，处以柴胡加龙骨牡蛎汤加减。服药一周无效复诊。此时不得不反观首诊用药，并与患者详细交流，患者言及总觉下腹有气上冲，发作时胸闷不适，发作后不知什么时候会缓解才能得舒。闻及此，我意识到不应该以"焦虑"为诊，还是应该以"奔豚"为诊。于是处方苓桂术甘汤加味，一周后来电告病愈。

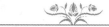

厚朴生姜半夏甘草人参汤

【原文】发汗后，腹胀满者，厚朴生姜半夏甘草人参汤主之。（66条）

厚朴生姜半夏甘草人参汤方

厚朴半斤（炙，去皮）　　生姜半斤（切）　　半夏半升（洗）　　甘草二两（炙）　　人参一两

上五味，以水一斗，煮取三升，去滓，温服一升，日三服。

【病机】发汗后，损伤脾胃，运化失职，气机壅滞。

【名家方论】

·成无己：吐后腹胀与下后腹胀皆为实，言邪气乘虚入里为实。发汗后，外已解也。腹胀满，知非里实，由脾胃津液不足，气涩不通，壅而为满，与此汤和脾胃而降气。

·尤在泾：发汗后，表邪虽解而腹胀满者，汗多伤阳，气窒不行也。是不可以徒补，补之则气愈窒；亦不可以径攻，攻之则阳益伤。故以人参、甘草、生姜，助阳气，厚朴、半夏，行滞气，乃补泄兼行之法也。

·方有执：汗后腹胀满者，胃中干，阳虚气滞而伏饮停蓄也。人参甘草之甘，益胃而滋干，生姜半夏之辛，蠲饮而散满，然胀非苦不泄，所以厚朴者，君四物而主治也。

·钱潢：此虽阳气已伤，因未经误下，故虑中有实。以胃气未平，故以厚朴为君。生姜宣通阳气，半夏蠲饮利膈，故以为臣。参、甘补中和胃，所以益汗后之虚耳。

经方拓展应用之 医 案

❖业师刘渡舟教授谓余曰：一人患腹胀，一医处以厚朴生姜半夏甘草人参汤，服后腹胀依然，乃请陈慎吾老大夫高诊。陈老认为处方恰当，但剂量不适。原方不变，只将厚朴由9g增至18g，党参、炙甘草由9g减至3g，服后其胀立消。盖陈老增厚朴之量在于消除胀满，减参草之量，是恐其助满碍中，颇洞仲景之旨，故服后霍然而愈。

❖尹某某，男性，患腹胀症，自述心下胀满，日夜有不适感，是属虚腹胀症。投以厚朴生姜半夏甘草人参汤（厚朴12g，生姜9g，半夏9g，炙甘草6g，党参4.5g）。经复诊一次，未易方而愈。

【按语】

·本方药组成之特点以通为主，以补为辅。用治以虚实夹杂，以腑气不通为主之病症，临证可根据病患虚实轻重之不同，予以加减用药。

·腹胀与胃胀之不同。本方用治腹胀，以下腹胀满不适为主。如果胃脘痞满不适，可以考虑使用半夏泻心汤或者保和丸等方进行加减。

【验案】 治一同事腹胀。该同事在母亲过世后，因家务琐事与其弟发生口角。返家后郁闷不舒，后引起腹胀不适，不思饮食。腹胀如鼓，自觉腹气不通。言及以前吃葡萄会有腹泻，此次连吃一斤葡萄也无什么便意。诊其脉弦，舌淡红苔白腻。处以厚朴 15g，生姜 5 片，姜半夏 9g，炙甘草 6g，党参 15g，患者要求加大黄，笔者恐大下伤正，未允所请。二剂后患者腹胀明显减轻，但言及尚未腹泻。二诊去党参，厚朴加至 20g，二剂痊愈。

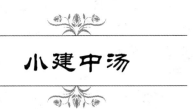

小建中汤

【原文】伤寒二三日，心中悸而烦者，小建中汤主之。（102 条）

小建中汤方

桂枝三两（去皮）　　甘草三两（炙）　　大枣十二枚（掰）　　芍药六两　　生姜三两（切）　　胶饴一升

上六味，以水七升，煮取三升，去滓，内胶饴，更上微火，消解，温服一升，日三服。呕家不可用建中汤，以甜故也。

【病机】心脾不足，气血双亏，复被邪扰。

【名家方论】

·汪昂：按此汤以饴糖为君，故不名桂枝芍药而名建中，今人用小建中者，绝不用饴糖，失仲景遗意矣。

·柯韵伯：伤寒二三日，尤阳明证，是少阳发病之期。不见寒热头痛胸胁苦满之表，又无腹痛苦呕或咳或渴之里，但心悸而烦，是少阳中枢受寒，而木邪挟相火为患。相火旺则君火虚。离中真火不藏，故悸；离中真火不足，故烦。非辛甘以助阳，酸苦以维阴，则中气亡矣。故制小建中以理少阳，佐小柴胡之不及。心烦心悸原属柴胡证而不用柴胡者，首揭伤寒不言发热，则无热而恶寒可知。心悸而烦，是寒伤神。热伤气矣。二三日间，热已发里，寒犹在表，原是半表半里证。然不往来寒热，则柴胡不中与也。心悸当去黄芩，心烦不呕当去参半。故君桂枝通心而散寒，佐甘草、枣、饴助脾安悸，倍芍药泻火除烦，任生姜佐金平木。此虽桂枝加饴而倍芍药，不外柴胡加减之法。名建中，寓发汗于不发之中。曰小者，以半为解表，不全固中也。少阳妄汗后，胃不和，因烦而致躁，宜小柴胡清之；未发汗，心已虚，因悸而致烦，宜小建中和之。

· 方有执：二三日，当传之时，不传不变，但心中悸而烦者，邪虽衰微正亦虚弱，不足以退散之，所以持也。小建中者，桂枝汤倍芍药而加胶饴也，桂枝汤扶阳而固卫，卫固则荣和，倍芍药者，酸以收阴，阴收则阳归附也，加胶饴者，甘以润土，土润则万物生也。建，定法也，定法惟中，不偏不党，王道荡荡，其斯之谓乎。

· 《苏沈良方》：此药治腹痛如神。然腹痛按之便痛，重按却不甚痛，此止是气痛，重按愈痛而坚者，当自有积也。气痛不可下，下之愈甚，此虚寒证也。此药偏治腹中虚寒，补血，尤止腹痛。

· 《证治准绳》：治痢不分赤白久新，但腹中大痛者，神效。其脉弦急，或涩浮大，按之空虚，或举按皆无力者，是也。

经方拓展应用之 医案

❖ 刘渡舟医案：李妇，38岁。产后失血过多，又加天气严寒，而腹中疼痛，痛时自觉肚皮向里抽动。此时，必须用热物温暖，方能缓解。切其脉弦细，视其舌淡嫩，苔薄。辨为血虚而不养肝，肝急而刑脾，脾主腹，是以拘急疼痛，而遇寒更甚。

处方：桂枝10g，白芍30g，炙甘草6g，生姜9g，大枣7枚，当归10g，饴糖40g（烊化）。

此方服3剂，而腹痛不发。转方用双和饮气血两补收功。

【按】本案为典型的虚寒腹痛、由血虚不能养肝，肝急刑脾所致，以腹中急痛，喜温喜按，脉弦而细为特征。小建中汤在补益脾胃之中兼能平肝胆之气，又能缓解筋脉之拘急，用于本案正中其机。据刘老经验，治疗脾气虚弱，肝胆气急腹痛，可先服小建中汤，然后再用小柴胡汤去黄芩加芍药，效果更佳。

❖胡希恕医案：张某，男，42 岁，1966 年 6 月 10 日就诊。胃脘隐痛反复发作已 5 年，经检查诊断为"胃黏膜脱垂"。近常饿时胃脘痛，恶寒怕冷，口中和不思饮，大便微溏，日二次行，下肢瘫软。先予附子理中汤治之不效，后细问证，据有汗出恶风、脉缓，知为表虚中寒之证，故予小建中汤。

处方：桂枝 10g，白芍 18g，生姜 10g，大枣 4 枚，炙甘草 6g，饴糖 45g（分冲）。

服 6 剂胃脘痛已，但饿时仍不适，大便溏好转，但仍日二行，再服上方。7 月 1 日复诊，除大便微溏外，余无不适。

【按】中焦虚寒，胃络失煦而疼痛。治宜温中寒，缓里急。附子理中汤虽能温中，但无缓急之功，故用之乏效。唯小建中汤辛甘化阳而温里，酸甘化阴而缓急，正中病机，故投之痛已。

❖顾，右，十月二十六日产后，月事每四十日一行，饭后则心下胀痛，日来行经，腹及少腹俱痛，痛必大下，下后忽然中止，或至明日午后再痛，痛则经水又来，又中止，至明日却又来又去，两脉俱弦，此为肝胆乘脾藏之虚，宜小建中加柴芩。

处方：桂枝三钱，生白芍五钱，炙甘草二钱，软柴胡三钱，酒芩一钱，台乌药钱半，生姜五片，红枣十二枚，饴糖三两。

拙巢注：一剂痛止，经停，病家因连服两剂，痊愈。

❖魏某某，女，33 岁。患者头晕、乏力，食欲不振，消瘦，紫斑，牙龈出血，月经量很少。两年前，曾住某医院，诊断为再生障碍性贫血，经输血及激素治疗，病情有所稳定。出院后不久，诸症再现，检查：红细胞 2.1×10^{12}/L，白细胞 3.5×10^9/L，血红蛋白 70g/L，血小板 45×10^9/L，诊其脉象细弱，舌苔薄舌质淡。余予小建中汤炖服鹿角胶，龟甲胶调治月余，出血减少，诸症改善。再以小建中汤为底方加鹿角胶，龟甲胶、当归、五味子、黄花，黄鼠狼肉，令其制成丸剂服用。经治四月余，精神、饮食均很好，皮肤出血点已不明显，牙龈出血已止。遂化验检查，血红蛋白 100g/L，红细胞 3.5×10^{12}/L，白细胞 6.0×10^9/L，血小板 90×10^9/L，后长期随访，病情稳定。

【按】余初疑本证当用温经汤加楂曲之属，而吴兄凝轩则力赞本方之得。师曰：大论云"伤寒，阳脉涩，阴脉弦，法当腹中急痛，先与小建中汤，着不差者，小柴胡汤主之"。我今不待其不差，先其时加柴芩以治之，不亦可乎？况妇人经水之病，多属柴胡主治，尔侪察诸云云。翌日据报，病向愈矣。

【按语】方中饴糖为麦芽加工而成，如不易购得，可以用生麦芽代替。

【验案】曾治一青年胃痛。22 岁，面色白，胃脘有压痛。平素喜食热食，胃脘喜温喜按。舌淡苔薄白，脉细弱。胃镜示多发性胃溃疡。处方以小建中汤加味，6 剂。服后症状缓解，守方续服共 1 个月。症状全部消失。两年后以他病来诊，言及胃痛未再犯。

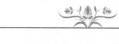

桂枝人参汤

【原文】太阳病，外证未除，而数下之，遂协热而利，利下不止，心下痞硬，表里不解者，桂枝人参汤主之。(163 条)

桂枝人参汤方

桂枝四两（别切）　甘草四两（炙）　白术三两　人参三两　干姜三两

上五味，以水九升，先煮四味，取五升；内桂，更煮取三升，去滓，温服一升，日再夜一服。

【病机】 下后脾气虚寒而表证未解。

【名家方论】

·喻嘉言：此方即理中加桂枝而易其名，亦治虚痞下利之圣法也。

·柯韵伯：外热未除，是表不解，利下不止，是里不解，此之谓有表里症。然病根在心下，非辛热何能化痞而软硬？非甘温无以止利而解表。故用桂枝、甘草为君，佐以干姜、参、术，先煎四物，后纳桂枝，使和中之力骁，而解肌之气锐，于以奏双解表里之功，又一新加法也。

·方有执：数，言失于急遽，下之太早，所以原反，而为反之互词也。协，互相和同之谓，言误下则致里虚，外热乘里虚而入里，里虚遂协同外热变而为利，利即俗谓泄泻是也。不止，里虚不守也。痞硬者，正虚邪实，中成滞碍，痞塞而不通也。以表未除也，故用桂枝以解之，以里下虚也，故用理中以和之。干姜兼能散痞硬之功，甘草亦有和协热之用，是故方则从理中，加桂枝而易名，义则取表里，期两解之必效。

经方拓展应用之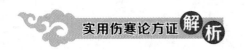

❖沈炎南医案：一女孩，3岁许，疹子已收，身热不退，体温39℃，头痛恶寒与否不得而知，下利日十余次，俱为黄色粪水。脉数无歇止，舌质尚正常。遂诊为麻后热毒不净作利，与葛根芩连汤加石榴皮。服后体温反升至39.5℃，仍下利不止，嗅起粪味并无恶臭气，沉思再三，观病孩颇有倦容，乃毅然改用桂枝人参汤，仍加石榴皮，一服热利俱减，再服热退利止。

【按语】 桂枝人参汤的"协热"是指协表证的发热下利。下利应为脾胃虚寒之下利，应质地清稀，无臭，口淡不渴。

干姜附子汤

【原文】下之后，复发汗，昼日烦躁不得眠，夜而安静，不呕，不渴，无表证，脉沉微，身无大热者，干姜附子汤主之。(61条)

干姜附子汤方

干姜一两　附子一枚（生用，去皮，破八片）

上二味，以水三升，煮取一升，去滓，顿服。

【病机】下后复汗，阳气暴虚。

【名家方论】

·方有执：反下亡阴，阴既虚矣，又复发汗以亡其阳，则阳之虚，比之阴为尤甚，然阳用事于昼，热之烦，阳之亢也。躁虽阴，阳之扰也；不得眠者，阳不能胜阴，而争夺于阴也，阴用事于夜。安静者，无阳事也。不呕不渴，无表证。脉沉微，身无大热，则阳大虚不足以胜阴为谛矣，故用干姜附子偏于辛热以为汤者，恢复重虚之阳，而求以协和于偏胜之阴也。

·柯韵伯：茯苓四逆固阴以收阳。干姜附子固阳配阴。二方皆从四逆加减，而有救阳救阴之异。茯苓四逆比四逆为缓，固里宜缓也。姜、附者，阳中之阳也。用生附而去甘草，则势力更猛，比四逆为峻，回阳当急也。一去甘草，一加茯苓，而缓急自别，加减之妙，见用方之神乎。

·《伤寒广要》：用附子、干姜以胜阴复阳者，取飞骑突入重围，搴旗树帜，使既散之阳望而争趋，顷之复全耳。不知此义者，加增药味，和合成汤，反牵制其雄入之势，必至迂缓无功。

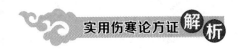

·《太平惠民和剂局方》：姜附汤（即本方）治暴中风冷，久积痰水，心腹冷病，霍乱转筋，一切虚寒，并皆治之。

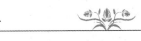

❖许叔微医案：一妇人，得伤寒数日，咽干，烦渴，脉弦细。医者汗之，其始衄血，继而脐中出血，医者惊骇而遁。予曰：少阴强汗之所致也。盖少阴不当发汗，仲景云："少阴强发汗，必动其血，未知从何道而出，或从口鼻，或从耳目，是为下厥上竭，此为难治。"仲景云无治法，无药方，予投以姜附汤数服，血止。后得微汗愈。

❖东垣治一人。恶热目赤，烦渴引饮，脉七八至，按之则散，此无根之火也，与姜附加入人参汤服之愈。干姜3g，生附子6g（先煎两小时），人参6g（剂量已转换）。

【按语】本条"昼日烦躁不得眠，夜而安静"所代表症状不是白天病重，夜间轻。白天之所以烦躁，是因为白天有自然界中之阳气，对身体的阳气能有所补充，所以弱阳勉强能与阴争；夜间自然界纯阴无阳，人体之阳气无以补充，弱阳已无力与阴争，所以反而安静。所有的证候特点均显示此为一阳虚之得证，因其病情重，所以药物为"顿服"之剂。

茯苓四逆汤

【原文】发汗，若下之，病仍不解，烦躁者，茯苓四逆汤主之。（69条）

茯苓四逆汤方

茯苓四两　人参一两　附子一枚（生用，去皮，破八片）　甘草二两（炙）　干姜一两半

上五味，以水五升，煮取三升，去滓，温服七合，日二服。

【病机】汗下不当，阴阳两伤，以阳虚为主。

【名家方论】

·许宏：发汗后，病当解。若不解，发汗外虚阳气。后若下之，内虚阴气。阴阳俱虚，邪独不解，放生烦躁也。与四逆汤以复阳气，加人参、茯苓以复阴气也。

·方有执：误汗则亡阳而表疏，误下则亡阴而里伤。烦躁者，风寒俱有而热甚也。茯苓、人参入心以益虚，心安则液敛也。四逆汤者，回阳以复阴，阳倡则阴随也。

·《医宗金鉴》：汗下俱过，表里两虚，阴盛格阳，故昼夜见此扰乱之象也。当以四逆汤壮阳胜阴，更加茯苓以抑阴邪，佐人参以扶正气，庶阳长阴消，正回邪退，病自解而烦躁安矣。

经方拓展应用之医案

❖刘绍武医案：齐某，男，49岁，1988年10月26日就诊。3个月前，因天气炎热而服生冷，致泄泻，腹痛，曾用中药治疗后痊愈。后又食生冷，再度出现泄泻。经用中西药治疗，无明显疗效，病程迁延至今。证见泻下青水，每日4～6次，脐周疼痛，喜温喜按，畏冷，气短，口干，唇舌色淡，苔薄白，六脉沉弱。证属肾阳虚弱兼气液不足。治宜温补肾中元阳，兼养气液。

处方：茯苓12g，条参、制附片（先煎）各15g，炮姜6g，炙甘草10g。水煎服。

服5剂泻止，继服10剂而愈。

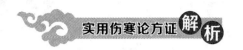

【按语】茯苓四逆汤功能阴阳双补，回阳益阴。在临证中主要用于治疗阴阳双虚之证。因方中有茯苓，有利水之功，宗"利小便以实大便"之意，临床使用时可用于治疗久泻致阴阳两虚之证。

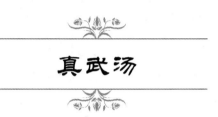

真武汤

【原文】太阳病，发汗，汗出不解，其人仍发热，心下悸，头眩，身瞤动，振振欲擗地者，真武汤主之。(82条)

真武汤方

茯苓　芍药　生姜各三两（切）　　白术二两　附子一枚（炮，去皮，破八片）

上五味，以水八升，煮取三升，去滓，温服七合，日三服。

【病机】肾阳虚，水气泛滥。

【名家方论】

·柯韵伯：为有水气是立真武汤本意。小便不利是病根，腹痛下利，四肢沉重疼痛，皆水气为患，因水气不利所致。然小便不利，实由坎中之无阳。坎中火用不宣，故肾家水体失职，是下焦虚寒不能制水故也。法当壮元阳以消阴翳，逐留垢以清水源，因立此汤。本句语意直接有水气来，后三项是真武加减证，不是主证。若虽有水气而不属少明，不得以真武主之也。

·钱潢：振振欲擗地者，即所谓发汗则动经，身为振振摇之意。言头眩而身体瞤动，振振然身不能自持而欲仆地，因卫分之真阳丧亡于外，周身经脉总无定主也。方用真武汤者，非行水导湿，乃补其虚而复其阳也。

·张潞玉：真武汤方本治少阴病水饮内结，所以首推术、附，兼茯苓、生姜，运脾渗湿为要务，此人所易明也。至用芍药之微旨，非圣人不能。盖此证虽曰少阴本病，而实缘水饮内结，所以腹痛自利，四肢疼重，而小便反不利也，若极虚极寒，则小便必清白无禁矣，安有反不利之理哉！则知其人不但真阳不足，真阴亦已素亏，若不用芍药顾护其阴，岂能胜附子之雄烈乎？即如附子汤、桂枝加附子汤、芍药甘草附子汤，皆芍药与附子并用，其温经护荣之法，与保阴回阳不殊，后世用药，能获仲景心法者，几人哉！

·成无己：真武，北方水神也，而属肾，用以治水焉。水气在心下，外带表而属阳，必应发散，故治以真武汤。青龙汤主太阳病，真武汤主少阴病。少阴肾水也，此汤可以和之，真武之名得矣。茯苓味甘平，白术味甘温，脾恶湿，腹有水气，则脾不治，脾欲缓，急食甘以缓之。渗水缓脾，必以甘为主，故以茯苓为君，白术为臣。芍药味酸微寒，生姜味辛温，《内经》曰：湿淫所胜，佐以酸辛，除湿正气，是用芍药、生姜酸辛为佐也。附子味辛热，《内经》曰：寒淫所胜，平以辛热，温经散湿，是以附子为使也。水气内渍，至于散，则所行不一，故有加减之方焉。若咳者，加五味子、细辛、干姜，咳者，水寒射肺也，肺气逆者，以酸收之，五味子酸而收也。肺恶寒，以辛润之，细辛、干姜辛而润也。若小便利者，去茯苓，茯苓专渗泄者也。若下利者，去芍药，加干姜，酸之性泄，去芍药以酸泄也；辛之性散，加干姜以散寒也。呕者，去附子，加生姜，气上逆则呕，附子补气，生姜散气，两不相损，气则顺矣。增损之功，非大智孰能贯之。

·尤在泾：发汗过多，不能解太阳之邪，而反动少阴之气，于是身仍发热，而悸眩𥆧动等证作矣。少阴之气，水气也。心属火而水乘之，故悸。头为阳而阴加之，故眩。经脉纲维一身，以行血气，故水入之，则振振𥆧动也。擗，犹据也。𥆧动之极，心体不安，思欲据地以自固也。此与阳虚外亡有别，阳虚者，但须四逆以复阳，此兼水饮，故必真武以镇水。方用白术、茯苓之甘淡，以培土而行水；附子、生姜之辛，以复阳而散邪；芍药之酸，则入阴敛液，使汛滥之水，尽归大壑而已耳。

·吴昆：真武，北方之神，司水火者也。今肾气凌心，虚邪内动，有水火奔腾之象，故名此汤以主之。茯苓、白术，补土利水之物也，可以伐肾而疗心悸。生姜、附子，益卫回阳之物也，可以壮火而祛虚邪。芍药之酸，收阴气也，可以和荣而生津液。

·方有执：真武者，北方阴精之宿，职专司水之神，以之名汤，义取之水。然阴寒甚而水泛滥，由阳困弱而土不能制伏也。是故术与茯苓燥土胜湿，芍药附子利气助阳，生姜健脾以燠土，则水有制而阴寒退，药与病宜，理必至愈。

经方拓展应用之 医案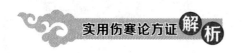

❖ 刘渡舟医案：李某，男，32岁。患头痛病，每在夜间发作，疼痛剧烈，必以拳击头始能缓解。血压正常，心肺正常。西医检查未明确诊断，头痛不耐烦时，只好服止痛药片。问如何得病？答：夏天开车苦热，休息时先痛饮冰冻汽水或啤酒，每日无间，至秋即觉头痛。问头痛外尚有何症？答：两目视物有时黑花缭乱。望面色黧黑、舌淡质嫩、苔水滑，脉沉弦而缓。此证乃阳虚水泛上蔽清阳所致，以其色脉之诊可以确定。

处方：附子12g，生姜12g，桂枝12g，茯苓24g，白术9g，炙甘草6g，白芍9g。

其服6剂获安，又服苓桂术甘汤4剂巩固疗效而愈。

❖ 一人，七月内病发热。或令其服小柴胡汤，必26剂乃安。如其言服之，未尽二剂，则升散太过？多汗亡阳恶寒甚，肉瞤筋惕，乃请滑诊视。脉细欲无，即以真武汤进七八服稍有绪，更服附子七八枚乃愈。

❖ 许叔微医案：乡里市人姓京，鬻绳为业，谓之京绳子。其子年近三十，初得病，身微汗，脉弱，恶风。医者误以麻黄汤汗之，汗遂不止。发热、心痛、多惊悸，夜间不得眠卧，谵语不识人，筋惕肉瞤，振振动摇。医者以镇心惊风药治之。予视之曰：强汗之过也。仲景云：脉微弱，汗出恶风者，不可服青龙汤，服之则筋惕肉瞤，此为逆也。唯真武汤可收之。予三投而大病除。次以清心丸竹叶汤解余毒，数日瘥。

❖黄某某，女，35 岁。三月前因感冒出现口燥咽干，喉头微痛，音哑不扬，咳嗽痰少。经五官科检查，咽部充血（＋），双侧扁桃体Ⅰ度肿大，披裂充血（＋＋），双侧声带充血（＋＋），经多方治疗无效。近觉咽部肿痛，咽中如有物梗阻，音哑不扬加重，怯寒神疲，肢体困倦，溲短少清淡。复经五官科检查：右侧声带肥厚，边缘不整齐，前联合稍隆起，充血，活动较差。中医诊察：面色暗滞，形体略瘦，倦怠懒言，精神不振，声音低沉无力，唇舌淡白，脉沉细，辨证为阳虚水泛之失音症。治宜温阳利水，佐以健脾渗湿，方用真武汤加味。

处方：熟附子 18g，桂枝 30g，白术 9g，白芍 9g，茯苓 30g，生姜 3 片，甘草 9g。

服 2 剂后症状改善，声音好转。续服原方加减 4 剂，能大声说话和唱歌。五官科复查喉部声带充血、肥厚已消失。

❖李某某，已婚，女性，50 岁，江苏籍，因上腹部疼痛 4 天，于 1958 年 6 月 21 日，急诊入北京某某医院。

病史：患者 10 余年来，常有上腹疼痛，泛酸，服苏打后而缓解，疼痛多与饮食有关，近四日上腹部疼痛复作，以两肋缘为甚，入院前 1 日，疼痛加重，持续不解，大便两日未行，小便如常。既往史从略。

检查：急病容，痛苦表情，皮肤无黄疸，头部器官阴性，颈软，心肺无征，腹壁普遍板硬，并有压痛，肝脾不易触及，膝反射存在。血压：100/20mmHg，血象正常。临床诊断为胃穿孔，合并腹膜炎。

入院后，先由外科作穿孔修补及胃空肠吻合术。手术进行良好，但术后血压一直很低，尿量极少，甚至无尿，持续数日，渐呈半昏迷状态，肌肉抽动，并测得非蛋白氮 150mg%。西医治疗无效，乃要求中医会诊。

会诊时，见患者神志欠清，时而躁动，手抽肉瞤，尿闭，脉细肢凉，乃用仲景真武汤加减，回阳利尿。药用西洋参、杭芍、白术、云苓、炮附片、生薏苡仁，1 剂之后，能自排小便，四肢渐温，肉瞤筋惕亦止，但仍神疲不愿讲话。二诊时改

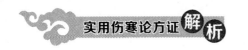

用红人参、白术、茯苓、车前子、牛膝、泽泻、生薏苡仁，二剂后神志全清，排尿自如，精神略振，但感口干，改用党参、沙参、麦冬、天花粉、薏苡仁、玉竹，经过三诊之后，诸症好转，血压恢复正常，非蛋白氮降至37.5mg%，最后痊愈出院。

❖杨某某，男，50岁。患者在煤矿井下工作二十余年，五年前曾患气管炎，遇劳则咳喘加重。近一年来，时感腹部下坠疼痛，双腿沉重，浮肿。入院诊治，诊断为肺气肿、胃下垂，经治数月，诸症无减。患者情绪消沉，思想悲观，病情颇重。医院邀余会诊，诊见：面色苍白，精神不佳，喘息咳唾，腰以下浮肿明显，饮食甚少，小便不利。自述：每饭后则胃部重坠疼痛加重，甚者不能饮食。患者形体瘦弱，腹部胀大，畏寒肢冷，尺脉微弱。先以苓姜术甘汤二剂治之，服后，喘息减轻，余症无变。遂处以真武汤，令服四剂。三诊，小便增加，腹胀减，精神好转。再予真武汤、八味地黄汤二方各五剂，令其交替服用。二月后，浮肿消失，痛感已除，饮食如常，随后出院。后患者自学气功养息，至今健康无恙。

【按语】真武汤功专治水，方中附子助阳化水。后人因方中有附子，多从肾阳虚来论治。而究其实质，病程中肾阳虚的证候并不明显，还是以肾气虚，不能化水为主。

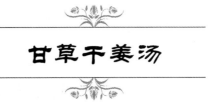

甘草干姜汤

【原文】伤寒脉浮，自汗出，小便数，心烦，微恶寒，脚挛急，反与桂枝欲攻其表，此误也。得之便厥，咽中干，烦躁吐逆者，作甘草干姜汤与之，以复其阳。若厥愈足温者，更作芍药甘草汤与之，其脚即伸。若胃气不和，谵语者，少与调胃承气汤。若重发汗，复加烧针者，四逆汤主之。(29条)

甘草干姜汤方

甘草四两（炙）干姜二两

右二味，以水三升，煮取一升五合，去滓。分温再服。

【病机】 表证夹虚误汗伤阳。

【名家方论】

·方有执：脚挛急者，足经始终于足，寒则拘挛也。以上言风寒俱有之表里证，故谓与桂枝汤为反，盖桂枝是中风之主治。反，不顺也。厥，谓四肢冷也。咽中干，烦躁吐逆者，误汗损阳，阳虚阴独盛也。甘草益气，干姜助阳，复其阳者，充其气之谓也。厥愈足温，阳气复也。

·尤在泾：脉浮，自汗出，微恶寒者，虽伤于寒，而表不实，乃桂枝汤证也。然小便数，心烦，脚挛急，则阴虚而里热矣。是当以甘辛攻表，而以甘寒顾里。乃反与桂枝汤，治表而遗里，宜其得之而便厥也。咽中干，烦躁吐逆，皆阴虚阳逆之象。设非以温药徒攻其表，何至此哉？夫既阴虚于下，而又阳逆于上，则必先复阳气，而后复阴气。故作甘草干姜汤，甘辛复阳之剂，阳复则厥愈而足温矣。更作芍药甘草汤，甘酸复阴之剂，阴生则两脚自伸矣。阴阳既复，而或胃气有未和，因而谵语者，则少与调胃承气汤，以和其胃，胃和则谵语止矣。盖甘草、干姜，固足以救虚阳之逆，而亦能伤胃气之和，此咸寒调胃之法，不得不斡旋于阴阳既复之后也。若重发汗，复加烧针，是逆而再逆，其厥逆之象，必有加于前。而补救之法，必非甘草、干姜所能胜任者矣。

经方拓展应用之医案

❖岳美中医案：阎某某，男，21岁。素患鼻衄，初未介意。某日，因长途出车，三日始归家，当晚6时许开始放血……历时5个多小时不止，家属惶急无策，深夜叩诊。往视之，见患者头倾枕侧，鼻血仍滴沥不止，炕下承以铜盆，血盈其半。患者面如白纸，近之则冷气袭人，抚之不温，问之不语，脉若有若无，神智已失。急疏甘草干姜汤。

处方：甘草9g，炮干姜9g。即煎令服。

2小时后手足转温，神智渐清，脉渐迟，能出语，衄亦遂止。翌晨更予阿胶12g，水煎服每日两次。后追访，未复发。

【按语】因本方证为一阴阳双亏之证，故在温补阳气时亦不忘阴，甘草用量倍于干姜，功能温中回阳而又不伤下焦之阴。

芍药甘草汤

【原文】伤寒脉浮，自汗出，小便数，心烦，微恶寒，脚挛急，反与桂枝欲攻其表，此误也。得之便厥，咽中干，烦躁吐逆者，作甘草干姜汤与之，以复其阳。若厥愈足温者，更作芍药甘草汤与之，其脚即伸。若胃气不和，谵语者，少与调胃承气汤。若重发汗，复加烧针者，四逆汤主之。(29条)

芍药甘草汤方

芍药　甘草各四两（炙）

上二味，以水三升，煮取一升五合，去滓。分温再服。

【病机】表证夹虚伤阴。

【名家方论】

· 《传信适用方》：中岳汤（即本方）治湿气腿脚赤肿疼痛，及胸胁痞满，气不升降，遍身疼痛，并治脚气。

· 《医学心悟》：芍药甘草汤，治腹痛如神。

· 尤在泾著《伤寒贯珠集》中方论见前一条"甘草干姜汤"中引文。

❖刘渡舟医案：李某，男，25岁。右腿鼠蹊部生一肿物，形如鸡卵，表面不红，用针管抽不出内容物。右腿拘紧，伸而不能直，强伸则剧烈疼痛，足跟不能着地，每到夜晚，小腿经常抽筋，痛苦不堪。脉弦细而数，舌红而少苔。脉证合参，可知本证属阴血不懦，筋脉失养所致。

处方：白芍24g，炙甘草12g。3剂。

仅服1剂，筋不抽痛，夜得安睡。进3剂，足跟即能着地。又服1剂，而诸症皆除。

❖广西巡抚张叔丹中丞之媳幼丹先生之夫人，先病肝气，继病肝风，延经数月之久，变成痛风历节。周身筋脉拘挛，其痛也，或在两肩或地腕臂腿胫之节，间移从走注不定，行则同流寇，着则为肿痛，其尤甚者十指拘挛不能使用。邛上名医延之殆遍，气药风药遍尝无效。予由浙请假回邛拜参四遍，阅诸方不外行气祛风，其实肝因血燥而生风，气因络空虚而窜痛，气愈行而愈横风愈驱而烈，脉来劲急，全无和缓悠扬之态，爰订芍药甘草汤，芍用二两草用二钱。血充刚肝和，肝平则风熄。一剂内风定，筋急舒，再剂指能摄而手能握。守服十数剂，诸苦悉释。

❖挚友张君挚甫客居海上，雇有年老女佣一人，方来自原籍浙江黄岩，未越半月，而病已七日矣。其病右足拘急，不能行，行则勉强以跟着地，足尖上向，如躄者然。夜则呼痛达旦，阖家为之勿寐。右足踝骨处又因乘轮擦伤，溃烂不能收口。老妪早年尝有所谓疯气之疾，缠绵三年方愈，自惧此番复发，后顾堪虞，嗒然若丧，哭求归里。挚甫怜之，亟来请诊。余细察之，右胫之皮色较左胫略青，乃疏上方。方成，挚甫以为异，亲为煎煮。汤成。老妪不肯服。曰：服之无济也，吾年前之恙略同于此，三年而后已，今安有一药而瘥者？强而后进。翌日复诊，妪右足已能全部着地，惟溃烂处反觉疼痛。余即就原方加生甘草二钱，使成六钱。炙乳没各八分，外用阳和膏及海浮散贴之。又翌日访之，老妪料理杂务，行走如健时。及见余，欢颜可掬。察之，右胫青色略减，溃处亦不痛矣。挚甫率之，长揖共谢。曰：君之方，诚神方也，值廉而功捷。余逊辞曰：我不能受君谢，君当致谢于吾师，吾师尝用此而得效也。然吾师将亦曰：我不能受君谢，君当致谢于仲师。仲师曰：作芍药甘草汤与之，其脚即伸也。挚甫略知医，曰：有是哉！执此观之，今人以本汤为小方，不屑一用之者，非也。或姑信而用之，而药量欠重，不效如故，致用而失望者，亦未达一间也。然则究竟芍药之功用为如何？吾友吴君凝轩曰：芍药能活静脉之血，故凡青筋暴露，皮肉挛急者，用之无不效。善哉！一语破千古之奥秘，酸收云乎哉？

芍药能令足部之静脉血上行。使青筋隐退，步履如旧者，此芍药甘草汤中芍药之功也。患桂枝汤证者服桂枝汤后，其动脉血既畅流于外，使无芍药助之内返，岂非成表实里虚之局，此桂枝汤中芍药之功也。虽有自下达上，自表返里之异，其属于静脉一也。

抑芍药甘草汤不仅能治脚挛急，凡因跌打损伤，或睡眠姿势不正，因而腰背有筋牵强者，本汤治之同效。余亲验者屡，盖其属于静脉瘀滞一也。缘动脉之血由心脏放射于外，其力属原动而强，故少阻塞。静脉之血由外内归于心脏，其力近反动而较弱，故多迟滞。迟滞甚者，名曰血痹，亦曰恶血。故《本经》谓芍药治血痹，《别录》谓芍药散恶血。可知千百年前之古语，悉合千百年后之新说，谁谓古人之言陈腐乎？

【按语】芍药，功专柔肝缓急，善于治疗一切筋脉挛急之疼痛，在经方中如当归芍药散、小建中汤等方中均有芍药。可用于治疗腹痛、胃脘痛、神经痛等多种痛证。

芍药甘草附子汤

【原文】发汗，病不解，反恶寒者，虚故也。芍药甘草附子汤主之。（68条）

芍药甘草附子汤方

芍药 甘草（炙）各三两 附子一枚（炮，去皮，破八片）

上三味，以水五升，煮取一升五合，去滓，分温三服。

【病机】发汗不当，致阴阳两虚。

【名家方论】

·柯韵伯：发汗后反恶寒，里虚也，表虽不解，急当救里，若反予桂枝攻表，此误也。故于桂枝汤去桂、姜、枣，加附子以温经散寒，助芍药、甘草以和中耳？脚挛急，与芍药甘草场，本治阴虚。此阴阳俱虚，故加附子，皆治里不治表之义。

·尤在泾：发汗不解，反加恶寒者，邪气不从汗而出，正气反因汗而虚也。是不可更逐邪气，当先复其正气。是方芍药之酸，可以益血；附子之辛，可以复气；甘草甘平，不特安中补虚，且与酸合而化阴，与辛合而生阳也。

·方有执：未汗而恶寒，邪盛而表实，仇雠之恶也。已汗而恶寒，邪退而表虚，怯懦之恶也。盖汗出之后，大邪退散，荣气衰微，卫气疏慢，病虽未尽解，不他变而但恶寒，故曰虚，言表气新虚而非病变也，然荣者阴也，阴气衰微，故用芍药之酸以收之，卫者阳也，阳气疏慢，故用附子之辛以固之，甘草甘平，合荣卫而和谐之，乃国老之所长也。

·陈修园：虚人不宜发汗，汗之则为虚虚。发汗后，病应解而不

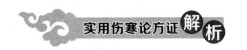

解，不应恶寒而反恶寒者，以其人本虚故也。虚则宜补，补正即所以祛邪，以芍药甘草附子汤主之。

经方拓展应用之

❖周某某，女，71岁。两腿拘挛痛，足冷，尤以冬日为甚。舌淡，脉沉。

处方：芍药18g，炙甘草6g，炮附片9g。7剂。

按本案辨证为少阴证，为阴阳两虚，投以芍药甘草附子汤。续方14剂后，终获痊愈。

【按语】芍药甘草附子汤为一阴阳双补之方，用治阴阳双亏之证。仲景此法给我们临证提供一个思路，合方治合病。

炙甘草汤

【原文】伤寒，脉结代，心动悸，炙甘草汤主之。(177条)

炙甘草汤方

甘草四两（炙）　生姜三两（切）　人参二两　生地黄一斤（酒洗）　桂枝三两（去皮）　阿胶二两　麦门冬半升（去心）　麻仁半升　大枣三十枚（擘）

上九味，以清酒七升，水八升，先煮八味，取三升，去滓，内胶烊消尽。温服一升，日三服。一名复脉汤。

【病机】心阴阳两虚，心失所养，脉气不得接续。

【名家方论】

·成无己：结代之称，动而中止，能自还者名曰结，不能自还者名曰代，由血气虚衰不能相续也。心中动悸，知真气内虚也。与炙甘草汤益虚补气而复脉。

·方有执：脉结代而心动悸者，虚多实少，譬如寇欲退散，主弱不能遣发而反自彷徨也。人参、甘草、麦冬，益虚以复结代之脉，地黄、阿胶、麻仁，生血以宁动悸之心，桂枝和荣卫以救实，姜枣健脾胃以调中，清酒为长血气之助，复脉乃核实义之名。然则是汤也，必欲使虚者加进，而驯至于实，则实者自退散，而还复于元之意也。本条结代，下文无代而有代阴，中间疑漏代一节。

·《医宗金鉴》：心动悸者，谓心下筑筑惕惕然动而不自安也。若因汗下者多虚，不因汗下者多热，欲饮水小便不利者属饮，厥而下利者属寒。今病伤寒，不因汗下而心动悸，又无饮热寒虚之证，但据结代不足之阴脉，即主以炙甘草汤者，以其人平日血气衰微，不任寒邪，故脉不能续行也。此时虽有伤寒之表未罢，亦在所不顾，总以补中生血复脉为急，通行营卫为主也。

·柯韵伯：仲景凡于不足之脉，阴弱者用芍药以益阴，阳虚者用桂枝以通阳，甚则加人参以生脉。此以中虚脉结代，用生地黄为君，麦冬为臣，峻补真阴者。然地黄、麦冬，味虽甘而气则寒，非发陈蕃秀之品，必得人参、桂枝以通阳脉，生姜、大枣以和营卫，阿胶补血，甘草之缓不使速下，清酒之猛捷于上行，内外调和，悸可宁而脉可复矣。酒七升，水八升，只取三升者，久煎之则气不峻，此虚家用酒之法。且知地黄、麦冬，得酒则良。此证当用酸枣仁，肺痿用麻子仁可也。知无真阿胶，以龟甲胶代之。

经方拓展应用之 医案

❖谢映庐医案：吴某某，20岁。咳嗽多痰，微有寒热，缠绵数月，形体日羸，举动气促、似疟非疟，似损非损。温凉补散杂投，渐至潮热，时忽畏寒，咳嗽食少，卧难熟睡。因见形神衰夺，知为内损，脉得缓中一止，直以结代之脉而取法焉。此阳衰阴凝之象，营卫虚弱之证。谛思结代之脉，仲景原

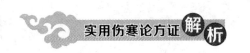

有复脉汤法，方中地黄、阿胶、麦冬正滋肾之阴以保全；人参、桂枝、大枣、生姜、清酒，正益心之阳以复脉。用以治之，数月沉疴，一月而愈。

【按】久病咳嗽，耗气伤阴；又温凉杂投，夺气衰形。痼疾不去，又加新恙，渐成虚劳。潮热、畏寒、少寐、咳嗽、脉象结代，诸症迭现，此心之阴阳两虚之候。唯宜炙甘草汤滋阴和阳，以复脉气。世人唯知仲景为治伤寒之祖，抑知更为治虚劳之祖乎？

❖至元庚辰六月中，许伯威五旬有四，中气本弱，病伤寒八九日。医者见其热甚，以凉剂下之，又食梨三四枚。伤脾胃，四肢冷，时昏愦，请予治之。诊其脉动而中止，有时自还，乃结脉也。亦心动悸，呃噫不绝，色青黄，精神减少，目不欲开，倦卧恶人语，予以炙甘草汤治之。成无己云：补可去弱，人参、大枣，甘，补不足之气，桂枝、生姜，辛，益正气，五脏痿弱，荣卫涸流，温以润之。麻仁、阿胶、麦门冬、地黄之甘，润经益血，复脉通心。加桂枝、人参，急扶正气。减生地黄，恐损阳气。锉一两服之，不效，予再思，脉病对，莫非药陈腐而不效乎！再于市铺选尝气味厚者，再煎服之，其病减半，再服而愈。凡药昆虫草木，生之有地，根叶花实，采之有时。失其地，性味少异。失其时，气味不全。又况新陈不同，精粗不等，倘不择用，用之不效，医之过也。《内经》云：司岁备物，气味之专精也，修合之际，宜加意焉。

❖王某某，男性，患心动悸症，脉小弱无力，两腿酸软，予以炙甘草汤［炙甘草 12g，桂枝 9g，生姜 9g，麦门冬 18g，酸枣仁 9g，人参 6g，阿胶 6g，生地黄 48g，大枣 10 枚（擘）。以水 4 盅，酒 3 盅，先煮 8 味，取 2 盅，去渣，纳阿胶化开，分 2 次温服。——《伤寒论》力］。4 剂而两腿觉有力，再 4 剂而心动悸基本消失。

❖唐，左。

初诊（十月二十日）：脉结代，心动悸，炙甘草汤主之，此仲景先师之法，不可更变者也。

处方：炙甘草四钱，川桂枝三钱，潞党参三钱，阿胶珠二钱，大麻仁一两，大麦冬八钱，大生地一两，生姜五片红枣十枚。

【按】唐君居春申，素有心脏病，每年买舟到香港，就诊于名医陈伯坛先生，先生用经方，药量特重，如桂枝生姜之属动以两计。大锅煎熬，药味奇辣，而唐君服之，疾辄良已。今冬心悸脉结代又发，师予炙甘草汤，服至三五剂，心悸愈，而脉结代渐稀，尚未能悉如健体。盖宿疾尚赖久剂也。君又素便秘，服药则易行，停药则难行，甚须半小时之久，故师方用麻仁一两之外，更加大黄三钱。

二诊（十月二十三日）：二进炙甘草汤，胃纳较增，惟口中燥而气短，左脉结代渐减，右脉尚未尽和，仍宜前法加减。加制军者，因大便少也。

处方：炙甘草五钱，川桂枝四钱，潞党参五钱，阿胶珠二钱，大熟地一两，大麻仁一两，麦冬四钱，紫苏叶五钱，天花粉一两，生姜三片，红枣七枚，制军三钱。

❖李某某，女，31岁，1969年10月12日初诊。患者一年前自觉全身乏力，头晕耳鸣、心悸气促、失眠多梦、饮食日减，后因牙龈、鼻腔多次出血就诊，经某医院诊断为再生障碍性不良性贫血。经服用多种维生素、力勃隆及三磷腺苷等西药治疗四月余，血红蛋白仍在60g/L左右，入院2月，输血4次，血象变化不显著，于10月12日邀中医会诊。

患者面色苍白、唇淡、齿龈糜烂，上肢及前胸紫癜满布，精神不振，舌胖嫩苔白，脉芤而软。诊前鼻衄三次，遂处十灰散：荷叶、川军、大小蓟、栀子、棕皮、茜草，茅根、侧柏叶、牡丹皮各10g，烧炭存性为粉，每日服3g，以淡醋汤送服。服三日后，鼻衄已止，遂改处方如下。

第一方：炙甘草10g，生地黄15g，麦门冬15g，阿胶12g，生白芍12g，牡蛎12g，麻仁10g，龟甲胶10g，鹿角胶12g，五味子3g，红枣10枚。水煎服。

第二方：人参6g（另煎兑入）炙黄芪15g，茯苓15g，全当归 15g，白术 12g，广木香 6g，龙眼肉 12g，白芍 15g，陈皮 9g，炙甘草 10g。水煎服。

第三方：生、炒白术各 15g，茯苓 10g，党参 30g，陈皮 10g，炙甘草 10g，山药 24g，干姜 6g。水煎服。

上三方交替服用，每周复诊一次，服三月余，中间偶因外感和输血反应停药数日，患者精神日见好转，纳谷亦香，复查血红蛋白已达 110g/L，嘱服上述三方再坚持 3 个月，症状大部分消失、出院。嘱勿孕，勿过劳，慎饮食。

1972 年 12 月 6 日复查，一般状况良好，血象接近正常，已恢复全日工作。

【按语】

·炙甘草汤究竟以何药为君　历代有所争议，有以甘草为君者，因方名即以甘草命名，有以生地黄为君者，因方中生地用量最大。笔者认为以生地黄为君是不合适的，从其用量而言，书中所用生地黄其实应为鲜地黄，即刚从土地中挖取所得的块根，其中所含水分必然多，若相同量干燥成为现代的生地，则其量必锐减。所以在临床实际中，临床大夫未用生地黄大量者，还是以甘草量为最大，因此，还是宜以甘草为君。

·关于酒　酒有不同的分类，早在"周礼"中即有记载，"辨三酒之物：一曰事酒，二曰昔酒，三曰清酒"。郑玄注："郑司农云：'事酒，有事而饮也；昔酒，无事而饮也；清酒，祭祀之酒。'玄谓事酒，酌有事者之酒，其酒则今之醳酒也。昔酒，今之酋久白酒，所谓旧醳者也。清酒，今中山冬酿接夏而成。"孙诒让正义："三酒之中，事酒较浊，亦随时酿之，酋绎即孰。昔酒较清，则冬酿春孰。清酒尤清，则冬酿夏孰。"由上可知，古代的酿造技术比较原始，酒精度并不高，在此酒精只是作为溶酶使用，诚为"生地得酒良"之明证。即使后世使用生地黄，亦多用酒进行炮制，如《本草纲目》中记载地黄的炮制方法：用生地黄 100 斤，选择肥大的 60 斤，洗净后晒至微皱。将挑剩的地黄洗净，在木臼中捣烂绞干，然后加酒再捣。取捣出的汁拌前面选出的地黄，晒干，或用火焙干后使用。

·关于麻仁　注家对麻仁功效的解释往往从其滋阴养血入手，多不考虑麻仁本是一润肠通便药物。在临床中，心脏病患者因大便困难，引发心肌梗死，造成猝死于如厕过程中的案例比比皆是。所以，仲景用麻仁也许只是观察到此种情况，故在方中加有润肠通便作用的之麻仁。

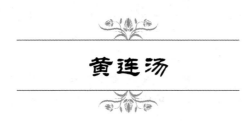

黄连汤

【原文】伤寒胸中有热，胃中有邪气，腹中痛，欲呕吐者，黄连汤主之。（173 条）

黄连汤方

黄连三两　甘草三两（炙）　干姜三两　桂枝三两（去皮）　人参二两　半夏半升（洗）　大枣十二枚（擘）

上七味，以水一斗，煮取六升，去滓，温服，昼三夜二。

【病机】上热下寒，脾胃失和。

【名家方论】

·成无己：此伤寒邪气传里而为下寒上热也。胃中有邪气，使阴阳不交，阴不得升而独治于下，为下寒，腹中痛。阳不得降而独治于上，为胸中热，欲呕吐。与黄连汤升降阴阳之气。

·王晋三：黄连汤，和剂也。即柴胡汤变法，以桂枝易柴胡，以黄连易黄芩，以干姜易生姜。

·徐大椿：即半夏泻心汤去黄芩加桂枝。诸泻心之法皆治心胃之间寒热不调，全属里证。此方以黄芩易桂枝，去泻心之名而曰黄连汤，乃表邪尚有一分未尽，胃中邪气尚当外达，故加桂枝一味以利表里，则意无不到矣。

·方有执：胸，上焦也，热以风言，阳也，言阳热搏于上焦也。胃，中焦也，邪气以寒言，阴也，言阴寒郁于中焦也。腹中痛，阴凝而窒滞也。欲呕吐，热壅而上逆也。夫热搏上焦，黄连清之，非桂枝不解也。寒郁中焦，人参理之，非干姜不散也，甘草大枣，益胃而和中，半夏辛温，宽胸而止呕吐也。

·柯韵伯：凡邪在少阳，法当柴胡主治。此不往来寒热，病不在半表，则柴胡不中与之。胸中为君主之宫城，故用半夏泻心加减。胸中之热不得降，故炎上而欲呕，胃因邪气之不散，故腹中痛也。用黄连泻心胸之热，姜、桂祛胃中之寒，甘枣缓腹中之痛，半夏除呕，人参补虚，虽无寒热往来于外，而有寒热相搏于中，所以寒热并用，攻补兼施，仍不离少阳和解之治法耳。

经方拓展应用之**医案**

❖刘渡舟医案：林某某，男，52岁，1994年4月18日就诊。患腹痛下利数年，某医院诊为"慢性非特异性溃疡性结肠炎"。叠用抗生素及中药治疗，收效不显。刻下：腹中冷痛，下利日数行，带少许黏液。两胁疼痛，口渴，欲呕吐。舌边尖红，苔白腻，脉沉弦。辨为上热下寒证。治以清上温下，升降阴阳。为疏加味黄连汤。

处方：黄连10g，桂枝10g，半夏15g，干姜10g，党参12g，炙甘草10g，大枣12枚，柴胡10g。

服药7剂，腹痛、下利、呕吐明显减轻，但仍口苦、口渴、胁痛。又用柴胡桂枝干姜汤清胆热温脾寒，服7剂而病愈。

【按语】黄连汤由半夏泻心汤加减而来，易黄芩为桂枝，所治病证即发生改变。半夏泻心汤证为"寒热错杂于中，气机失降失职"，其中最为主要的症状为痞满，是脾不升胃不降成团；而黄连汤的主要病机同样是寒热错杂，但其中并未形成痞，而是单纯的热在上，寒在下，因此需加桂枝以沟通上下，使寒热以交通，病邪自去。

五苓散

【原文】太阳病，发汗后，大汗出，胃中干，烦躁不得眠，欲得饮水者，少少与饮之，令胃气和则愈。若脉浮，小便不利，微热，消渴者，五苓散主之。(71条)

发汗已，脉浮数，烦渴者，五苓散主之。(72条)

五苓散方

猪苓十八铢（去皮）　　泽泻一两六铢　　白术十八铢　　茯苓十八铢
桂枝半两（去皮）

上五味，捣为散，以白饮和服方寸匕，日三服。多饮暖水，汗出愈。如法将息。

【病机】蓄水重证而致水逆。

【名家方论】

·《医方集解》：五苓散，通治诸湿腹满，水饮水肿，呕逆泄泻，水寒射肺，或喘或咳，中暑烦渴，身热头痛，膀胱积热，便秘而渴，霍乱吐泻……

·方有执：泽泻长于行水，由其咸寒能走肾也。术性最善胜湿，以其苦甘而益脾也。二苓淡渗，利水以滋干。桂擅辛甘，祛风而和表。然术与泽泻，有苓事也，桂与苓者，岂非以其走阴而致师邪。谓五苓散两解表里而得汗者，里属腑，腑者，阳也，表本阳，所以一举而两得，故曰汗出愈也。

·柯韵伯：表热不解，内复烦渴者，因于发汗过多。反不受水者，是其人心下有水气。因离中之真水不足，则膻中之火用不宣。邪水凝结于内，水饮拒绝于外，既不能外输于玄府，又不能上输于口舌，亦不能下输于膀胱，此水逆所由名也。势必借四苓辈味之淡者，以渗泄其水。然水气或降，而烦渴未必除，表热未必散。故必藉桂枝之辛温，入心而化液；更仗暖水之多服，推陈而致新；斯水精四布而烦渴解，输精皮毛而汗自出，一汗而表里顿除，又大变乎麻黄、桂枝、葛根、青龙等法也。暖水可多服，则逆者是冷水，热淫于内故不受寒。反予桂枝、暖水；是热因热用法。五苓因水气不舒而设，是小发汗，不是生津液，是逐水气，不是利水道。

·尤在泾：太阳风邪，至五六日之久而不解，则风变热而传里，故烦而渴，有表里证，即身热烦渴之谓，渴欲饮水，水气不行，而反上逆则吐，名水逆者，言因水气而逆，非火逆气逆之谓……

·魏荔彤：五苓必为散，以白饮调服，方能多服暖水，而汗出始愈。设煎服，则内外迎拒，药且不下，故必服药如法，然后可效。

·《张杲医说》：春夏之交，人病如伤寒，其人汗自出，肢体重痛，转侧难，小便不利者，此名风湿，必伤寒也。阴雨之后卑湿，或引饮过多，多有此记。但多服五苓散，小便通利，湿去则愈。切忌转泻发汗，小误必不可救。

·吴仪洛：五苓散，逐内外水饮之首剂。凡太阳表里未解，头痛发热，口燥咽干，烦渴饮水，或水即吐，或小便不利者，宜服之。又治霍乱吐利，烦渴引饮，及瘦人脐下有动悸，吐涎沫而颠眩者，咸属水饮停蓄，津液固结，便宜取用，但须增损合宜耳。若津液损伤，阴血亏损之人，作渴而小便不利者，再用五苓利水劫阴之药，则祸不旋踵矣。

经方拓展应用之 医案

❖刘渡舟医案：碧某，女，1987年10月26日就诊。病失音四个多月，已到了不能言语的程度，而由其家人代诉病情。曾服用大量滋阴清热之品及西药，均未获效。患者音哑无声，咽喉憋塞，口渴欲饮，头目眩晕。问其大便尚调，惟排溺不利，色白而不黄。切其脉沉，视其舌则淡嫩，苔水而滑。治须温阳下气，上利咽喉，伐水消阴，下利小便。方用五苓散为最宜。

处方：茯苓 30g，猪苓 15g，泽泻 16g，白术 10g，桂枝 10g。

服药 5 剂，咽喉憋闷大减，多年小便不解症状亦除。唯有鼻塞为甚，嗅觉不敏，于上方加麻黄 5g，续服 3 剂，病愈。从此未见复发。

❖俞长荣医案：一程姓患者，证见高热口渴，谵语不眠，小便短赤，脉浮洪大。连给大剂人参白虎汤三剂，不但症状无减，口渴反而增剧。我素遵家训（家父曾谓：伤寒方治病效若桴鼓，但用之不当，祸亦不浅。凡伤寒用药逾三剂而病不减者，就要退让高明，万勿固执己见，贻误患者。先祖有"伤寒不过三"遗训），因此向病家告辞，请其改延他医。可是病家苦苦挽留，诚恳之情，又使我难以推却。

正踌躇间，恰病者邻居程某来访，谓：他不知医理，但闻乡前辈某曾治一患者，口渴喜热饮，后用桂附之类云云。我猛然大悟，急问病者，喜热饮否？答道：喜热饮，虽至手不可近，亦一饮而尽。再细察其舌，质红无苔而滑。因思：脉浮洪大，发热，虽似白虎证，但口渴喜热饮实非白虎汤所宜。此乃无根之火上浮，故口渴喜热，舌红而滑；虚火扰及神明，故谵语，火不归位，膀胱气化失职，故小便短赤。当按膀胱蓄水证治之。选用五苓散改汤剂，桂枝用肉桂以引火归元（每剂用桂八分研末，分两次冲服）。仅两剂，热退口和，小便清利。后调理半月复原。

【按语】五苓散原方中以泽泻用量最大，证明本方以利水为主要目的。临证使用时凡体内停水均可用之，此类病患往往舌体胖大水滑。另外需注意，条文中"小便不利"为小便量少，在条文（127 条）中有明示"小便少者，必苦里急也"。

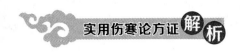

茯苓甘草汤

【原文】伤寒，汗出而渴者，五苓散主之；不渴者，茯苓甘草汤主之。（73 条）

伤寒厥而心下悸，宜先治水，当服茯苓甘草汤，却治其厥。不尔，水渍入胃，必作利也。（356 条）

茯苓甘草汤方

茯苓二两　桂枝二两（去皮）　甘草一两（炙）　生姜三两（切）

上四味，以水四升，煮取二升，去滓，分温三服。

【病机】水停中焦。

【名家方论】

· 《医宗金鉴》：伤寒太阳篇，汗出表未和，小便不利；此条伤寒表未解，顾而心下悸；二证皆用茯苓甘草汤者，盖因二者见证虽不同，而里无热，表未和，停水则同也。故一用之谐和营卫以利水，一用之解表通阳以利水，无不可也。此症虽不曰小便不利，而小便不利之意自在，若小便利则水不停，而厥悸属阴寒矣，岂宜发表利水耶？

· 柯韵伯：汗出下当有心下悸三字，看后条可知。不然汗出而渴，是白虎汤症；汗后不渴而无他症，是病已差，可勿药矣。二方皆因心下有水气而设。渴者是津液已亡，故少用桂枝，多服暖水，微发其汗；不渴者津液未亡，故仍用桂加减，更发其汗。上条言症而不及治。此条言方而症不详，当互文以会意也。

· 王宇泰：太阳，经也；膀胱，腑也。膀胱者，溺之室也，故东垣以渴为膀胱经本病。然则治渴者，当泻膀胱之热，泻膀胱之热者，利小便而已矣。然腑病又有渴与不渴之异，由腑阳有盛与不足之故也。渴者，热盛思水，水与热结，故宜五苓散导水泄热；不渴者，热虽入里，不与水结，则与茯苓甘草汤行阳化气。此膀胱热盛热微之辨也。

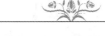

经方拓展应用之医案

　　❖刘渡舟医案：阎某，男，26岁。思心下筑筑然动悸不安，腹诊有振水音与上腹悸动。三五日必发作一次腹泻，泻下如水，清冷无臭味，泻后心下之悸动减轻。问其饮食、小便，尚可。舌苔白滑少津，脉象弦。辨为胃中停饮不化，与气相搏的水悸病证。若胃中水饮顺流而下趋于肠道，则作腹泻，泻后胃饮稍减，故心下悸动随之减轻。然去而旋生，转日又见悸动。当温中化饮为治。

　　处方：茯苓24g，生姜24g，桂枝10g，炙甘草6g。

　　药服3剂，小便增多，而心下之悸明显减少。再进3剂，诸症得安。自此之后，未再复发。

【按语】茯苓甘草汤证的病位在"心下"，正如356条所言，"伤寒厥而心下悸，宜先治水，当服茯苓甘草汤，却治其厥。不尔，水渍入胃，必作利也。"与五苓散证相较，五苓散证水在膀胱，茯苓甘草汤证水在胃脘。

桃核承气汤

【原文】太阳病不解，热结膀胱，其人如狂，血自下，下者愈。其外不解者，尚未可攻，当先解其外，外解已，但少腹急结者，乃可攻之，宜桃核承气汤。（106条）

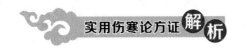
桃核承气汤方

桃仁五十个（去皮尖）　大黄四两　桂枝二两（去皮）甘草二两（炙）　芒硝二两

上五味，以水七升，煮取二升半，去滓，内芒硝，更上火，微沸下火，先食温服五合，日三服。当微利。

【病机】蓄血轻证。

【名家方论】

·钱潢：注家有血蓄膀胱之说，尤为不经。盖太阳在经之表邪不解，故热邪随经内入于府，而淤热结于膀胱，则热在下焦，血受煎迫，故溢入回肠。其所不能自下者，蓄积于少腹而急结也。膀胱为下焦清道。其蒸腾之气。由气化而入，气化而出，未能蓄血也。若果膀胱之血蓄而不行，则膀胱淤塞，所谓少腹硬满，小便自利者，又何自出乎？有识者不谓然也。

·黄元御：太阳病表证不解，经热内蒸而结于膀胱。膀胱者太阳之府。水府不清，膀胱素有湿热，一因表郁，府热内发，故表热随经而深结也。热结则其人如狂。然膀胱热结，必入血室。血者心所主，胎君火而孕阳神，血热则心神扰乱，是以狂作也。若使瘀血自下，则热随血泄，不治而愈。不下则宜攻之。如其外症不解者，尚未可攻，攻之恐表阳内陷。当先解外症，外症已除，但余少腹急结者，乃可攻之，宜桃核承气汤。桂枝、桃仁通经而破血，大黄、芒硝下淤而泄热，甘草保其中气也。

·柯韵伯：阳气太重，标本俱病，故其人如狂。血得热则行，故尿血也。血下则不结，故愈。冲任之血，会于少腹。热极则血不下而反结，故急。然病自外来者，当先审表热之轻重以治其表，继用桃仁承气以攻其里之结血。此少腹未硬满，故不用抵当。然服五合取微利，尒先不欲下意。

首条以反不结胸句，知其为下后症。此以尚未可攻句，知其为未下症。急结者宜解，只需承气；硬满者不易解，必仗抵当。表证仍在，竟用抵当，全不顾表者，因邪甚于里，急当救里也。外症已解，桃仁承气未忘桂枝者，因邪甚于表，仍当顾表也。

·方有执：热结膀胱，即下条太阳随经瘀热在里之互词。狂，心病也。心主血而属火。膀胱，居下焦而属水。膀胱热结，水不胜火，心火无制，则热与血搏，不自归经，反侮所不胜而走下焦，下焦蓄血，心虽未病，以火无制而反侮所不胜，故悖乱颠倒语言妄谬，与病心而狂者无异，故曰如狂。血自下则邪热不复停，故曰愈也。少腹，指膀胱也。急结者，有形之血蓄积也。桃仁，逐血也。桂枝，解外也。硝、黄，软坚而荡热也。甘草，甘平而缓急也。然则五物者，太阳随经入腑之轻剂也。

·尤在泾：太阳之邪，不从表出，而内传于腑，与血相搏，名曰蓄血。其人当如狂，所谓蓄血在下，其人如狂是也。其证当下血，血下，则热随血出而愈，所谓血病见血自愈也。如其不愈而少腹急结者，必以法攻而去之。然其外证不解者，则尚未可攻，攻之恐血去而邪复入里也。是必先解其外之邪，而后攻其里之血，所谓从外之内而盛于内者，先治其外，而后调其内也。以下三条，并太阳传本，热邪入血，血蓄下焦之证，与太阳传本，热与水结，烦渴小便不利之证，正相对照。所谓热邪传本者，有水结、血结之不同也……愚按：此即调胃承气汤加桃仁、桂枝，为破瘀逐血之剂。缘此证热与血结，故以大黄之苦寒荡实除热为君，芒硝之咸寒入血软坚为臣，桂枝之辛温、桃仁之辛润擅逐血散邪之长为使，甘草之甘、缓诸药之势，俾去邪而不伤正为佐也。

·庞安时：桃仁承气汤产后恶露不下，喘胀欲死，服之十差十。

·张子和：夫妇人月事沉滞，数月不行，肌肉不减。《内经》曰：此名为瘕为沉也。沉者，有事沉滞不行也，急宜服桃仁承气汤加当归，大作剂料服，不过三服立愈。后用四物汤补之。

·张璐：吐血势不可遏，胸中觉气塞滞，吐紫黑血者，桃仁承气加茜根。

经方拓展应用之 医案

❖刘渡舟医案：杜某某，女，18岁。因遭受惊吓而精神失常，或哭或笑，惊狂不安。伴见少腹疼痛，月经延期不至。舌质紫暗，脉弦滑。此乃情志所伤，气机逆行，血瘀神乱。桃核承气汤主之。

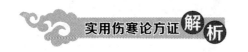

处方：桃仁 12g，桂枝 9g，大黄 9g，炙甘草 6g，柴胡 12g，皮 9g，赤芍 9g，水蛭 9g。2 剂。

药后经水下行，少腹痛止，精神随之而安。

❖喻嘉言医案：张令施乃弟伤寒坏证，两腰偻废，卧床彻夜痛叫，百治不效，求诊于余。其脉亦平顺无患，其痛则比前大减。余曰：病非死证，但恐成废人矣。此证之可以转移处，全在痛如刀刺，尚有邪正互争之象，若全然不痛，则邪正混为一家，相安于无事矣。今痛觉大减，实有可虑，宜速治之。病者曰：此身既废，命安从活，不如速死。余蹙额，欲为救全，加无治法，谛思良久，谓热邪深入两腰，血脉久闭，不能复出，只有攻散一法，而邪既入久，正气全虚，攻之必不应。乃以桃仁承气汤多加肉桂、附子二大剂与服，服后即能强起。再访前意为丸，服至旬余全安。

❖邓铁涛医案；邱某，产后六七日，午后发热，既而但热不寒，少腹感觉胀满。自恃体壮，不以为病。病数口张益甚，其夫始来邀诊。询之，产后三四日恶露即止。遂与桃仁承气汤，晚间进药，至夜半腹中痛不可忍。约两小时后，排下脓血极多，次日往诊，其病快然如失。

❖李某某，男，26 岁，工人。发病已半月，身体壮实，呼吸气粗，面红口渴，语无伦次，哭笑无常，烦躁不安。狂跑登高，经常彻夜不眠。舌质红紫有瘀点，苔燥黄，脉洪大。先予滋阴潜阳，安神宁心之品未效，后以桃仁承气汤（桃仁 12g，川军 24g，芒硝 9g，桂枝 6g，炙甘草 6g），二剂水煎服。服药后大便略溏，奔走减少，可少卧片刻，躁动亦略平息，但仍有言语颠倒之时。上方川军减为 9g，桂枝减为 3g，又二剂，症状大减。继服《金匮要略》防己地黄汤三剂，滋阴抑阳、养血除热以善其后，症状消失而疾病痊愈，至今十余年未见再发。

❖曹，右，住林荫路。

初诊（十月二十二日）：经事六七月不来，鼻衄时作，腹中有块，却不拒按，所以然者，鼻衄宣泄于上故也。阙上痛，周身骨节烘热而咳，此病欲作干血，以其体实，宜桃核承气汤加味，上者下之也。

处方：川桂枝二钱，制川军三钱，枳实二钱，桃仁泥四钱，生甘草钱半，牛膝二钱，全当归二钱，大白芍二钱。

【按】桃核承气汤亦余所惯用而得效之方也。广益中医院中，每多萎蘼之妇女，经停腹痛而乞诊。其甚者更见鼻衄或吐血，所谓倒经是也。余苟察其非孕，悉以本方加减投之，必下黑污之物而愈，本案特其一例耳。

曹右约三十岁，面目黧黑，一望而知为劳苦之妇人也。妇诉其苦，备如案述。干咳不得痰。其块在少腹之左，久据不移，腹中痛，却喜按。假令腹中有块而拒按，此为本汤的证，绝无可疑者。今却喜按，则本汤之中否，实须细考。余以其鼻衄之宣泄为亡血家，法当导之使下，乃径与本方，盖处方之前，未尝不踌躇审顾也！

二诊（十月二十三日）：骨节烘热已减，咳嗽亦除，癥块已能移动，不如向之占据一方矣。服药半日，见效如此，非经方孰能致之？

处方：川桂枝三钱，枳实三钱，当归三钱，制川军四钱，牛膝三钱，白芍三钱，桃仁四钱，甘草三钱。

【按】服药半日云者，盖妇于昨日下午五时服药，迄今日下午五时，方为一日，而今日上午九时妇即来二诊故也。妇谓其块自原处略向上中方向移动，大便畅而未察其色。咳与烘热均减，而夜寐以安。夫不治其咳而咳差，不治其骨蒸而骨蒸减者，何也？所谓治病必求其本，今主病去，而客病随除也。

三日，妇未来。四日，续来，曰：服二诊方后，饭量增，体随舒快。其块更向上中方向移动，渐在腹之中道矣。余曰：若是甚佳，中道犹通衢，其块易下矣。曰：昨以便故，丐他医施诊，顾服药后，今日反觉不舒，块亦不动。阅其案，曰："经闭，腹中痞块，日晡潮热，宿瘀内阻，胞脉不利，宜祛瘀为治。"药为桃仁泥六钱，花槟榔三钱，两头尖二钱，大白芍三钱，青陈皮各钱半，川桂枝一钱，醋炒三棱莪术各三钱，紫丹参二钱，泽兰叶三钱。余曰：案甚佳，方亦合，量又不轻，

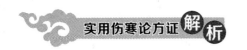

安得无效？妇坚请疏方。余曰：服二诊之方可矣，安用多事为？五日，妇竟不复来。阅者将虞其殆乎？余则敢必其向愈。

【按语】

·瘀血与狂证　桃核承气汤证中症状有"如狂"一症，其机理根据《内经》所言"血在上者喜忘，在下者如狂"，可知"如狂"乃是由于血蓄于下焦所引起。这一机理对于我们临床治疗"狂证"无异于又提供了另一思路。不必仅仅局限于"痰热扰心"这一病机。

·蓄血证与膀胱无关　桃核承气汤条文中提及"热结膀胱"，所以后世多将此证称为膀胱蓄血证。但究其证，与膀胱一腑并无任何关系，膀胱之气化水液之功能未受到任何影响，"膀胱"只是指人体以外观测的位置，如同"心下"只指"胃脘"不指"心脏"一样的道理。为了指出这一点，在原条文的第125条专门强调："小便不利者，为无血也。小便自利，其人如狂者，血证谛也。"意即如果小便不利才是膀胱气化功能失常，病位在膀胱；如果小便正常，则膀胱功能不受影响，那么所谓的热结膀胱只是代表病位在膀胱所在的位置，应该泛指下焦。

抵当汤

【原文】太阳病六七日，表证仍在，脉微而沉，反不结胸，其人发狂者，以热在下焦，少腹当硬满，小便自利者，下血乃愈。所以然者，以太阳随经，瘀热在里故也。抵当汤主之。（124条）

抵当汤方

水蛭（熬）　虻虫各三十个（去翅足，熬）　桃仁二十个（去皮尖）　大黄三两（酒洗）

> 上四味，以水五升，煮取三升，去滓，温服一升。不下，更服。

【病机】 蓄血重证。

【名家方论】

· 钱潢：盖以邪不在阳分气分，故脉微，邪不在上焦胸膈而在下，故脉沉，热在下焦者，即桃核承气汤条所谓热结膀胱也。热邪煎迫，血沸妄溢，留于少腹，故少腹当硬满。热在阴分血分，无伤于阳分气分，则三焦之气化仍得运行，故小便自利也。若此者，当下其血乃愈。其所以然者，太阳以膀胱为府，其太阳在经之表邪随经内入于腑，其郁热之邪，淤蓄于里故也。热淤膀胱，逼血妄行，溢入回肠，所以少腹当硬满也。桃核承气条不言脉，此言脉微而沉；彼言如狂，此言发狂；彼言少腹急结，此言少腹硬满；彼条之血尚有自下而愈者，其不下者，方以桃仁承气下之，此条之血，必下之乃愈。证之轻重迥然不同，故不用桃仁承气汤而以攻坚破瘀之抵当汤主之。

· 方有执：此承上条（笔者注：指桃核承气汤）而复以其较重者言，详其义，变制以出其治，上言不解，此言表证仍在，上言当先解外，此言脉与反不结胸。发狂，则主血之心亦病，而重于如狂。硬满即急结，皆上条变文之互词。小便自利见下，下血，言不自下者当须下之，皆互相发明者也。所以然者至末，结上起下以发出治之词。里，膀胱也，府也，故曰随经。瘀，血气壅秘也。抵，至也。水蛭、虻虫，攻坚而破瘀；桃仁、大黄，润滞而推热。四物者，虽曰比上则为较剧之重剂，然亦至当不易之正治也。

· 尤在泾：此亦太阳热结膀胱之证。六七日，表证仍在，而脉微沉者，病未离太阳之经，而已入太阳之腑也。反不结胸，其人发狂者，热不在上，而在下也。少腹硬满，小便自利者，不结于气而结于血也，下血则热随血去，故愈。所以然者，太阳，经也，膀胱，腑也。太阳之邪，随经入里，与血俱结于膀胱，所谓经邪入腑，亦谓之传本是也。抵当汤中，水蛭、虻虫，食血去瘀之力，倍于芒硝；而又无桂枝之甘辛、甘草之甘缓，视桃仁承气汤为较峻矣。盖血自下者，其血易动，故宜缓剂以去未尽之邪；瘀热在里者，其血难动，故须峻药以破固结之势也。

·柯韵伯：蛭，昆虫之功于饮血者也。虻，飞虫之猛于吮血者也。兹取水陆之善取血者攻之，同气相求耳。更佐桃仁之推陈致新，大黄之苦寒以荡涤邪热。

经方拓展应用之医案

❖曹颖甫医案：余尝治一周姓少女，住小南门，年约十八九，经事三月未行，面色萎黄，少腹微胀，证似干血痨初起。因嘱其吞服大黄䗪虫丸，每服9g，日三次，尽月可愈。自是之后，遂不复来，意其瘥矣。越三月，忽一中年妇女挟一女子来请医。顾视此女，面颊之下几不成人，背驼腹胀，两手自按，呻吟不绝。余怪而问之，病已至此，何不早治？妇泣而告曰：此吾女也，三月前曾就诊于先生，先生令服丸药，今胀加，四肢日瘦，背骨突出，经仍不行，故再求诊！余闻而骇然，深悔前药之误。然病已奄奄，尤不能不一尽心力，察其情状，皮骨仅存，少腹胀硬，重按痛亦甚。此瘀积内结，不攻其瘀，病焉能除？又虑其元气已伤，恐不任攻，思先补之，然补能恋邪，尤为不可。于是决以抵当汤予之。

处方：虻虫3g，水蛭3g，大黄15g，桃仁50粒。

次日母女复偕来，知女下黑瘀甚多，胀减痛平，惟脉虚甚，不宜再下，乃以生地、黄芪、当归、潞党参、川芎、白芍、陈皮、芫蔚子，活血行气，导其瘀积。一剂之后，遂不复来，六年后，值于途，已生子，年四五岁矣。

❖许叔微医案：仇景莫子仪病伤寒七八日，脉微而沉，身黄发狂，小腹胀满，脐下如冰，小便反利。医见发狂，以为热毒蓄伏心经，以铁粉、牛黄等药，欲止其狂躁。予诊之曰：非其治也，此瘀血证尔。仲景云：阳病身黄，脉沉结，小腹硬，小便不利，为无血，小便自利，其人如狂者、血证也。可用抵当汤。再投，而下血几数升，狂止，得汗而解。经云：血在下则狂，在上则忘。太阳膀胱经也，随经而蓄于膀胱，故脐下胀，自阑门会渗入大肠，若大便黑者，此其验也。

❖刘渡舟医案：刘某某，女，31 岁。产后受风引起目疼，以致视力逐渐下降已二年余。病变先从右眼开始，视力从 1.2 降至 0.1。经眼底检查发现眼底水肿，黄斑区呈棕黑色变化，被诊断为"中心性视网膜炎"。经过治疗，有限视力恢复到 1.0，但左眼视力又从 1.5 下降至 0.1，用中成药石斛夜光丸后，视力有所上升，左眼达 0.8，有限至 1.2。但患者常觉后背疼痛，右侧少腹亦痛，每临月经两腿发胀，腰腹剧痛。而且精神紧张，惊怖不安，少寐善忘，舌质暗红，舌边有瘀斑，脉弦滑。根据上述脉证，辨为下焦蓄血，气滞血瘀，瘀浊上扰，乃用逐瘀活血之法治疗。

处方：大黄 9g，桃仁 15g，虻虫 6g，水蛭 6g，牡丹皮 9g，白芍 9g。

服药后约六七小时，出现后脑部跳动性疼痛，同时小腹疼痛难忍随即大便泻下颇多，小便赤如血汁，而后诸痛迅速减轻，顿觉周身轻松，头目清晰。此后转用血府逐淤汤加决明子、茺蔚子，又服 6 剂后，视力恢复如常人，经眼科检查，黄斑区棕黑色病变已基本消失。

【按语】关于抵当汤方名：北京中医药大学的钱超尘教授研究了钱大昕《十驾斋养新录》的著作，注意到其内容中提及"古无舌上音""舌上归舌头"，又对"水蛭"一药进行考试，得出"抵当汤"的"抵当"即是指方中主药"水蛭"。

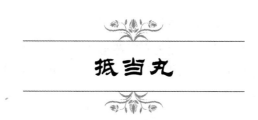

抵当丸

【原文】伤寒有热，少腹满，应小便不利，今反利者，为有血也，当下之，不可余药，宜抵当丸。（126 条）

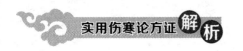

抵当丸方

水蛭二十个（熬）　　虻虫二十个（去翅足，熬）　　桃仁二十五个（去皮尖）　　大黄三两

上四味，捣分四丸，以水一升煮一丸，取七合服之。□时当下血，若不下者，更服。

【病机】邪热与瘀血结于下焦之轻证。

【名家方论】

·方有执：名虽丸也，犹煮汤焉。夫汤，荡也；丸，缓也。变汤为丸，而犹不离乎汤，其取欲缓不缓，不荡而荡之意欤。且曰不可余药，言即使如上篇之用汤犹未为对，必如是而后可，亦奇制也。其犹兵家之八阵欤。八阵武侯兵也，变则反正为奇，以奇为正。谓医与将同道者，尚在同一权变哉。晬时，周时也。

·柯韵伯：太阳病发黄与狂，有气血之分。小便不利而发黄者，病在气分，麻黄连翘赤小豆汤证也。若小便自利而发狂者，病在血分，抵当汤症也，湿热留于皮肤而发黄，卫气不行之故也。燥血结于膀胱而发黄，营气不敷之故也。沉为在里，凡下后热入之症，如结胸、发黄、蓄血，其脉必沉。或紧，或微，或结，在乎受病之轻重，而不可以因症分也。水结、血结，俱是膀胱病，故皆少腹硬满。小便不利是水结，小便自利是血结。如字，助语词。若以如字实讲，与蓄血发狂分轻重，则谬矣。

·尤在泾：有热，身有热也，身有热而少腹满，亦太阳热邪传本之证。膀胱者，水溺所由出，其变为小便不利，今反利者，乃血瘀而非水结，如上条抵当汤下之之例也。云不可余药者，谓非抵当丸，不能以治之耳。

经方拓展应用之医案

❖常熟鹿苑钱钦伯之妻，经停九月，腹中有块攻痛，自知非孕。医予三棱、术多剂未应。当延陈保厚先生诊。先生曰：

三棱、术仅能治血结之初起者，及其已结，则力不胜矣。吾有药能治之，顾药有反响，受者幸勿骂我也。主人诺。当予抵当丸三钱，开水送下。入夜，病者在床上反复爬行，腹痛不堪，果大骂医者不已。天将旦，随大便下污物甚多，其色黄白红夹杂不一，痛乃大除。次日复诊，陈先生诘曰："昨夜骂我否？"主人不能隐，具以情告，乃于加味四物汤调理而安。

【按语】抵当丸药量较抵当汤减低，但仍用煮法，乃为取其药效之快。但药量减少，则暗含病变较抵当汤原证较轻之意。

大陷胸汤

【原文】太阳病，脉浮而动数，浮则为风，数则为热，动则为痛，数则为虚。头痛发热，微盗汗出，而反恶寒者，表未解也。医反下之，动数变迟，膈内拒痛。胃中空虚，客气动膈，短气躁烦，心中懊憹，阳气内陷，心下因硬，则为结胸，大陷胸汤主之。若不结胸，但头汗出，余处无汗，剂颈而还，小便不利，身必发黄。（134条）

伤寒六七日，结胸热实，脉沉而紧，心下痛，按之石硬者，大陷胸汤主之。（135条）

大陷胸汤方

大黄六两（去皮）　芒硝一升　甘遂一钱匕

上三味，以水六升，先煮大黄取二升，去滓，内芒硝，煮一两沸，内甘遂末，温服一升。得快利，止后服。

【病机】表证误下形成结胸。

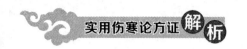

【名家方论】

·尤在泾：按大陷胸与大承气，其用有心下与胃中之分。以愚观之，仲景所云心下者，正胃之谓。所云胃中者，正大小肠之谓也。胃为都会，水谷并居，清浊未分，邪气入之，夹痰杂食，相结不解则成结胸。大小肠者，精华已去，糟粕独居，邪气入之，但与秽物结成燥类而已。大承气专主肠中燥粪，大陷胸并主心下水食。燥粪在肠，必借推逐之力，故须枳朴。水食在胃，必兼破饮之长，故用甘遂。且大承气先煮枳、朴而后纳大黄，大陷胸先煮大黄而后纳诸药，夫治上者制宜缓，治下者制宜急。而大黄生则行速，熟则行迟，盖即一物而其用又有不同如此。

·方有执：膈，心胸之间也。拒，格拒也。言邪气入膈，膈气与邪气相格拒而为痛也。空虚，言真气与食气皆因下而致亏损也。客气，邪气也。短气，真气不足以息也。懊憹，悔恨之意，心为邪乱而不宁也。阳气，客气之别名也，以本外邪，故曰客气，以邪本风，故曰阳气，以里虚也，因而蹈入，故曰内陷。阳性上浮，故结于胸，以胸有凶道而势大也，故曰，大陷胸汤。芒硝之咸，软其坚硬也。甘遂之甘，达之饮所也。然不有勇敢之才，定乱之武，不能成二物之功用，故必大黄之将军，为建此太平之主将。若不结胸至末，以变之亦有轻者言，盖谓邪之内陷，或不结于胸，则无有定聚。但头汗出者，头乃诸阳之本，阳健其用，故汗出也，余处无汗者，阴脉上不过颈，阳不下通，阴不任事，故汗不出也。小便不利者，阳不下通，阴不任事，化不行而湿停也，湿停不行，必反渗土而入胃，胃土本湿，得渗则盛，既盛且停，必郁而蒸热，湿热内发，色必外夺，身之肌肉，胃所主也，胃土之色黄，所以黄发于身为可必也，发黄可必而不言其治者，以有其条也。学者，从其类以求之，则道在矣。

·尤在泾：浮动数，皆阳也，故为风、为热、为痛。而数则有正为邪迫，失其常度之象，故亦为虚。头痛发热，微盗汗出，而复恶寒，为邪气在表，法当发散而反下之，正气则虚，邪气乃陷。动数变迟者，邪自表而入里，则脉亦去阳而之阴。膈内拒痛者，邪欲入而正拒之，正邪相击则为痛也。胃中空虚，客气动膈者，胃气因下而里虚，客气乘虚而动膈也。短气躁烦，心中懊憹者，膈中之饮，为邪所动，气乃不舒，而神明不宁也。由是阳邪内陷，与饮相结，痞硬不消，而结胸之病成矣。大陷胸汤，则正治阳邪内结胸中之药也。若其不结胸者，热气散漫，既不能从汗而外泄，亦不得从溺而下出，蒸郁不解，浸淫肌体，势必发黄也。

·柯韵伯：结胸有热实，亦有寒实。太阳病误下，成热实结胸，外无大热，内有大热也。太阴病误下，成寒实结胸，胸下结硬，外内无热证也。沉为在里，紧则为寒，此正水结胸胁之脉。心下满痛，按之石硬，此正水结胸胁之证。然其脉其证不异于寒实结胸，故必审其为病发于阳，误下热入所致，乃可用大陷胸汤。是谓治病必求之本耳。又云：以上二方（指大陷胸汤丸二方而言），比大承气更峻，治水肿痢疾之初起者甚捷。然必视其人之壮实者施之。如平素虚弱，或病后不任攻伐者，当念虚虚之祸。

经方拓展应用之医案

❖《经方实验录》：王季寅先生作《同是泻药》篇曰：民国十八年四月某日，狂风大作，余因事外出，当时冒风，腹中暴痛。余夙有腹疼病，每遇发作，一吸阿芙蓉，其疼立止。不料竟不见效，服当归芍药汤加生军一剂，亦不应。时已初更，疼忽加剧，家人劝延针医。余素拒针，未允所请。至午夜，疼如刀绞，转侧床头，号痛欲绝。无何，乃饮自己小便一盅，始稍安。已而复作，状乃如前。黎明家人已延医至矣。遂针中脘，以及各穴，凡七针。行针历五小时，痛始止。据该医云，腹部坚硬如石，针虽止疼一时，而破坚开结，非药不克奏功。因拟顺气消导之方。

余不欲服，家人再三怂恿，勉进一剂，病不稍减。翌日，家人仍欲延前医。余坚辞曰：余腹坚硬如石，决非顺气化痰所能奏效，唯大承气或可见功，因自拟生军三钱，枳实二钱，厚朴三钱，芒硝五分。服后，时许，下积物甚多，胸腹稍畅。次日，胸腹仍觉满闷硬疼，又进二剂，复下陈积数次。元气顿形不支，因改服六君子汤三剂。后元气稍复，而胸腹满疼，仍自若也。更服大承气二剂，不惟疼痛丝毫未减，腹中满硬如故，而精神衰惫，大有奄奄欲毙之势。因念攻既不任，补又不可，先攻后补，攻补兼施，其效犹复如此。生命至是，盖已绝望矣！谈此，忽忆伤寒小结胸病，正在心下，按之始痛，大结胸则从心下至少腹硬满，不待按，即痛不可近。余之初病，即胸腹坚硬如石，号痛欲绝者，得毋类是？

唯大结胸以大陷胸汤为主治，此汤之药仅大黄、芒硝、甘遂三味。硝黄余已频服之矣。其结果既如上述，加少许甘遂，即能却病回生耶？兴念及此，益彷徨无以自主。既思病势至此，不服药即死，服之或可幸免，遂决计一试。方用生军二钱，芒硝五分，甘遂末一分。药既煎成，亲友群相劝阻，余力排众议，一饮而尽。服后，顿觉此药与前大不相同，盖前所服硝黄各剂，下咽即觉药力直达少腹，以硝黄之性下行最速故也。

今服此药，硝黄之力竟不下行，盘旋胸腹之间，一若寻病者然。逾时，忽下黑色如棉油者碗许，顿觉胸中豁朗，痛苦大减。四五剂后，饮食倍进，精神焕发。古人所谓用之得当，虽硝黄亦称补剂者，于斯益信。唯此汤与大承气汤，只一二味出入，其主治与效力有天渊之别，经方神妙，竟有令人不可思议者矣！嗣又守服十余剂，病已去十分之九，本可不药而愈。余狃于前服此汤，有利无弊，更服一剂，以竟全功。讵药甫下咽，顿觉心如掀，肺如捣，五藏鼎沸，痛苦不可名状。亟以潞参一两，黄芪五钱，饴糖半茶杯，连服二剂，始安。余深奇同是泻药，初服硝黄，则元气徒伤，继加甘遂，则精神反形壮旺。故详述颠末，而为之记。

细按本篇实有无上之价值。何者？患者服医者之药，每不能详言服后之变化，唯有医者服自疏之药，乃能体察周详，言之有物。观王先生之言，今服大陷胸后，硝黄之力竟不下行，盘旋胸腹之际，一若寻病者然。可谓一言发千古之秘，胜于后世注家之书，徒以空谈为依归者！此实验之所以可贵也。

❖沈家湾陈姓孩，年十四，独生子也。其母爱逾掌珠。一日忽得病，邀众出诊。脉洪大，大热，口干，自汗，右足不利伸屈，病属阳明。然口虽渴，终日不欲饮水，胸部如塞，按之似痛，不胀不硬，又类悬饮内痛。大便五日末通，上湿下燥，于此可见。且太阳之湿内入胸膈，与阳明内热同病，不攻其湿痰，燥热焉除？于是，遂书大陷胸汤与之。

处方：制甘遂4.5g，大黄9g，芒硝6g。

服后，大便畅通，燥屎与痰涎先后俱下，其他诸症均各霍然。

【按语】在上述第一个病案中详细记录了作为一名医生病热实结胸证的整个始末过程。在这一病案中分别点出了两个关键点：①热实结胸主要症状以"疼痛"为主；②大陷胸汤证和大承气汤证的区别，后者以胀满为主。这一医案有助于后学者对该汤证深入理解。

大陷胸丸

【原文】结胸者，项亦强，如柔痉状，下之则和，宜大陷胸丸。（131条）

大陷胸丸方

大黄半斤　葶苈子半升（熬）　芒硝半升　杏仁半升（去皮尖，熬黑）

上四味，捣筛二味，内杏仁、芒硝，合研如脂，和散，取如弹丸一枚；别捣甘遂末一钱匕，白蜜二合，水二升，煮取一升，温顿服之。一宿乃下，若不下，更服，取下为效。禁如药法。

【病机】热实结胸偏于上。

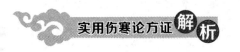
【名家方论】

·尤在泾：痉病之状，颈项强直。结胸之甚者，热与饮结、胸膈紧贯上连于项，但能仰而不能俯，也如痉病之状也。曰柔而不曰刚者，以阳气内陷者，必不能外闭，而汗常自出耳。是宜下其胸中结聚之实，则强者得和而愈。然胸中盛满之邪固非小陷胸所能去，而水热互结之实亦非承气汤所可治。故与葶苈之苦，甘遂之辛，以破结饮而泄气闭；杏仁之辛，白蜜之甘，以缓下趋之势而去上膈之邪。其芒硝、大黄，则资其软坚荡实之能。又云：按汤者荡也。荡涤邪秽欲使其净尽也。丸者，缓也。和理藏腑，不欲其速下也。大陷胸丸以荡涤之体力和缓之用，盖以其邪结于胸而至如柔痉状，则非峻药不能逐之，而又不可以急剂一下而尽。故变汤为丸，煮而并渣服之，乃峻药缓用之法。峻则能胜破坚荡实之任，缓则能尽际上迄下之邪也。

·《医宗金鉴》：主治伤寒发热，不发汗而反下之，表热乘虚入于胸中，与不得为汗之水气结而不散，令心下至少腹硬满而痛不可近，其人身无大热，但头汗出，或潮热燥渴，脉沉紧者。如水肿、肠澼初起形气俱实者，亦可用。

·柯韵伯：硝、黄血分药也，葶、杏气分药也。病在表用气分药，病在里用血分药。此病在表里之间，故用药亦气血相须也。且小其制而复以白蜜之甘以缓之，留一宿乃下，一以待表证之先除，一以保肠胃之无伤耳。

·方有执：大邪结硬于胸，俯则碍而不利，势必常昂，有反张之疑似，如柔痉状之谓也，盖病已至剧，辨之不可不明，治之不可不审，是故，大黄芒硝甘遂前有之矣，葶苈有逐饮之能，杏仁以下气为用，白蜜甘而润，导滞最为良，名虽曰丸，犹之散耳，较之于汤，力有加焉，此诚因病制胜之良规。譬则料敌添兵之妙算。

经方拓展应用之医案

❖刘渡舟医案：天津罗某某，素有茶癖，每日把壶长饮，习以为常。身体硕胖，面目光亮，每以身健而自豪。冬季感受风寒，自服青宁丸与救苦丹，病不效而胸中硬痛，呼吸不利，项背拘急，俯仰为难。经人介绍，乃请余诊。其脉弦而有力，舌苔白厚而腻。辨为伏饮居于胸肠，而风寒之邪又比热入里，热与水结于上，乃大陷胸丸证。

　　处方：大黄 6g，芒硝 6g，葶苈子、杏仁各 9g，水二碗、蜜半碗、煎成多半碗，后下甘遂末 1g。

　　服 1 剂，大便泻下两次，而胸中顿突爽。又服 1 剂，泻下 4 次此病告愈，而饮茶之嗜亦淡。

【按语】在大陷胸汤基础上加葶苈子、杏仁，归肺，则整体药性趋势偏上，用治热实结胸病位偏于上之病症。

小陷胸汤

【原文】小结胸病，正在心下，按之则痛，脉浮滑者，小陷胸汤主之。（138 条）

小陷胸汤方

黄连一两　半夏半升（洗）　栝楼实大者一枚

上三味，以水六升，先煮栝楼，取三升，去滓，内诸药，煮取二升，去滓，分温三服。

【病机】痰热互结与心下。

【名家方论】

·方有执：正在心下，言不似大结胸之高而在上也。按之则痛，有比不按亦痛则较轻也。浮则浅于沉，滑则缓于紧，此结胸之所以有大小之分也。

·柯韵伯：结胸有轻重，立方有大小，从心下至少腹，按之石硬而痛不可近者为大结胸。正在心下，未及胁腹，按之则痛，未曾石硬者，为小结胸。大结胸是水结在胸腹，故脉沉紧。小结胸是痰结于心下，故脉浮滑。水结宜下，故用甘遂、葶、杏、硝、黄等下之。痰结宜消，故用黄连、瓜蒌、半夏以消之。水气能结而为痰，其入之阳气重可知矣。

经方拓展应用之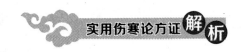

❖刘渡舟医案：孙某某，女，58岁。胃脘作痛，按之则痛甚，其疼痛之处向外鼓起一包，大如鸡子，濡软不硬。患者恐为癌变，急到医院作X线钡餐透视，因需排队等候，心急如火，乃请中医治疗。切其脉弦滑有力，舌苔白中带滑。问其饮食、二便，皆为正常。辨为痰热内凝，脉络瘀滞之证。为疏小陷胸汤：糖瓜蒌30g，黄连9g，半夏10g。

共服3剂，大便解下许多黄包黏液，胃脘之痛立止遂消，病愈。

❖张某某，男，军人，1975年10月9日来诊。

患者喜饮酒，两个月前开始感到每酒后胃脘胀痛不适，渐至食后亦胀痛且有堵塞感，其后不时发作，夜眠常因痛而醒。饭量大减，不敢食辣味，不敢饮酒。无矢气嗳气。曾服胃舒平等西药，效果不显。X线钡餐透视确诊为胃窦炎。便结如羊屎，现已五六日未行，诊其心下拒按，脉浮缓而虚，用《伤寒论》小陷胸加枳实。

处方：黄连6g，半夏9g，全瓜蒌9g，枳实6g。

二诊（10月27日）：前方服3剂，饭后及夜间脘痛减轻，怕冷，右脉滑大而缓，便仍稍干，此脾胃正气仍虚，寒热杂邪未能尽去，改与甘草泻心汤加吴萸、柴芍龙牡，以辛苦开降。

处方：甘草30g，黄芩6g，干姜6g，半夏9g，大枣4枚，吴茱萸3g，柴胡9g，白芍9g，龙牡各18g。

三诊（10月30日）：疼痛已止，大便仍干，右脉滑象已减，仍用上方改吴萸为6g，干姜为炮姜6g，再服数剂。

1976年2月1日来信云：愈后两个半月期间脘痛未发，食欲明显增加，辛辣亦不复畏。

【按语】小陷胸汤在临床上可用于治疗胃炎、胃溃疡、肋间神经炎等病，其临床表现有局部压痛、苔黄腻、脉弦滑等痰热壅盛的病理特点。

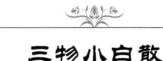

三物小白散

【原文】寒实结胸，无热证者，与三物小陷胸汤。白散亦可服。（141条）

三物小白散方

桔梗三分　巴豆一分（去皮心，熬黑，研如脂）　贝母三分

上三味，为散，内巴豆更于臼中杵之，以白饮和服。强人半钱匕，羸者减之。病在膈上必吐，在膈下必利。不利，进热粥一杯；利过不止，进冷粥一杯。

【病机】寒痰水饮相结于胸膈。

【名家方论】

·《医宗金鉴》：结胸证，身无大热，口不燥渴，则为无热实证，乃寒实也，予三物白散。然此证脉必当沉紧。若脉沉迟，或证见三阴，则非寒实结胸可比，当以枳实理中汤治之矣。

·柯韵伯：贝母善开胸中郁结之气，桔梗能提胸中陷下之气。然微寒之品不足以胜结硬之阴邪，非巴豆之辛热，斩关而入，何以使胸中之阴气流行也？故用三分之贝桔，必得一分之巴豆以促之，则清阳升而浊阴降，结硬斯可得而除灾。和以白饮之甘，取其留恋于胃，不使速下。散以散之，此汤以荡之者，尤为的当也。

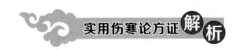

经方拓展应用之 医案

❖陆渊雷《伤寒论今释》曰：三物白散所治，即近世所谓急喉痹，乃白喉及小儿急性喉炎之类，不必无热，亦不必大便不通，其症喘鸣气促，肢冷汗出，窒息欲死，故曰寒实，曰无热症欤？此其所结，上迫咽喉，与大陷胸汤绝异。

❖王吉椿医案：张某某，女，6岁，1956年10月诊。微热声嘶，咳声如吠。西医诊断为白喉。至夜10时许，病情加剧，面色苍白，口唇发绀，肢冷汗出，喘息欲脱。脉细数，苔白微黄。喉部双扁桃体及悬雍垂处，皆有不规则之灰白色假膜覆盖。证属痰火缠喉之白喉重症，时送医院报救已不及，即用三物白散2g，加麝香少许，冷开水运服。逾15分钟，患儿咳嗽加剧，呕出痰水约半小碗，杂有假膜碎片，呼吸略平。后又呕吐3次，泻下2次，患儿竟能帖然入睡。翌日，呼吸通畅，唇红而润，再服白散1.5g，加麝香少许，又呕吐痰水若干，诸症悉减，假膜消退。后用宣肺清热、利咽化痰汤剂调理善后。

❖病者王某，男，3岁。于1951年初冬患麻疹。病名麻疹并发白喉。疹出才2日，出现喉痛声嘶，随即麻疹隐伏不现，高热（39℃），神呆，鼻煽气喘，喉中痰鸣，烦躁不安。舌质红，苔白带黄，脉浮数。检查咽部，见咽后壁及扁桃体有灰白色假膜成片，边缘清楚，拭之不去。颈淋巴结可扪及。诊断诊为麻疹并发白喉（时当地有白喉流行）。饲入药方，呛咳不已，从鼻孔溢出。顷刻突发口噤，两手握拳，两眼上戴，四肢厥冷，面色苍白，口唇发绀，痰鸣气急，呈窒息状。据病征分析，此属痰厥。

治法急则治标，上下分消。

方药：幸病家即药店，迅制桔梗白散（桔梗三分、川贝三分、巴豆霜一分和匀），给此药一绿豆大，化水饲入，患儿摇头挣扎两分钟左右，呱地一声吐出稠痰稀水半盂，惊厥症状即见缓解，大便泻出涎水三次，厥回肢热。

再按上述脉证，辨为热邪内阻，肺气壅遏，治以宣肺透疹，清热解毒之法，方用麻杏甘石汤加味。

处方：生麻黄 2.4g（后下），生石膏 24g（先煎 30 分钟），杏仁 6g，生甘草 3g，鲜芦根 30g，蝉蜕 3g。

当晚饲药 3 次，每次 20ml，半夜以后，麻疹复出，色暗红，次晨汗出，体温降到 38℃ 以下，能进稀饭汁少许。投原方去麻黄，生石膏减至 159，加金银花、连翘、牡丹皮各 6g，生地黄、天花粉各 9g，白牛膝 30g（生用捣汁兑），以养阴清热解毒。外用蚰蜒（鼻涕虫）3 条（冷开水洗涤后入白糖适量化成液体），蛇蜕 3g（切细焙焦），皂角刺 3g（焙炭）。将蛇蜕、皂角刺 2 味研极细，以蚰蜒水调成糊状涂咽喉部。

上述治疗后，白膜渐脱，麻疹透达，神志亦清，体温降至 37.5℃，进食渐多，面色转好，舌质红，苔已去，脉细带数。低热未净，肺胃阴伤，改用叶氏养胃汤加减，连服 7 剂后，脉静热退而愈。

【按语】根据各家注解及临床验案，本方可用治白喉。析其原因，因病变咽喉多有灰白色假膜，从中医辨证之观点，此多属寒，病位在上，所以可用三物小白散以温寒逐水，涤痰破结。

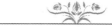

大黄黄连泻心汤

【原文】心下痞，按之濡，其脉关上浮者，大黄黄连泻心汤主之。（154 条）

大黄黄连泻心汤方

大黄二两　黄连一两　黄芩一两

上二味，以麻沸汤二升，渍之须臾，绞去滓，分温再服。

【病机】 无形邪热壅滞于中焦。

【名家方论】

·钱潢：心之下，中脘之上，胃之上脘也。胃居心之下，故曰心下也。其脉关上浮者，浮为阳邪，浮主在上，关为中焦，寸为上焦，因邪在中焦，故关上浮也。按之濡，乃无形之邪热也。热虽无形，然非苦寒以泄之，不能去也。故以此汤主之。

·方有执：此申上条言脉以出其治。脉见关上者，以痞在心下也，以气痞而濡，所以浮也。然痞之濡，由热聚也，故用黄连清之于上，聚虽气也，痞则固矣，故用大黄倾之于下。麻沸汤者，其取图经所谓去瘀之义欤。

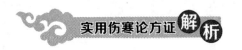

经方拓展应用之医案

❖有一少女，日日卒厥如死状，日约数十次，不能食五谷。易医十二人不能治，因时医不得其解也。请于余，余往诊之。其脉沉迟，其腹如张幕，心下不痞，脐左右无瘕结。余曰："是气疾也，格在胸中，病减时，则病形将现于腹。"乃以鹛鸹菜汤，下虫十余头毕。作大黄黄连泻心汤与之，数日，灸第十五节即脊际十五壮，无他异。明日，第十六节倍其壮数。又一日，第十七节三倍其壮数。经数日，卒厥日仅一二发。益进泻心汤，并灸其脊际自第二节至第十八节。教十日，痊愈。

❖刘渡舟医案：王某某，女，42岁，1994年3月28日初诊。心下痞满，按之不痛，不欲饮食，小便短赤，大便偏干，心烦，口干，头晕耳鸣。西医诊为"自主神经功能紊乱"。其舌质红，苔白滑，脉来沉弦小数。此乃无形邪热痞于心下之证，与大黄黄连泻心汤以泄热消痞：大黄3g，黄连10g，沸水浸泡片刻，去滓而饮。服3剂后，则心下痞满诸证爽然而愈。

❖吕某某，男，30岁。患空洞性肺结核五年之久。一月前突因咳嗽阵发，咯出鲜血，经服西药维生素C、阿胶，肌注链霉素，咯血仍不止。诊见：面红身热，寸脉有力，即与服泻心汤加茜草 9g、阿胶 9g（烊化）。二剂后，咯血明显减少，面亦转为淡黄，精神略差，再拟归脾汤加味，令服十剂，咯血止，后嘱其长期服用异烟肼抗结核治疗。

【按语】关于"心下"　在《伤寒杂病论中》，"心下"不等于现代中医学中的"心脏"，"心下"只是一个部位的表示，东汉时期，人们从体外感知现代中医的"胃脘"不适的位置正好位于"心脏"的下方，于是古人称现代中医的"胃脘胀满"往往为"心下痞"。因此，"大黄黄连泻心汤"所泻者为"中焦胃热"。

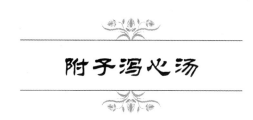

附子泻心汤

【原文】心下痞，而复恶寒汗出者，附子泻心汤主之。（155条）

> ### 附子泻心汤方
>
> 　　大黄二两　黄连一两　黄芩一两　附子一枚（炮，去皮，破，别煮取汁）
>
> 　　上四味，切三味，以麻沸汤二升，渍之须臾，绞去滓，内附子汁，分温再服。

【病机】热痞兼表阳虚。

【名家方论】

·钱潢：伤寒郁热之邪误入而为痞，原非大实。而复见恶寒汗出者，其命门真阳已虚，以致卫气不密，故玄府不得紧闭而汗出，阳虚不任外气而恶寒也。

·方有执：痞，本阴邪内伏，而虚热上凝，复恶寒汗出，则表虚而

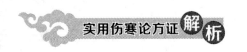

阳不为卫护可知矣。泻心汤，固所以为清热倾否之用，加附子盖所以为敛其汗而固其阳也，黄芩为附子而更加，表里两解俱见矣。

· 尤在泾：此证邪热有余而正阳不足。设治邪而遗正，则恶寒益甚。或补阳而退热，则痞满愈增。此方寒热补泻并投互治，诚不得已之苦心。然使无法以制之，鲜不混而无功矣。方以麻沸汤渍寒药，别煮附子取汁合和与服，则寒热异其气，生熟异其性，药虽同行而功则各奏，乃先圣之妙用也。

经方拓展应用之 医案

❖刘渡舟医案：韩某，男，28岁。患背热如焚，上身多汗，齿衄，烦躁不安。但自小腹以下发凉，如浴水中，阴缩囊抽，大便溏薄，尿急尿频，每周梦遗两到三次。在当地易数医治疗无效，专程来京请余诊治。视其舌质偏红，舌苔根部白腻，切其脉滑而缓。此上热下寒之证，治当清上温下。然观患者所服之方，率皆补肾固涩之品，故难取效，处与附子泻心汤。

处方：黄芩6g，黄连6g，大黄3g（沸水浸泡10分钟去渣），炮附子12g（文火煎40分钟，然后兑"三黄"药汤，加温后合服）。

服3剂，大便即已成形，背热减轻，汗出止，小腹转暖，阴囊上抽消失。又续服3剂而病愈。

【按语】附子泻心汤组方药物有寒有热，所治病证必为一寒热错杂之证。本条表现为"恶寒"，为表阳虚的代表症状，所以本条所治病证应为表寒里热之证。因此，其临床表现的"恶寒"实应为现代中医学"畏寒"一症的临床表现。附子泻心汤亦为附子能温表阳的又一明证。因附子一药亦能温肾阳，在临床应用时，正如上述刘渡舟老师医案，亦可用于肾阳虚兼里热之证。

半夏泻心汤

【原文】 伤寒五六日，呕而发热者，柴胡汤证具，而以他药下之，柴胡证仍在者，复与柴胡汤。此虽已下之，不为逆，必蒸蒸而振，却发热汗出而解。若心下满而硬痛者，此为结胸也，大陷胸汤主之。但满而不痛者，此为痞，柴胡不中与之，宜半夏泻心汤。(149 条)

半夏泻心汤方

半夏半升（洗）　黄芩　干姜　人参　甘草（炙）各三两　黄连一两　大枣十二枚（擘）

上七味，以水一斗，煮取六升，去滓，再煎取三升，温服一升，日三服。

【病机】 寒热错杂于中，气机失降失职。

【名家方论】

· 《医宗金鉴》：结胸兼阳明里实者，大陷胸汤证也。兼阳明不成实者，小陷胸汤证也。痞硬兼少阳里实证者，大柴胡汤证也。兼少阳里不成实者，半夏泻心汤证也。今伤寒五六日，呕而发热者，是邪传少阳之病也。既柴胡证具，乃不以柴胡和之而以他药下之，误矣。若柴胡证仍在者，此虽已下尚未成逆，则当复与柴胡，必蒸蒸而振战，然后发热汗出而解矣。盖以下后痞中作解之状皆如是也。若下后心下满而硬痛者，此为结胸，大陷胸汤固所宜也。若但满而不病，此为虚热气逆之痞，即有呕而发热之少阳证，柴胡亦不中与之，法当治痞也，宜半夏泻心汤主之。

· 方有执：半夏、干姜辛以散虚满之痞，黄芩、黄连苦以泄心膈之热，人参、甘草甘以益下后之虚，大枣甘温，润以滋脾胃于健。曰泻心者，言满在心膈而不在胃也。

· 柯韵伯：即小柴胡去柴胡加黄连干姜汤也。三方分治三阳。在太阳用生姜泻心汤，以未经误下而心下痞硬，虽汗出表解，水犹未散，故君生姜以散之，仍不离太阳为开之义。在阳明用甘草泻心汤者，以两番误下，胃中空虚，其痞益甚，故倍甘草以建中，而缓客气之上逆，仍是从乎中治之法也。在少阳用半夏泻心者，以误下而成痞，邪既不在表，则柴胡汤不中与之，又未全入里，则黄芩汤亦不中与之矣。胸胁苦满与心下痞满，皆半表里证也。于伤寒五六日，未经下而胸胁苦满者，则柴胡汤解之。伤寒五六日，误卜后，心下满而胸胁不满者，则去柴胡、生姜，加黄连、干姜以和之。此又治少阳半表里之一法也。然倍半夏而去生姜，稍变柴胡半表之治，推重少阳半里之意耳。君火以明，相火以位，故仍名曰泻心，亦以佐柴胡之所不及。

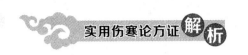
经方拓展应用之 医案

❖ 刘渡舟医案：张某某，男，素嗜酒。1969 年发现呕吐、心下痞闷，大便每日两三次而不成形。经多方治疗，效不显。其脉弦滑，舌苔白，辨为酒湿伤胃，郁而生痰，痰浊为邪，胃气复虚，影响升降之机，则上见呕吐，中见痞满，下见腹泻。治以和胃降逆、去痰消痞为主。

处方：半夏 12g，干姜 6g，黄芩 6g，黄连 6g，党参 9g，炙甘草 9g，大枣 7 枚。

服 1 剂，大便泻下白色胶涎甚多，呕吐十去其七。又服 1 剂，则痞利皆减。凡 4 剂痊愈。

❖ 岳美中医案：徐某某，男，42 岁，军人，病历号 36479。病程较久，1958 年 8 月起食欲不振，疲乏无力，大便日 2～4 次、呈稀糊状，腹胀多矢气，曾在长春某医院诊断为"慢性肝炎"，治疗 10 个月出院。此后因病情反复发作，5 年中先后 4 次住院，每次均有明显之肠胃症状。1964 年 1 月住入本院，8 月 7 日会诊。经治医生谓肝功能谷丙转氨酶略高，为 150～180U/L，其他项目均在正常范围之内。唯消化道症状，

8个月来多次应用乳酶生、胃舒平、消胀灵、薄荷脑、次碳酸铋、黄连素、酵母片、四环素等健胃、消胀、止痢与制菌剂治疗，终未收效。现仍食欲不振，口微苦，食已胃脘满闷腹胀，干噫食臭，午后脘部胀甚，矢气不畅，甚则烦闷懒言，大便溏，日2～4次，多至5次，无腹痛及下坠感，精神疲惫，不欲出屋活动，睡眠不佳，每夜3～4小时，少至2小时，肝区时痛。望其体形矮胖，舌苔白润微黄，脉沉而有力，右关略虚。为寒热夹杂，阴阳失调，升降失常的慢性胃肠功能失调病症。取用仲景半夏泻心汤，以调和之。

处方：党参9g，清半夏9g，干姜4.5g，炙甘草4.5g，黄芩9g，黄连3g，大枣4枚（擘）。以水500ml煎至300ml，去渣再煎取200ml，早晚分服，每日一剂。

药后诸症逐渐减轻，服至40余剂时，患者自作总结云：治疗月余在5个方面有明显改善。食欲增进，食已脘中胀闷未作，腹胀有时只轻微发作，此其一；精力较前充沛，喜欢散步及室外活动，时间略长也不感觉疲劳，此其二；大便基本上一日一次，大便时排出多量气体，消化较好，此其三；肝区疼痛基本消失，有时微作，少时即逝，此其四；睡眠增加，中午亦可睡半小时许，此其五。多年之病，功效明显，后因晚间入睡不快，转服养心安神之剂。

1965年2月5日再次复诊时，前症复作，仍处半夏泻心汤，10余剂后，效验不著，改服附子理中汤，7剂后，诸症不惟不减，反心下胀闷加剧，大便次数增多，复又用半夏泻心汤加茯苓20余剂，获得显效，后来大全不实次数多及心下痞满，虽有因饮食或其他原因，时有反复，而在服用甘草泻心汤，半夏泻心汤的调理下，逐渐疗效巩固，于十一月份出院。

❖王某，男，67岁。患胃及十二指肠溃疡二十余年，曾多方求治，终未痊愈。见痛苦病容，形体消瘦。自述：心口隐隐作痛，或嘈杂烦乱，满闷不适，每饥饿时发作，常噫气吞酸、恶心欲吐、饮食不下，大便溏薄，诊其脉象细紧，舌尖略红。余先予半夏泻心汤。

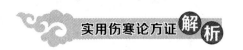

处方：半夏9g，党参15g，川黄连6g，黄芩9g，干姜9g，炙甘草6g，大枣4枚。水煎饭前服三剂。

二诊：诸症见轻，精神亦好转，唯胃脘隐痛尤在。又予上方减芩连用量令服两剂。

三诊：药毕后，症状大见好转，胃脘虽偶有隐痛，但亦无嘈杂之苦，后余配以自拟和胃散调治二月余，诸症消除，身体逐渐康复，现已近八旬，仍未复发。

【按语】

·关于"蒸蒸"　此处应理解为兴盛貌。柳宗元《南岳云峰寺和尚碑》："厥徒蒸蒸，维大教是膺，维宪言是征。"蒸蒸而振指颤抖的特别厉害。在阳明病篇中尚有"太阳病三日，发汗不解，蒸蒸发热者，属胃也，调胃承气汤主之"一句，其中亦有"蒸蒸"一词，此处"蒸蒸"亦应按兴盛解，"蒸蒸发热"应理解为发热比较厉害，而不宜按部分教材所释"自里向外透达的发热"。

·关于半夏泻心汤证的病机　许多教材及参考资料对半夏泻心汤的解释为"寒热错杂痞"，窃以为该解释难于理解，不若按"脾胃升降功能失常"解之合理。由于脾不升，故有腹泻，由于胃不降故有呕逆。脾不升以半夏、干姜辛散以升，胃不降以黄芩、黄连苦寒以降。

·关于"去滓再煎"　在伤寒论中涉及该种煎服方法的凡七处，有半夏泻心汤、生姜泻心汤、甘草泻心汤、小柴胡汤、大柴胡汤、柴胡桂枝干姜汤、旋覆代赭汤。这些汤证的共同点是，往往具有调和之特点。如泻心类能调和脾胃以治痞，柴胡类能调和枢机以治郁。现临床多不遵守此煎法。

甘草泻心汤

【原文】伤寒中风，医反下之，其人下利日数十行，谷不化，腹中雷鸣，心下痞硬而满，干呕心烦不得安，医见心下痞，谓病不尽，复下之，其痞益甚，此非结热，但以胃中虚，客气上逆，故使硬也，甘草泻心汤主之。（158 条）

甘草泻心汤方

甘草四两（炙）　黄芩三两　半夏半升（洗）　大枣十二枚（擘）黄连一两　干姜三两人参三两

上六味，以水一斗，煮取六升，再煎取三升，温服一升，日三服。

【病机】误下中虚，痞利俱甚。

【名家方论】

·《医宗金鉴》：方以甘草命名者，取和缓之意也。用甘草、大枣之甘，补中之虚，缓中之急。半夏之辛，降逆止呕。芩、连之寒，泻阳陷之痞热。干姜之热，散阴凝之痞寒。缓中降逆，泻痞除烦，寒热并用也。

·方有执：伤寒中风，言伤寒与中风皆有此变证，大意与上篇第六十条同。医反下之至心下痞硬而满，大略与上篇第三十五条同，此多既误而复误，不得安已上，前误成痞也，医见至益甚，言复误而痞加重也，此非结热至末，乃原致痞之因，以出其治也。甘草大枣之甘，益反下之虚，干姜半夏之辛，散上逆之满，黄芩黄连之苦，解邪热之烦，然证大略与上篇第三十五条同，而方物有同有异者，不用桂枝，以无表也，同用甘草干姜同为益虚而散硬也，不用参术，恶益气也，用大枣，取滋干姜也，以既误复误而痞益甚，故用芩连以为干姜之反佐，协同半夏以主散，此其所以有异同之分焉。

·柯韵伯：本方君甘草者。也以一倍而除烦，一以补胃中之空虚，一以缓客气之上逆，泻心加干姜者，本以散中宫下药之寒，且以行芩、连之气而消痞硬，佐半夏以除呕，协甘草以和中。是甘草得位而三善备，干姜任重而四美具矣。

·《张氏医通》：痢不纳食，俗名噤口，如因邪留胃中，胃气伏而不宣，脾气因而涩滞者，香、连、枳、朴、橘红、茯苓之属。热毒冲心，头疼心烦，呕而不食，手足温暖者，甘草泻心去大枣，易生姜。此证胃中有热，不可用温药。

· 《方函口诀》：用于产后口糜泻，有奇效。

· 《温知医谈》：甘草泻心汤治走马牙疳，特有奇验。

经方拓展应用之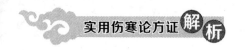

❖岳美中医案：宋某某，男，59 岁，1960 年 12 月 31 日初诊。便燥数月，每于饥饿时胃脘胀痛，吐酸，得按则痛减，得矢气则快然，惟矢气不多，亦不口渴。诊见面部虚浮，脉象濡缓。投甘草泻心汤加茯苓。3 剂后大便甚畅，矢气转多。改投防己黄芪汤加附子 4.5g。1 剂后大便甚畅，胃脘痛胀均减，面浮亦消，唯偶觉胃灼热。原方加茯苓服用 2 剂。3 个月后随访，诸症皆消。

❖刘渡舟医案：郑某某，女，32 岁。患病而有上、中、下三部的特点。在上有口腔经常糜烂作痛，而不易愈合；在下有前阴黏膜溃破，既痛且痒；中部则见心下痞满，饮食乏味。问其小便尚可，大便则每日二次犹能成形。切其脉弦而无力，舌苔薄白而润。三部之证由中州发起。辨为脾虚不运，失降失常，气痞于中，而挟有湿蚀之毒。治宜健脾调中，升清降浊，兼解虫毒之侵蚀。

处方：炙甘草 12g，黄芩 9g，人参 9g，干姜 9g，黄连 6g，半夏 10g，大枣 7 枚。

共服 10 余剂，以上诸症逐渐获愈。

【按语】本方中炙甘草换为生甘草在《金匮要略》中用治狐惑病，类似于现代医学之白塞病，或叫口眼生殖器综合征。基于此，笔者用此方治疗复发性口腔溃疡取得了比较好的效果，其中生甘草必用大量，每用多至 30g。

生姜泻心汤

【原文】伤寒汗出解之后，胃中不和，心下痞硬，干噫食臭，胁下有水气，腹中雷鸣，下利者，生姜泻心汤主之。（157条）

生姜泻心汤方

生姜四两（切）　甘草二两（炙）　　人参三两　干姜一两　黄芩三两　半夏半升（洗）　黄连一两　大枣十二枚（擘）

上八味，以水一斗，煮取六升，去滓，再煎取三升，温服一升，日三服。

【病机】胃虚食滞水停痞。

【名家方论】

·《医宗金鉴》：名生姜泻心汤者，其义重在散水气之痞也。生姜、半夏散胁下之水气。人参、大枣补中州之虚。干姜、甘草以温里寒。黄芩、黄连以泻痞热。备乎虚实寒热之治，胃中不和，下利之痞，焉有不愈者乎。

·王晋三：泻心各方总不离乎开结、导热、益胃。然其或虚或实，有邪无邪，处方之变，则各有微妙。是方由胃阳虚不能行津液而致痞者，惟生姜辛而气薄，能升胃之津液，故以名汤。干姜、半夏破阴以导阳，黄芩、黄连泻阳以交阴，人参、甘草益胃安中，培植水谷生化之本，仍以大枣佐干姜发生津液，不使其再化阴邪。通方破滞宣阳，是亦泻心之火也。

·柯韵伯：汗出而解，太阳证已罢矣。胃中不和，是太阳之余邪与阴寒之水气杂处其中故也。阳邪居胃之上口，故心下痞硬，干呕而食臭；水邪居胃之下口，故腹中雷鸣而下利也。火用不宣则痞硬，水用不宣则干呕，邪热不杀谷则食臭。胁下即腹中也。土虚不能制水，故肠鸣。此太阳寒水之邪，侵于形躯之表者已罢，而入于形躯之里者未散。故病虽在胃而不属阳明，仍属太阳寒水之变耳。

·方有执：胃为中土，温润则和，不和者，汗后亡津液，邪乍退散，正未全复而尚弱也。痞硬，伏饮搏膈也。噫，饱食息也。食臭，孵气也。平人过饱伤食，则噫食臭。病人初瘥，脾胃尚弱，化输未强，虽无过饱，犹之过饱而然也。水气，亦谓饮也。雷鸣者，脾为阴，胃为阳，阴阳不和，薄动之声也。下利者，惟阴阳之不和，则水谷不分清，所以杂进而走注也。生姜大枣，益胃而健脾，黄芩黄连，清上而坚下，半夏干姜，蠲饮以散痞，人参甘草，益气而和中，然则泻心者，健其脾而脾输，益其胃而胃化，斯所以为泻去其心下痞硬之谓也。

·施氏续易简方：生姜泻心汤，治大病新差、脾胃尚弱；谷气未复，强食过多，停积不化，心下痞硬，干噫食臭，胁下有水，腹中雷鸣，下利发热，名曰食复，最宜服之。

经方拓展应用之医案

❖胡某某，男性。患慢性胃炎，自觉心下有膨闷感，经年累月当饱食后嗳生食气，所谓"干噫食臭"；腹中常有走注之雷鸣声。体形瘦削，面少光泽。认为是胃功能衰弱，食物停滞，腐败成气，增大容积，所谓："心下痞硬"；胃中停水不去，有时下走肠间，所谓"腹中雷鸣"。以上种种见证，都符合仲景生姜泻心汤证，因疏方予之。

处方：生姜12g，炙甘草9g，党参9g，干姜3g，黄芩9g，黄连3g（忌用大量），半夏9g，大枣4枚（擘）。以水8盅，煎至4盅，去渣再煎，取两盅，分两次温服。（《伤寒论》方）

服1周后，所有症状基本消失，唯食欲不振，投以加味六君子汤，胃纳见佳。

【按语】生姜泻心汤证之别于半夏泻心汤证之机理主要在于"胁下有水气"，因为有水气，所以减干姜用量加生姜，以化水气。

旋覆代赭汤

【原文】伤寒发汗，若吐若下，解后，心下痞硬，噫气不除者，旋覆代赭汤主之。（161条）

旋覆代赭汤方

旋覆花三两　人参二两　生姜五两　代赭一两　甘草三两（炙）
半夏半升（洗）　大枣十二枚（擘）

上七味，以水一斗，煮取六升，去滓，再煎取三升，温服一升，日三服。

【病机】胃虚痰阻，虚气上逆。

【名家方论】

·《伤寒附翼》：旋覆、半夏作汤，合代赭末，治顽痰结于胸膈，或痰沫上涌者最佳。虚者加人参甚效。

·尤在泾：伤寒发汗，或吐或下，邪气则解，而心下痞硬，噫气不除者，胃气弱而未和，痰气动而上逆也，旋覆花咸温，行水下气，代赭石味苦质重，能坠痰降气，半夏、生姜辛温，人参、大枣、甘草甘温，合而用之，所以和胃气而止虚逆也。

·方有执：解谓大邪已散也。心下痞硬，噫气不除者，正气未复，胃气尚弱，而伏饮为逆也。旋覆、半夏蠲饮以消痞硬，人参、甘草养正以益新虚。代赭以镇坠其噫气，姜、枣以调和其脾胃。然则七物者，养正散余邪之要用也。

·柯韵伯：伤寒者，寒伤心也。既发汗复吐下之，心气太虚，表寒乘虚而结于心下。心气不得降而上出于声，君主出亡之象也。噫者伤痛声。不言声而曰气者，气随声而见于外也。

·汪琥：此噫气比前生姜泻心汤之干噫不同，是虽噫而不致食臭，故知其为中气虚也。与旋覆代赭石汤以补虚、散痞、下逆气。

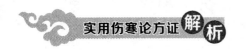
经方拓展应用之医案

❖喻嘉言医案：倪庆云病膈气十四日，粒米不下咽，始吐清水，次吐绿水，次吐黑水，次吐臭水，呼吸将绝，医已歇手。余适诊之，许以可救，渠家不信。余曰，尽今一昼夜，先服理中汤六剂，不令其绝，来早转方，一剂全安。渠家曰：病已至此，滴水不能入喉，安能服药六剂呼？余曰：但得此等甘温入口，必喜而再服，不须过虑。渠诸子或痒或弃，亦知理折，佥曰：既有妙方，何不即投见效，必先与理中，然后乃用此，何意耶？余曰：《金匮要略》有云"病人噫气不除者，旋覆代赭汤主之。"吾于此病分别用之者有二道：一者黑水为胃底之水，臭水为肠中之水，此水且出，则胃中之津久已不存，不敢用半夏以燥其胃也。一者以将绝之气，止存一系，以代赭坠之，恐其立断，必先以理中分理阴阳，使气易于降下，然后以代赭得以建奇奏绩……至次早，未及服药，复请前医参酌，众医交口极沮，渠家并后三剂不肯服矣。余持前药一盏，勉令服之，曰：吾即于众医前，立地转方，顷刻见效，再有何说！乃用旋覆花一味煎汤调代赭末二匙与之。才一入口，病者曰：好药，吾气已转入丹田矣。困倦之极，服补药二十剂，将息二月而愈。

❖刘渡舟《新编伤寒论类方》：魏生诊治一妇女，噫气频作而心下痞闷，脉来弦溃，按之无力。辨为脾虚肝逆、痰气上攻之证为疏。

处方：旋覆花9g，党参9g，半夏9g，生姜3片，代赭石30g，炙甘草9g，大枣3枚。

令服3剂，然效果不显，乃请余会诊。诊毕，视方辨证无误，乃将生姜剂量增至15g，代赭石则减至6g，嘱再服三剂，而病竟大减。魏生不解其故。余曰：仲景此方的剂量原来如此。因饮与气搏于心下，非重用生姜不能开散。代赭石能镇肝逆，使气下降，但用至30g则直驱下焦，反掣生姜、半夏之肘，而于中焦之痞则无功，故减其剂量则获效。可见经方之药量亦不可不讲求也。魏生称谢。

❖雷某某，男，60余岁。半月前因急性腹泻而住院，经输液使用抗生素及呋喃唑酮等治疗，七天后，腹泻基本停止。止泻后第二天出现膈肌痉挛，呃逆不止，连声不断，持续十余天，服中西药多类，未见好转。之后，余一徒弟为其诊治，先后投以半夏厚朴汤、旋覆代赭汤、丁香柿蒂汤未获疗效。邀余再诊，见此证确系久泻伤胃，里虚呃逆，按理用旋覆代赭汤适证无误，何以不效？余审其处方，无须再加，只将其中党参12g，改为人参9g，令服一剂试之。服药当日呃逆即止。

【按语】

·本方原用治嗳气，现也多用治呃逆。纠其源，二者有共同的病机特点，均为气机上逆。

·原方赭石不重用，因赭石为矿物质，防其重坠伤胃。除用量小以外，仲景更用参草枣三味药护中，体现了仲景时时顾护胃气之原则。

赤石脂禹余粮汤

【原文】伤寒服汤药，下利不止，心下痞硬。服泻心汤已。复以他药下之，利不止，医以理中与之，利益甚。理中者，理中焦，此利在下焦，赤石脂禹余粮汤主之。复不止者，当利其小便。(159条)

赤石脂禹余粮汤方

赤石脂一斤（碎）　太一禹余粮一斤（碎）

上二味，以水六升，煮取二升，去滓，分温三服。

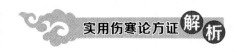

【**病机**】下焦滑脱。

【**名家方论**】

·成无己：伤寒服汤药下后，利不止而心下痞硬者，气虚而客气上逆也。与泻心汤攻之则痞已。医复以他药下之，又虚其里，致利不止也。理中丸，脾胃虚寒下利者服之愈。此以下焦虚，故与之其利益甚。《圣济经》曰："滑则气脱，欲其收也，如开肠洞泄，使溺遗失，涩剂所以收之。"此利由下焦不约，与赤石脂禹余粮汤以涩洞泄。下焦主分清浊，下利者，水谷不分也。若服涩剂而利不止，当利小便以分其气。

·柯韵伯：服汤药而利不止，是病在胃。复以他药下之而利不止，则病在大肠矣。理中非不善，但迟一着耳。石脂、余粮，助燥金之令，涩以固脱。庚金之气收，则戊土之湿化。若复利不止者，以肾主下焦，为胃之关也。关门不利，再利小便，以分消其湿。盖谷道既塞，水道宜通，使有出路。此理下焦之二法也。

·方有执：服泻心汤已，承上条而再言之也。复以他药下之利不止，言再治之不对。医以理中与之利益甚，言愈误也。理中者已下，乃明其误而出其治。《难经》曰：中焦者，在胃中脘，主腐熟水谷。下焦者，当膀胱上口，主分别清浊，主出而不内，以传道也。《灵枢》曰：水谷者，常并居于胃中，成糟粕而俱下于大小肠而成下焦，渗而俱下，济泌别汁，循下焦而渗入膀胱焉。然则利在下焦者，膀胱不渗而大肠滑脱也。禹余粮甘平，消痞硬而镇定其脏腑。赤石脂甘温，固肠虚而收其滑脱。然收滑脱矣，而利仍不止者，膀胱不渗而水谷不分也，利小便者，导其水而分清之，使府司各行其所有事也。府司各行其所有事，则利无余治而愈可必矣。

利在下焦，水气为患也。唯土能制水。石者，土之刚也。石脂、禹粮，皆土之精气所结。石脂色赤入丙，助火以生土；余粮色黄入戊，实胃而涩肠。虽理下焦，实中官之剂也。且二味皆甘，甘先入脾，能坚固堤防而平水气之亢，故功胜于甘、术耳。

经方拓展应用之医案

❖李思萱室人有孕，冬日感寒，至春而发。初不觉也，连食鸡面鸡子，遂成夹食伤寒，一月才愈，又伤食物，吐泻交作，前后七十日，共反五次，遂成膈症，滴饮不入。延诊时，其脉上涌而乱，重按全无，呕哕连绵不绝，声细如虫鸣，久久方大呕一声。余曰：病者胃中全无水谷，已翻空向外，此不可救之症也。思萱必求良治，以免余憾。余筹划良久。因曰：万不得已，必多用人参。但才入胃中，即从肠出，有日费斗金不勾西风一浪之譬，奈何？渠曰：尽在十日之内，尚可勉备。余曰：足矣。乃煎人参汤，调赤石脂末，以坠安其翻出之胃。

病者气若稍回，少顷大便，气即脱去。凡三日服过人参五两，赤石脂末一斤，俱从大便泻出，得食仍呕，但不呕药耳。因思必以药之渣滓，如糜粥之类与服，方可望其少停胃中，顷之传下，又可望其少停肠中，于是以人参陈橘皮二味，剪如芥子大，和粟米同煎作粥，与服半盏，不呕，良久又与半盏，如是再三日，始得胃舍稍安，但大肠之空，尚未填实。复以赤石脂末为丸，每用人参汤吞两许。如是再三日，大便亦稀。此三日参橘粥内已加入陈仓米，每进一盏，日进十余次，人事遂大安矣。仍用四君子汤丸调理，通共享人参九两痊愈，然此亦因其胎尚未堕，有一线生气可续，故为此法以续其生耳，不然者用参虽多，安能回元气于无何有之乡哉。后生一子，小甚，缘母疾百日失荫之故。

【按语】 "赤石脂"为硅酸盐类矿物多水高岭石族多水高岭石，其主药成分为四水硅酸铝。功能收涩止泻。其服用方式可以以散剂直接吞服。与西药之"蒙脱石散"有异曲同工之妙，甚至其药物成分都十分相似，蒙脱石亦为一种硅铝酸盐。二者吞服后覆盖在消化道黏膜表面，对肠黏膜有保护作用；对消化道内的病毒、病菌及其产生的毒素又有固定、抑制作用。为一常用的用于虚性泄泻之要药。

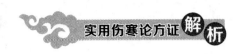

十枣汤

【原文】 太阳中风，下利，呕逆，表解者，乃可攻之。其人漐漐汗出，发作有时，头痛，心下痞硬满，引胁下痛，干呕，短气，汗出不恶寒者，此表解里未和也，十枣汤主之。(152条)

十枣汤方

芫花（熬）　甘遂　大戟

上三味，等分，各别捣为散，以水一升半，先煮大枣肥者十枚，取八合，去滓，内药末。强人服一钱匕，羸人半钱。温服之，平旦服。若下后病不除者，明日更服加半钱，得快下利后，糜粥自养。

【病机】 饮停胸胁。

【名家方论】

· 尤在泾：此外中风寒，内有悬饮之证。下利呕逆，饮之上攻而复下注也。然必风邪已解而后可攻其饮。若其人漐漐汗出而不恶寒，为表已解。心下痞硬满，引胁下痛，干呕短气，为里未和。虽头痛而发作有时，知非风邪在经而是饮气上攻也。故宜十枣汤下气逐饮。按《金匮要略》云：饮后水流在胁下，咳吐引痛，谓之悬饮。又云：病悬饮者，十枣汤主之。此心下痞硬满，引胁下痛，所以知为悬饮也。悬饮非攻不去，芫花、甘遂、大戟并逐饮之峻药，而欲攻其饮，必顾其正，大枣甘温以益中气，使不受药毒也。

· 柯韵伯：中风下利呕逆，本葛根加半夏症。若表既解而水气淫溢。不用十枣攻之，胃气大虚，后难为力矣。然下利呕逆，固为里证，而本于中风，不可不细审其表也。若其人漐漐汗出，似乎表证，然发作有时，则病不在表矣。头痛是表证，然既不恶寒，又不发热，但心下痞硬而满，胁下牵引而痛，是心下水气泛溢，上攻于脑而头痛也。与"伤寒不大便六七日而头痛，与承气汤"同。干呕汗出为在表，然而汗出而有时，更不恶寒、干呕而短气为里证也明矣。此可以见表之风邪已解，而里之水气不和也。然诸水气为患，或喘，或渴，或噎，或悸，或烦，或利而不吐，或吐而不利，或吐利而无汗。此则外走皮毛而汗出，上走咽喉而呕逆，下走肠胃而下利，浩浩莫御，非得利水之峻剂以直折之，中气不支矣。此十枣之剂，与五苓、青龙、泻心等法悬殊矣。

·方有执：絷絷汗出至短气，言证虽有里，犹未可下，直至汗出不恶寒，方是承上启下，言当下以出其治。然下之为下，义各不同，此盖邪热伏饮，抟满胸胁，与结胸虽涉近似，与胃实则大不相同。故但散之以芫花，达之以甘遂，泻虽宜苦，用则大戟，胜之必甘，汤斯大枣，是皆蠲饮逐水之物，而用情自尔殊常。大枣保其脾精，芫、遂、大戟泄其水饮也。

·《外台秘要》：深帅朱雀汤（即本方）疗久病癖饮停痰不消，在胸膈上液液，时头眩，病苦挛，眼暗，身体手足十指指甲尽黄，亦疗胁下支满，饮辄引胁下痛。

·《圣济总录》：三圣散（即本方）治久病饮癖停痰，及胁满支饮，辄引胸下痛。

·《本草汇言》：方脉正宗，治五种饮证，芫花醋煮，大戟醋煮，甘遂童便煮，三处煮过，各等分，焙干为末，每服二钱，大枣十枚，煎汤调下。

·《活人书》：用此汤合下不下，令人胀满，通身浮肿而死。

经方拓展应用之 医案

❖张任夫，劳神父路仁兴里六号。初诊，二十四年四月四日，水气凌心则悸，积于胁下则胁下痛，冒于上膈则胸中胀，脉来双弦，证属饮家，兼之干呕短气，其为十枣汤证无疑。

处方：炙芫花五分，制甘遂五分，大戟五分。研细末分作两服。先用黑枣十枚煎烂，去渣，入药末，略煎和服。

【按】今当报告张君服汤后之情形。张君先购药，价仅八

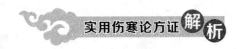

分，惊其值廉。乃煮大枣拾枚，得汤去滓，分之为二。入药末一半，略煎，成浆状物。其夜七时许，未进夜饭，先服药浆，随觉喉中辛辣，甚于胡椒。张君素能食椒，犹尚畏之，则药性之剧可知。并觉口干，心中烦，若发热然。九时起，喉哑不能作声，急欲大便，不能顷刻停留，所下非便，直水耳。其臭颇甚。于是略停，稍进夜饭，竟得安眠，非复平日之转侧不宁矣。夜二时起，又欲大便，所下臭水更多，又安眠。六时，又大便，所下臭水益增多。又睡至十时起床，昨夜之喉哑者，今乃愈矣。且不料干呕、嗳气、心悸、头晕者羔均减，精神反佳。

此时病者眠食安适，步履轻捷，不复如从前之蹒跚矣。后一月，宋又延余诊治，且曰：大便常五六日不行，头面手足乳房俱肿。余曰：痰浊既行，空隙之处，卫气不充，而水饮聚之。《金匮要略》原有发汗利小便之法以通阳气。今因其上膈壅阻特甚，且两乳胀痛，不得更用缓攻之剂。方用：制甘遂一钱，大戟末一钱，王不留行二钱，生大黄三钱，芒硝三钱。一泻而胀痛俱止。宋因询善后之法，余因书：苍术一两，白术一两，炙甘草五钱，生麻黄一钱，杏仁三钱。令煎汤代茶，汗及小便俱畅。即去麻杏，一剂之后，永不复发云。

【按语】十枣汤中主药并非十枣，却以十枣命名，意即要强调重视枣之作用，结合上述经方实验录中之医案，可知枣之顾护胃气之重要性。

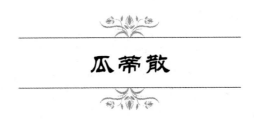

瓜蒂散

【原文】病如桂枝证，头不痛，项不强，寸脉微浮，胸中痞硬，气上冲喉咽，不得息者，此为胸有寒也，当吐之，宜瓜蒂散。（166条）

瓜蒂散方

瓜蒂一分（熬黄）　　赤小豆一分

上二味，各别捣筛，为散已，合治之，取一钱匕。以香豉一合，用热汤七合，煮作稀糜，去滓。取汁合散，温顿服之。不吐者，少少加；得快吐，乃止。诸亡血虚家，不可与瓜蒂散。

【病机】痰实阻滞胸中。

【名家方论】

·《医宗金鉴》：凡胸中寒热，与气与饮郁结为病，诚非汗下之法所能治，必得酸苦涌泻之品因而越之。上焦得通，阳气得复，痞硬可消，胸中可和也。瓜蒂极苦，赤豆味酸，相须相益，能疏胸中实邪，为吐剂中第一品也。而佐香豉汁合服者，借谷气以保胃气也。服之不吐，少少加服，得快吐即止者，恐伤胸中元气也。此方奏功之捷胜于汗下，所谓汗吐下三大法也。今人不知仲景、子和之精义，置之不用，可胜惜矣。然诸亡血虚家，胸中气液已亏，不可轻与，特与申禁。

·汪琥：伤寒一病，吐法不可不讲。华元化云：伤寒至四日，在胸，宜吐之。巢元方云：伤寒病，三日以上，气浮在上部，胸心填塞满闷，当吐之则愈。仲景以此条论特出之太阳下篇者，以吐不宜迟，与太阳汗证相等，当于两三日间审其证而用其法也。

·柯韵伯：病如桂枝，是见发热、汗出、恶风、鼻鸣、干呕等症。头不痛，项不强，则非太阳中风。未经汗下而胸中痞硬，其气上冲，便非桂枝证矣。病机在胸中痞硬，便当究痞硬之因，因思胸中痞硬之治法矣。胸中者，阳明之表也。邪中于面，则入阳明，中于膺，亦入阳明。则鼻鸣、发热、汗出、恶风者，是邪中于面，在表之表也。胸中痞硬，气上冲不得息者，邪中膺，在里之表也。寒邪结而不散，胃阳抑而不升，故成此痞象耳。胃者土也，土生万物，不吐者死，必用酸苦涌泄之味，因而越之，胃阳得升，胸寒自散。里之表和，表之表亦解矣。此瓜蒂散为阳明之表剂。

·《外台秘要》：范汪疗伤寒及天行瓜蒂散方，瓜蒂赤小豆二味，捣作散，温汤二合，服一钱匕，药下便卧。苦吐，便宜急忍也。候食顷

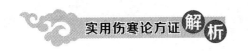

不吐，取钱五匕散，二合汤和服之，便吐矣。不吐复稍增，以吐为度，吐出青黄如果汁者五升以上为佳。若吐少病不除者，明日如前法复吐之。可至再三，不令人虚也，药力过时不吐，服汤一升，助药力也。吐出便可食，无复余毒。若服药过多者，益饮冷水解之。

·《医方集解》：治卒中痰迷，涎潮壅盛，癫狂烦乱，人事昏沉，五痫痰壅上膈；及火气上冲，喉不得息，食填中脘，欲吐不出，量人虚实服之。吐时须令闭目，紧束肚皮。吐不止者，葱白汤解之。良久不出者，含沙糖一块，即吐。

经方拓展应用之医案

❖许叔微医案：毗陵一时官得病，身疼痛，发热，体重，其脉虚弱，人多作风湿，或作热病，则又疑其脉虚弱不敢汗也，已数日矣。予诊视之，曰中暍证也。仲景云：太阳中暍者，身热疼重，而脉微弱，此以夏月伤冷水，水行皮中所致也。予以瓜蒂散治而愈。

❖崔某某，女，32岁，住院号4684。患者既往健康。近3年患神经官能症。数日来自觉心烦，郁闷，未用其他药物，仅用民间偏方干甜瓜蒂约50g，水煎药液半碗，于1973年8月5日晨7时许服下。服药后约十分钟，出现呕吐，初吐物为黏液、水、食物，继而吐绿水、血水。呕吐频繁，吐物总量达1000ml。当时午后一时许来诊，即刻住院治疗。入院检查：体温37℃，脉搏摸不清，血压测不到；发育正常，营养中等，神志清醒，面色苍白，大汗，略烦躁，口唇轻度发绀，瞳孔等大正圆，对光反应存在，颈软，心界不大，心音低弱，心率130次/分，律整，未闻及杂音，两肺呼吸音正常，腹部平软，胃脘压痛，肝脾未扪及，四肢末梢发凉，神经系统无异常。

大便常规：见少量白细胞及蛔虫卵。肝功能：碘试验阴性，麝浊4单位，锌浊8单位，谷丙转氨酶356单位。心电图：ST段、Ⅱ、Ⅲ、avF、V、V3、V5均明显下降；T波倒置；ST段avR上升；Ⅱ高耸、Ⅲ、avF及V5也略高。入院后经多方抢救无效，于8月6日零时10分死亡。

❖马某，男，16岁，住院号：15186。患者于1988年2月10日18时急诊入院。其父代诉：患儿因癫痫病多年，久治无效，遂找某医用催吐法治之。于当日下午4时服瓜蒂细粉1g，以温水送服。药后半小时未见呕吐反应，遂再服0.5g，服后约十分钟，即出现严重的脘腹疼痛和剧烈的恶心呕吐，呕吐物为咖啡色液体，内含食物残渣约500ml，继之呕出鲜血数次，每次约100ml，半小时后脐腹绞痛，大便呈稀水样，数次，随即也转为鲜血样，先后便出四次，均为少量血液，于18时急来本院就诊。

查体：急性重病容，神清，精神萎靡，呈脱水貌，血压5.32/2.66kPa（40/20mmHg），心肺（－），腹软，全腹广泛性压痛，肝脾未触及。急行常规洗胃，插管过程中又因恶心呕出鲜血少量，故改为口服清水洗胃，同时急给补液、升压、输血、止血、抗感染等对症处理，经综合治疗，吐泻停止，再未出血，经十多小时的抢救，血压回升到正常，腹痛等症状消失，精神好转，三日后大便一次，隐血试验转阴，能进少量饮食，于2月14日出院调治。

【按语】关于瓜蒂之毒性　在仲景原方中瓜蒂散每次用量仅一钱匕，其中瓜蒂约占0.5g。此处用量必须铭记在心。曾遇一患者误用至吐不止一案，记述于下：2015年11月2日下午四时左右，一个以前的患者给我来电话，说"王医生，您不是说体内寒湿重吗？（之前我给她治疗过白带过多，曾告诉过她体内寒湿较重）有个朋友给了我个偏方，让我煮甜瓜蒂煮水治湿气，结果我现在吐得止不住，而且已经开始吐血，怎么办？"我一听比较着急，让其迅速就近到医院急诊处理，在医院输液治疗呕吐得止，病情得以缓解。愈后来告，当时偏方用了21枚瓜蒂煮水，煮后喝了约1/3的剂量。

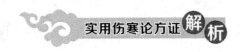

桂枝去桂加茯苓白术汤

【原文】服桂枝汤，或下之，仍头项强痛，翕翕发热，无汗，心下满微痛，小便不利者，桂枝去桂加茯苓白术汤主之。(28条)

桂枝去桂加茯苓白术汤方

芍药三两　甘草二两（炙）　　生姜（切）　　白术　茯苓各三两
大枣十二枚（擘）

上六味，以水八升，煮取三升，去滓，温服一升。小便利则愈。
本云：桂枝汤，今去桂加茯苓、白术。

【病机】风寒湿邪留于肌表。

【名家方论】

·成无己：头项强痛，翕翕发热，虽经汗下，而邪气仍在表也。心下满微痛，小便利者，则欲成结胸。今外证未罢，无汗，小便不利，心下满微痛，为停饮也。与桂枝汤以解外，加茯苓白术利小便，行留饮也。

·方有执：服桂枝汤病不解而证变者，不独中风而且有寒也，又或下之，益误也。仍头项强痛翕翕发热无汗者，风寒之表皆在而未除也。心下满微痛者，误下而证入里也。小便不利，下后亡津液而水饮停也。去桂枝用芍药甘草者，收重伤之阴而益里伤之虚也，姜枣健脾胃而和中，下后用之更宜，故二物仍其旧也，茯苓淡渗以利窍，术能益土以胜水，本其有停饮之故，所以加之，以为拯前治之误也。

·柯韵伯：汗出不彻而遽下之，心下之水气凝结，故反无汗而外不解，心下满而微痛也。然病根在心下，而病机在膀胱。若小便利，病为在表，仍当发汗；如小便不利，病为在里，是太阳之本病，而非桂枝证未罢也。故去桂枝，而君以苓、术，则姜、芍即散邪行水之法，佐甘、枣效培土制水之功。此水结中焦，只可利而不可攻，所以与小青龙、五苓散不同法。但得膀胱水去，而太阳表里症悉除，所谓治病必求其本也。

·尤在泾：头项强痛，翕翕发热，无汗，邪在表也。心下满微痛，饮在里也。此表间之邪，与心下之饮，相得不解，是以发之而不从表出，夺之而不从下出也。夫表邪挟饮者，不可攻表，必治其饮，而后表可解。桂枝汤去桂，加茯苓、白术，则不欲散邪于表，而但逐饮于里。饮去则不特满痛除，而表邪无附，亦自解矣。

·钱潢：头项强痛，中风伤寒均有之证也。翕翕发热，是热在皮毛，中风证也。无汗则伤寒之本证矣。就此诸证，为风寒兼有而无疑矣。而但服桂枝汤，是治风而未治寒也。故仍头项强痛，翕翕发热无汗而不解也。又或误下之，所以有心下满微痛之证，乃下后邪气陷入，而欲结也。小便不利，太阳之热邪内犯膀胱、气化不行也。治之以桂枝去桂加茯苓白术汤，未详其义，恐是后人传写之误，未可知也。

经方拓展应用之医案

❖陈修园医案：嘉庆戊辰，吏部谢芝田先生会亲，患头项强痛，身疼心下满，小便不利。服表药无汗，反烦，六脉洪数。初诊疑为太阳阳明合病。谛思良久，曰：前病在无形之太阳，今病在有形之太阳。但使有形之太阳小便一利，则所有病气俱随无形之经气而汗解矣。用桂枝去桂加茯苓白术汤，一服遂瘥。

【按语】当表证兼有水时单纯解表则病必不除。应予"小青龙汤"以外散表寒、内温水饮。在"苓桂术甘汤"仲景亦谆谆教诲"发汗则动经，身为振振摇者"，警告在内有水饮的情况下先予解表会导致"身为振振摇"。如果误汗了怎么办呢？仲景又于"真武汤"中给予了进一步的阐述："太阳病，发汗，汗出不解，其人仍发热，心下悸，头眩，身瞤动，振振欲擗地者，真武汤主之。"

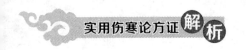

葛根加半夏汤

【原文】太阳与阳明合病，不下利，但呕者，葛根加半夏汤主之。
（33条）

葛根加半夏汤方

葛根四两　麻黄三两（去节）　甘草二两（炙）　芍药二两　桂枝二两（去皮）　生姜二两（切）　半夏半升（洗）　大枣十二枚（擘）

上八味，以水一斗，先煮麻黄、葛根，减二升，去白沫，内诸药，煮取三升，去滓，温服一升。覆取微似汗。

【病机】风寒外束，卫闭营郁，表邪内迫于胃。

【名家方论】

·成无己：邪气外盛，阳不主里，里气不和，气下而不上者，但下利而不呕。里气上进而不下者，但呕而不下利，与葛根汤以散其邪，加半夏以下逆气。

·方有执：合之为言，相配偶也，轻重齐，多少等，谓之合，盖阳明切近太阳，所以合也，不下利，乃对中篇必有下利而言，两相反之词，所以为彼此互相发明，以见中风伤寒之分别也。呕，大吐也，盖太阳，膀胱也，膀胱主水。阳明胃也，胃主饮。风邪属阳，阳主气，阳邪协气，泛溢水饮而上涌，得逆则与俱出，此呕之所以为呕，太阳阳明相合而为一家之证也。桂枝葛根，散风而解肌，太阳阳明之的药也，半夏辛温，散气而蠲饮，主除热坚而止呕也，然所谓葛根加者，其葛根汤，得非承上条而言，指桂枝加葛根之葛根与，以其无麻黄，殊为允当也，用者请更参详，不浮沉于谬讹。

·柯韵伯：轻可以去实，麻黄、葛根是也。去沫者，止取其清阳发腠理之义也。葛根能佐麻黄而发表，佐桂枝以解肌。不须啜粥者，开其腠理而汗自出，凉其肌肉而汗自止。是凉散以祛风，不必温中以逐邪矣。

·汪琥：愚以既云呕矣，其人胸中能免满逆之证乎？汤中半夏固宜加矣，而甘草、大枣之甘能不相碍乎？或云：方少止甘草二两，大枣十二枚，已有生姜三两，复加半夏半升，于呕家又何碍？

经方拓展应用之医案

❖胡希恕医案，任某，女，21 岁，1965 年 12 月 21 日初诊。昨日感冒，头痛头晕，身疼腰痛，恶心呕吐，恶寒，并素有腹痛大便溏泻，浮数，苔白。证属太阳阳明合病，为葛根加半夏汤适应证。

处方：葛根 12g，麻黄 10g，桂枝 10g，生姜 10g，白芍 10g，大枣 4 枚，炙甘草 6g，半夏 12g。

服 1 剂症大减，2 剂症已。

【按语】方名"葛根加半夏汤"，而参其药物组成，内含"半夏、生姜"二药，组成了另一小方被后世人称为"万世治呕之祖方"的"小半夏汤"。

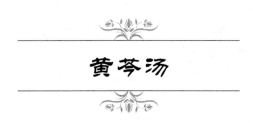

黄芩汤

【原文】太阳与少阳合病，自下利者，与黄芩汤；若呕者，黄芩加半夏生姜汤主之。(172 条)

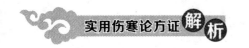

黄芩汤方

黄芩三两　芍药二两　甘草二两（炙）　大枣十二枚（擘）

上四味，以水一斗，煮取三升，去滓，温服一升，日再夜一服。

黄芩加半夏生姜汤方

黄芩三两　芍药二两　甘草二两（炙）　大枣十二枚（擘）　半夏半升（洗）　生姜一两半（一方三两，切）

上六味，以水一斗，煮取三升，去滓，温服一升，日再夜一服。

【病机】少阳邪热内迫胃肠。

【名家方论】

·方有执：阳明间太少而中居，太少病，阳明独能逃其中乎？是故芍药利太阳膀胱而去水缓中，黄芩除少阳寒热而主肠胃不利，大枣益胃，甘草和中，是则四物之为汤，非合三家而和调一气乎！然气一也，下夺则利，上逆则呕，半夏逐水散逆，生姜呕家圣药，加所当加，无如二物。

·《医宗金鉴》：太阳少阳合并，谓太阳发热头痛，或口苦，咽干，目眩，或胸满，脉或大而弦也。若表邪盛，肢节烦疼，则宜与柴胡桂枝汤两解其表矣。今里阳盛而自下利，则当黄芩汤治之以和其里也。

两阳合病，阳盛阴虚，阳气下陷入阴中，故自下利。太阳与阳明合病，是邪初入阳明之里，与葛根汤辛甘发散，以从阳也，又"下者举之"之法。太阳与少阳合病，是邪已入少阳之里，与黄芩汤酸苦涌泄，以为阴也，又"通因通用"之法。

·《活人书》：黄芩芍药汤（即本方去大枣）治火升鼻衄及热痢。

·《保命集》：芍药黄芩汤（即本方）治泄利腹痛，或里急后重，身热久不愈，脉洪疾及下痢脓血稠黏。

经方拓展应用之医案

❖付某某，男，6个月。患儿发热十余日，体温39.5℃，咳嗽，喘。住医院诊断为：支气管肺炎、菌群失调综合征。连续九天出现绿色稀水样便、进乳即吐、腹部胀满，昏睡不醒、呼吸浅促，经用多种抗生素、输液、给氧等病势日进，邀余会诊。诊见：患儿高热、意识蒙眬、面色苍白、唇青指绀，鼻翼煽动，额头冷汗、脘腹胀满如鼓，水便自流，肛门发红。四肢厥逆、指纹淡紫直透三关，此症为热毒内陷、正气欲脱。急当扶正、兼以清解。

处方：红参 3g，黄芩 3g，生白芍 3g，半夏 2g，茯苓 6g，甘草 2g，生姜 3g，红枣 1 枚。两剂，每日 1 剂，日服 3 次。

二诊：神清热解，能少量进乳，下利稍歇，病势已安，但腹胀如故。治以健脾、祛湿、解毒，药用黄芩 3g，生姜 3g，红枣 1 枚，煎汤冲服参苓白术散 1.5g，日两服，夜一服，3 剂。

三诊：体温恢复正常，利止胀消，乳食渐增，神色倦怠，宗前方减黄芩，调治数日，痊愈出院。

【按语】黄芩汤中用芍药以柔肝缓急止痛，基于此，刘完素在《素问病机气宜保命集》中创"芍药汤"。气血并治，通因通用，用治湿热痢。

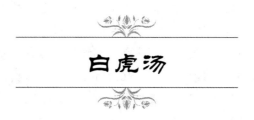

白虎汤

【原文】伤寒脉浮滑，此以表有热，里有寒，白虎汤主之。（176 条）

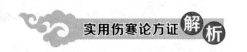

白虎汤方

知母六两　石膏一斤（碎）　　甘草二两（炙）　粳米六合

上四味，以水一斗，煮米熟汤成，去滓，温服一升，日三服。

【病机】阳明胃热炽盛，表里俱热。

【名家方论】

·程知：滑则里热，云浮滑则表里俱热矣。大热之气得辛凉而解，犹之暑暍之令得金风而爽，故清凉之剂以白虎名之。厥阴条中，有伤寒脉滑而厥者，显有热也。白虎汤主之，可证此条之非里有寒矣。

·方有执：其脉不浮，浮者，风也，言不独伤于寒而亦有风则然也。滑为里热，以滑且浮，知热不独在里也，故指言此表有热，盖表里俱热之谓也。里有寒者，里字非对表而称，以热之里言，盖伤寒之热本寒因也，故谓热里有寒，指热之所以然者言也。夫寒与风俱中伤，表与里既皆热，欲两皆而解之，诚哉极其难也。譬如夏秋两届之间，燥热酷甚，非金风之荐凉，则暑毒不解也。是故白虎者，西方之金神，司秋之阴兽，虎啸谷风冷，凉生酷暑消，神于解秋，莫如白虎。知母、石膏，辛甘而寒，辛者金之味，寒者金之性，辛甘且寒，得白虎之体焉，甘草粳米，甘平而温，甘取其缓，温取其和，缓而且和，得伏虎之用焉。饮四物之成汤，来白虎之嗥啸。阳气者，以天地之疾风名也，汤行而虎啸者同气相求也。虎啸而风生者，同声相应也，风生而热解者，物理必至也，抑尝以此合大小青龙真武而论之。四物者，四方之通神也，而以命方，盖谓化裁四时，神妙万世，名义两符，实自然而然者也，方而若此可谓至矣。然不明言其神，而神卒不容掩者，君子盛德，此其道之所以大也与。

·柯韵伯：阳明邪从热化，故不恶寒而恶热；热蒸外越，故热汗出；热烁胃中，故渴欲饮水；邪盛而实，故脉滑；然犹在经，故兼浮也。盖阳明属胃，外主肌肉，虽内外大热而未实，终非苦寒之味所宜也。石膏辛寒，辛能解肌热，寒能胜胃火，寒能沉内，辛能走外，此味两擅内外之能，故以为君。知母苦润，苦以泻火，润以滋燥，故用为臣。甘草、粳米，调和于中宫，且能土中泻火，稼穑作甘，寒剂得之缓其寒，苦剂得之平其苦，使二味为佐，庶大寒大苦之品，无伤损脾胃之虑也。煮汤入胃，输脾输肺，水精四布，大烦大渴可除矣……里热而非里实，故当用白虎而不当用承气。若妄汗，则津竭而谵语，误下，则亡阳而额汗出而手足厥也。此自汗出，为内热甚者言耳，接遗尿句来。若自汗而无大烦大渴证，无洪大浮滑脉，当从虚治，不得妄用白虎。若额上汗出，手足冷者，见烦渴谵语等证与洪滑之脉，亦可用白虎汤。

· 《活人书》：化斑汤，治斑毒，于本方加蒌葜，用糯米。

· 《和剂局方》：白虎汤，治伤寒大汗出后，表证已解，心胸大烦，渴欲饮水，及吐或下后，七、八日邪毒不解，热结在里，表里俱热，时时恶风大渴，舌上干燥而烦，欲饮水数升者，宜服之。又治夏月中暑毒，汗出恶寒，身热而渴。

· 《医学入门》：白虎汤治一切时气瘟疫杂病，胃热，咳嗽，发斑，小儿疱疮、瘾疹、伏热等证。

经方拓展应用之 医案

❖ 许叔微医案：有市人李九妻，患腹痛，身体重，不能转侧，小便遗失。或作中湿治。予曰：非是也，三阳合病证。仲景云：见阳明篇第十证。三阳合病，腹满身重难转侧，口不仁、面垢，谵语，遗尿。不可汗，汗则谵语，下则额上汗出，手足逆冷，乃三投白虎汤而愈。

❖ 刘渡舟医案：孙某某，女，3岁。出麻疹后，高热不退，周身出汗，一身未了，又出一身，随拭随出。患儿口渴唇焦，饮水不辍，视其舌苔薄黄，切其脉滑数流利。辨为阳明气分热盛充斥内外，治急当清热生津，以防动风痉厥之变。

处方：生石膏30g，知母6g，炙甘草6g，粳米一大撮。

服1剂即热退身凉，汗止而愈。

❖ 刘渡舟医案：吕某某，男，48岁。初秋患外感，发烧不止，体温高达39.8℃，到本村医务室注射"氨基比林"等退热剂，旋退旋升。四五日后，发热增至40℃，大渴引饮，时有汗出，而手足却反厥冷，舌绛苔黄，脉滑而大。此乃阳明热盛于内，格阴于外，阴阳不相顺接的"热厥"之证。治当

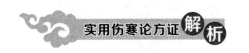

辛寒清热，生津止渴，以使阴阳之气互相顺接而不发生格拒。急疏白虎汤：生石膏30g，知母9g，炙甘草6g，粳米一大撮。仅服2剂，即热退厥回而病愈。

❖岳美中医案：友人裴某之第三女患疟，某医投以柴胡剂二帖，不愈。余诊其脉洪滑，询之月经正常，未怀孕。每日下午发作时热：寒少，汗大出，恶风，烦渴喜饮。思此是"温疟"，脉洪滑、烦渴喜饮，白虎汤证；汗出恶风是桂枝汤证。即书白虎加桂枝汤：生石膏48g，知母18g，炙甘草6g，粳米18g，桂枝9g，水4盅，煮米熟汤成，温服。1剂病愈大半，2剂疟不发作。足见迷信柴胡或其他疟疾特效而不知灵活以掌握之者，殊有失中医辨证论治之规律。

❖曹颖甫医案：江阴缪姓女，予族侄子良妇也。自江阴来上海，居小西门寓所。偶受风寒，恶风自汗，脉浮，两太阳穴痛，投以轻剂桂枝汤：计桂枝二钱、芍药三钱、甘草一钱、生姜二片、大枣三枚。汗出，头痛差，寒热亦止。不料一日后，忽又发热，脉转大，身烦乱，因与白虎汤：生石膏八钱，知母五钱，生草三钱，粳米一撮。服后，病如故。次日，又服白虎汤。孰知身热更高，烦躁更甚，大渴引饮，汗出如浆。又增重药量为：石膏二两，知母一两，生草五钱，粳米二杯，并加鲜生地二两，天花粉一两，大、小蓟各五钱，丹皮五钱。令以大锅煎汁，口渴即饮。共饮三大碗，神志略清，头不痛，壮热退，并能自起大小便。尽剂后，烦躁亦安，口渴大减。翌日停服，至第三日，热又发，且加剧，周身骨节疼痛，思饮冰凉之品，夜中令其子取自来水饮之，尽一桶。因思此证乍发乍止，发则加剧，热又不退，证大可疑。适余子湘人在，曰：论证情，确系白虎，其势盛，则用药亦宜加重，第就白虎汤原方，加石膏至八两，余仍其旧。仍以大锅煎汁冷饮。服后，大汗如注，湿透衣襟，诸恙悉除，不复发。

❖范某，男，25岁。患"风湿性关节炎"一年，近十余日加重。症见：关节疼痛，局部红肿、灼热，兼有全身发热、口渴、脉数。辨为热痹，即以白虎加桂枝汤加薏苡仁15g治之，连服三剂后，热势退，局部肿消，其脉略缓，再拟以白虎加桂枝汤、桂枝芍药知母汤二方各三剂，令其交替服，一周后疼痛大减，已能活动。

此类热痹，属活动性风湿关节炎，病发较急，较重，多以寒湿郁久化热，热痹伤津所致。故治宜因势利导，解热通痹。

【按语】 白虎汤证原条文中并无"大汗、大热、大渴、脉洪大"四症，真正在条文中体现四大症的出现于白虎加人参汤中，而后世多以为四大症代表白虎汤。白虎汤清热力佳而补液力差，若白虎汤证果有四大症，尤其有大渴，那么在此方的药物组成中无药物能养阴生津。

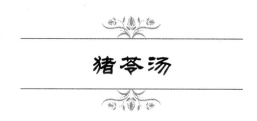

猪苓汤

【原文】 若脉浮发热，渴欲饮水，小便不利者，猪苓汤主之。（223条）

猪苓汤方

猪苓（去皮）　茯苓　泽泻　阿胶　滑石（碎）各一两

上五味，以水四升，先煮四味取二升，去滓，内阿胶烊消，温服七合，日三服。

【病机】 热盛阴伤，水热互结。

【名家方论】

·《医宗金鉴》：赵羽皇曰：盖伤寒表虚最忌亡阳，而里虚又患亡阴。亡阴者，亡肾中之阴与胃家之津液也。故阴虚之人，不但大便不可轻动，即小水亦忌下通。倘阴虚过于渗利，则津液反致耗竭。方中阿胶质膏，养阴而滋燥。滑石性滑，去热而利水。佐以二苓之渗泻，既疏浊热而不留其壅淤，亦润其阴而不苦其枯燥。是利水而不伤阴之善剂也。

·柯韵伯：上条根首条诸证，此条又根上文饮水来。连用五若字，见仲景说法御病之详。栀豉汤所不及者，白虎汤继之，白虎汤不及者，猪苓汤继之。此阳明起手之三法。所以然者，总为胃家惜津液，既不肯令胃燥，亦不肯令水渍入胃耳。余义见猪苓汤证。

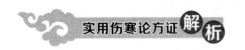

经方拓展应用之**医案**

❖岳美中医案：高某某，女性。患慢性肾盂肾炎，因体质较弱抗病机能减退，长期反复发作，经久治不愈。发作时有高热、头痛、腰酸、腰痛、食欲不振、尿意窘迫、排尿少，有不快与疼痛感。尿检查：混有脓球，上皮细胞，红、白细胞等。尿培养：有大肠杆菌。中医诊断：属淋病范畴。此为湿热侵及下焦。治宜清利下焦湿热，选张仲景《伤寒论》猪苓汤。

处方：猪苓12g，茯苓12g，滑石12g，泽泻18g，阿胶9g（烊化兑服）。

水煎服6剂后，诸症即消失。

❖于某某，男，30岁。小便点滴而出且涩痛，化验为血尿（尿中有大量红细胞）。医院诊断为膀胱炎、尿道炎。找余治疗，先与服"八正散"汤四剂，尿痛减轻，仍有血尿，后与"猪苓汤"十余剂，小便自利，血尿消失，化验尿中已无红细胞。

【按语】猪苓汤与五苓散证不同，五苓散证小便仅是量少，而猪苓汤证的小便可以表现为尿频、尿急、尿痛等泌尿系感染症状。

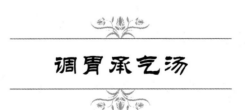

调胃承气汤

【原文】阳明病，不吐不下，心烦者，可与调胃承气汤。（207条）

调胃承气汤方

甘草二两（炙）　　芒硝半升　　大黄四两（酒洗）

上三味，切，以水三升，煮二物至一升，去滓，内芒硝，更上微火一二沸，温顿服之，以调胃气。

【病机】胃肠燥热初结。

【名家方论】

·徐忠可：仲景用此汤凡七见，或因吐下津干，或因烦满气逆，总为胃中燥热不和，而非大实满者比，故不欲其速下而去枳朴，欲其恋膈而生津，特加甘草以调和之，故曰调胃。

·方有执：发汗后不恶寒，其人表气强也。但热、亡津液而胃中干，故曰实也。当和胃气，以干在胃而实也。故曰与调胃承气汤所以泻实，而甘草则有泻中调和之义。

·柯韵伯：邪气盛则胃实，故用大黄、芒硝，此自用甘草是和胃之意，此见调胃承气是和剂而非下剂也。

·《试效方》：调胃承气汤治消中，渴而饮食多。

·《医垒元戎》：调胃承气场治实而不满者，腹如仰瓦。腹中转矢气，有燥粪，不大便而谵语，坚实之证，宜用之。

·《口齿类要》：调胃承气汤治中热，大便不通，咽喉肿痛，或口舌生疮。

经方拓展应用之医案

❖沈宝宝，上巳日。病延四十余日，大便不通，口燥渴，此即阳明主中土、无所复传之明证。前日经用泻叶下后，大便先硬后溏，稍稍安睡，此即病之转机，下后，腹中尚痛，余滞未清，脉仍滑数，宜调胃承气汤小和之。

处方：生川军二钱（后入），生甘草三钱，芒硝一钱（冲）。

❖姚某某，男，10岁，学生，住院号976。

患者体质素弱，始病前精神欠佳，倦怠乏力。发病后，每日午后或夜间发热。体温 39℃左右。稍恶寒，时心烦，恶心而无呕吐，大便五天未下，腹无胀痛，小便正常。在大队卫生室用抗菌、解热治疗无效来诊，以发热待查入院。体检：扁桃体肿大Ⅰ度，肝肋下 0.5cm。胸透：右肺门有一钙化点，双肺纹略增粗，余均（－）。治疗概况：入院 20 天中，西药治疗无效。曾以肥皂水灌肠两次，灌肠当日体温较低 38.5℃左右，于是商定中药试治。

当时患者形体消瘦，精神困倦，纳少。发热时精神萎靡不振，口渴喜饮，心烦无呕吐。住院中自排干燥粪便一次，今已数日未排便。舌质红，苔薄黄少津，脉滑数。根据《伤寒论》207 条："阳明病，不吐不下，心烦者，可与调胃承气汤之理，"投予原方。

处方：大黄 9g（后下），芒硝 9g，甘草 6g。水煎，分两次口服。

1 剂后泻下稀粪兼燥屎黑块数枚，当日发热截止，随后予以调补，食欲增加，二便正常，诸证消除而出院。半月后随访，未再发热。

【按语】 调胃承气汤为桃核承气汤之组方之一，桃核承气汤所治病证为血热互结，其中桃仁、桂枝以活血化瘀，散血结。那么剩下的调胃承气汤必得承担泻热之任务，所以，调胃承气汤的功效以泻热为主。

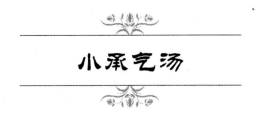

小承气汤

【原文】 阳明病，其人多汗，以津液外出，胃中燥，大便必硬，硬则谵语，小承气汤主之。若一服谵语止者，更莫复服。（213 条）

小承气汤方

大黄四两（酒洗）　厚朴二两（炙，去皮）　枳实三枚（大者，炙）

上三味，以水四升，煮取一升二合，去滓，分温二服。初服当更衣，不尔者，尽饮之；若更衣者，勿服之。

【病机】肠腑燥实，证势较轻。

【名家方论】

·柯韵伯：诸病皆因于气，秽物之不去，由于气之不顺也。故攻积之剂必用行气之药以主之。亢则害，承乃制，此承气之所出名；又病去而元气不伤，此承气之义也。夫方有大小，有二义焉。厚朴倍大黄，是气药为君，名大承气。大黄倍厚朴，是气药为臣，名小承气。味多性猛，制大其服，欲令泄下也，因名曰大。味少性缓，制小其服，欲微和胃气也，故名曰小。二方煎法不同更有妙义，大承气用水一斗，先煮枳、朴，取五升，内大黄煮取二升，内硝者，以药之为性，生者锐而先行，熟者气纯而和缓。仲景欲使芒硝先化燥屎，大黄继通地道，而后积、朴除其痞满，缓于制剂者，正以急于攻下也。若小承气则三物同煎，不分次第，而服只四合。此求地道之通，故不用芒硝之峻，且远于大黄之锐矣，故称为微和之剂。

·方有执：脉迟不恶寒，表罢也。身必重，阳明主肌肉也。短气腹满而喘，胃实也。潮热，阳明旺于申酉戌，故热作于此时，如潮之有信也。手足濈然汗出者，脾旺四支而胃为之合，胃中热甚而蒸发腾达于四支，故曰此大便已硬也。承气者，承上以逮下，推陈以致新之谓也。曰大者，大实大满，非此不效也，枳实泄满也，厚朴导滞也，芒硝软坚也，大黄荡热也。陈之推新之所以致也，汗多微发热恶寒，皆表也，故曰外未解也。其热不潮，胃中未定热，阳明信不立也。小承气者，以满未硬，不须软也，故去芒硝而未复致大下之戒也。更衣，古人致大便之恭也。夫胃实，一也，以有轻重缓急之不同，故承气有大小调胃之异制，汤有多服少服之异度，盖称物平施，由义之谓道也。然则窃三益而滥称承气者冒也。恶足与语道哉。

·《医垒元戎》：小承气汤，治痞实而微满，状若其饥人食饱，腹中无转矢气，即大承气只去芒硝。心下痞，大便或通，热甚，宜此方。

·《拔萃方》：顺气散（即本方）消中者，热在胃而能饮食，小便赤黄，以此下之，不可多利，微微利，至不欲食而愈。

·《温疫论》：热邪传里，但上焦痞满者，宜小承气汤。

经方拓展应用之医案

❖蒲辅周医案：梁某，男，28岁。住某医院，诊断为流行性乙型脑炎。病程与治疗：病已六日，曾连服中药清热、解毒、养阴之剂，病势有增无减。会诊时，体温高40.3℃，脉象沉数有力，腹满微硬，哕声连续，目赤不闭，无汗，手足妄动，烦躁不宁，有欲狂之势，神昏谵语，四肢微厥，昨日下利纯青黑水，此虽病邪羁踞阳明，热结旁流之象，但未至大实满，而且舌苔秽腻，色不老黄，未可与大承气汤，乃用小承气汤法微和之。服药后，哕止便通，汗出厥回，神清热退，诸证豁然，再以养阴和胃之剂调理而愈。

【按】此患者症见腹满微硬，谵语欲狂，热结旁流，目赤肢厥，身热无汗，脉沉数有力，乃里闭表郁之征，虽屡用清热、解毒、养阴之剂而表不解，必须下之。下之则里通而表自和。若泥于温病忌下之禁，当下不下，里愈结而表愈闭，热结精伤，造成内闭外脱。说明脑炎治疗并非绝对禁用下法，惟非下证而误下，酿成内陷则属非是。

❖许叔微医案：市人张某，年可四十，病伤寒，大便不利，日晡发热，手循衣缝，两手撮空，目直视急，更三医矣。皆曰伤寒最恶证也，不可治。后召予，予不得已往诊之，曰：此诚恶候，染此者，十中九死。仲景虽有证而无治法，但云脉弦者生，涩者死。况经吐下，难于用药，谩以药与，若大便得通，而脉弦者，庶可料理也。遂用小承气汤与之，一投而大便通利，诸疾渐退，脉且微弦，半月得瘥。

❖史，左，阙上痛，胃中气机不顺，前医投平胃散不应，当必有停滞之宿食，纳谷日减，殆以此也，拟小承气汤以和之。

　　处方：生川军三钱后入，中川朴二钱，枳实四钱。

　　拙巢注：服此应手。

【按语】 在麻子仁丸方中含有小承气汤的药组，而麻子仁丸证主要以大便不通为主症。因此，小承气汤是以泻实为主。

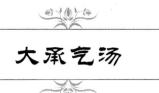

大承气汤

【原文】 阳明病，下之，心中懊憹而烦，胃中有燥屎者，可攻。腹微满，初头硬，后必溏，不可攻之。若有燥屎者，宜大承气汤。(238条)

大承气汤方

　　大黄四两（酒洗）　　厚朴半斤（炙，去皮）　　枳实五枚（炙）
芒硝三合

　　上四味，以水一斗，先煮二物，取五升，去滓；内大黄，更煮取二升，去滓；内芒硝，更上微火一两沸，分温再服。得下，余勿服。

【病机】 燥实内阻，腑气壅滞。

【名家方论】

　　·许宏：仲景所用大承气者二十五证，虽曰各异，然即下泄之法也。其法虽多，不出大满、大热、大实，其脉沉实滑者之所当用也。

　　·柯韵伯：诸病皆因于气，秽物之不去，由气之不顺也。故攻积之剂，必用气分之药，故以承气名。汤分大小，有二义焉：厚朴倍大黄，是气药为君，味多性猛，制大其服，欲令大泄下也。大黄倍厚朴，是气药为臣，味少性缓，制小其服，欲微和胃气也。前法更有妙义。大承气之先后作三次煎者，何哉？盖生者气锐而先行，熟者气纯而和缓，欲使芒硝先化燥屎，大黄继通地道，而后枳、朴除其痞满也。

· 《医宗金鉴》：诸积热结于里而成痞满燥实者。均以大承气下之也。满者，胸胁满急胀，故用厚朴以消气壅。痞者，心下痞塞硬坚，故用枳实以破气结。燥者，肠中燥屎干结，故用芒硝润燥软坚。实者，腹痛大便不通，故用大黄攻积泻热。然必审四证之轻重，四药之多少，适其宜，始可与也。若邪重剂轻则邪气不服，邪轻剂重则正气转伤，不可不慎也。

· 《医垒元戎》：大承气汤治大实大满，满则胸腹胀满，状若合瓦，大实则不大便也。痞满燥实四证俱备则用之，杂病则进退用之。

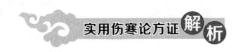

经方拓展应用之**医案**

❖ 许叔微医案：一武弁李姓，在宣化作警。伤寒五六日矣。镇无医，抵郡召予。予诊视之：脉洪大而长，大便不通，身热无汗，此阳明证也，须下。病家曰：病者年逾七十，恐不可下。予曰：热邪毒气并留于阳明，况阳明经络多血少气，不问老壮，当下，不尔，别请医占。主病者曰：审可下，一听所治。予以大承气汤。半日，殊未知。诊其病，察其证，宛然在。予曰：药曾尽否？主者曰：恐气弱不禁，但服其半耳。予曰：再作一服，亲视饮之。不半时间，索溺器，先下燥粪十数枚，次溏泄一行，秽不可近，未离已中汗矣，渍然周身。一时顷，汗止身凉，诸苦遂除。次日予自镇归，病人索补剂。予曰：服大承气汤得差，不宜服补剂，补则热仍复，自此但食粥，旬日可也。故予治此疾，终身止大承气，一服而愈，未有若此之捷。

❖ 曹颖甫医案：予尝诊江阴街肉庄吴姓妇人，病起已六七日，壮热，头汗出，脉大，便闭，七日未行，身不发黄，胸不结，腹不胀满，惟满头剧痛，不言语，眼胀，瞳神不能瞬，人过其前，亦不能辨，证颇危重。余曰：目中不了了，睛不和。燥热上冲，此《阳明篇》三急下证之第一证也。不速治，病不可为矣。于是，遂书大承气汤方与之。

处方：大黄12g，枳实9g，川朴3g，芒硝9g。并嘱其家人速煎服之。

竟一剂而愈。

【按】壮热便闭而见目中不了了，睛不和，乃热邪伏里，灼竭津液之征。盖五脏六腑之精气，皆上注于目。瞳神为肾所主，热邪不燥胃津，必耗肾液。今燥热亢盛，真阴欲竭，当此之时，病势危急，迟则莫救，故用急下存阴之法，大承气汤主之。

❖曹颖甫医案：陈姓少年住无锡路矮屋，年十六，幼龄丧父，唯母是依，终岁勤劳，尚难一饱。适值新年，贩卖花爆，冀博微利。饮食失时，饥餐冷饭，更受风寒，遂病腹痛拒按，时时下利，色纯黑，身不热，脉滑大而口渴。家清寒，无力延医。经十余日，始来求诊。察其症状，知为积滞下利，遂疏大承气汤方，怜其贫也，并去厚朴。计大黄四钱，枳实四钱，芒硝二钱。

书竟，谓其母曰：倘服后暴下更甚于前，厥疾可瘳。其母异曰：不止其利，反速其利，何也？余曰：服后自知。果一剂后，大下三次，均黑粪，干湿相杂，利止而愈。此《金匮》所谓"宿食下利，当有所去，下之乃愈，宜大承气汤"之例也。

【按语】

·**大承气汤药物组成**　大承气汤乃小承气汤和调胃承气汤之合方，因此，本方所主治病证乃热与实同时并存之证。

·本汤证中有"独语如见鬼状""谵语"等神志异常的情况，此证中医解释为热扰心神，通过泻大便之实的方式可以泻热安神，这与现代医学提及的"肠脑相关"理论不谋而合。

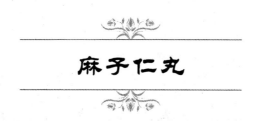

麻子仁丸

【原文】趺阳脉浮而涩，浮则胃气强，弱则小便数，浮涩相搏，大

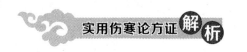

便则硬，其脾为约，麻子仁丸主之。（247 条）

麻子仁丸方

麻子仁二升　芍药半斤　枳实半斤（炙）　　大黄一斤（去皮）
厚朴一尺（炙，去皮）　　杏仁一升（去皮尖，熬，别作脂）

上六味，蜜和丸如梧桐子大，饮服十丸，日三服，渐加，以知
为度。

【病机】胃热盛，脾阴亏，肠中燥。

【名家方论】

·方有执：浮为盛阳，故主胃强。涩为阴虚，故小便数。约，约束
也。胃为脾之合，脾主为胃以行其津液，胃强则脾弱，脾弱则不能为胃
行其津液以四布，使其得以偏渗于膀胱，为小便数。大便干而胃实，犹
之反被胃家之约束而受其制，故曰其脾为约也。麻子杏仁能润干燥之
坚，枳实厚朴能导固结之滞，芍药敛液以辅润，大黄推陈以致新，脾虽
为约，此之疏矣。

·尤在泾：浮者，阳气多，涩者，阴气少，而趺阳见之，是为胃强
而脾弱。约，约束也，犹弱者受强之约束，而气馁不用也。脾不用而胃
独行，则水液并趋一处，而大便失其润矣。大黄、枳实、厚朴，所以泻
令胃弱，麻仁、杏仁、芍药，所以滋令脾厚，用蜜丸者，恐速下而伤其
脾也。盖即取前条润导之意，而少加之力，亦伤寒下药之变法也。

经方拓展应用之医案

❖许叔微医案：一豪子郭氏，得伤寒数日，身热、头疼、
恶风、大便不通、脐腹膨胀。易数医，一医欲用大承气，一医
欲用大柴胡，一医欲用蜜导。病家相知凡三五人，各主其说，
纷然不定，最后请余至。问小便如何？病家云小便频数。乃诊
六脉，下及趺阳脉浮且涩。予曰：脾约证也，此属太阳阳明。
仲景云：太阳阳明者，脾约也。仲景又曰：趺阳脉浮而涩，浮

则胃气强，涩则小便数，浮涩相搏，大便则硬。其脾为约者，大承气、大柴胡恐不当，仲景法中麻仁丸不可易也。主病亲戚尚尔纷纷，予曰：若不相信，恐别生他证，请辞，毋庸召我。坐有一人，乃弟也，逡巡曰：诸君不须纷争，既有仲景证法相当，不同此说何据？某虽愚昧，请终其说，诸医若何，各请叙述。众医默默，纷争始定。余以麻仁丸百粒，分三服，食顷间尽。是夕，大便通，中汗而解。

❖徐，左，能食，夜卧则汗出，不寐，脉大，大便难，此为脾约。

脾约麻仁丸一两作三服，开水送下。

【按】麻子仁丸原方为麻子仁二升，芍药半斤，枳实半斤炙，大黄一斤去皮，厚朴一尺炙去皮，杏仁一升去皮尖熬别作脂，等六味，蜜和丸，如梧桐子大。今药铺中通称曰脾约麻仁丸者，即是也。本方以麻子仁为君，凡仁中皆有油质，功能润下，故借之以通便，施于虚弱体质之不胜攻伐者允宜。以上自大陷胸汤至麻子仁丸凡七证，虽有缓急之分，皆不离下法。或以结胸为主，或以瘀血为主，或以蓄血为主，或以热利为主，或以肠燥为主，其病所或偏于上，或偏于中，或偏于下。夫下则通，通则不痛，此治阳明热结之总诀也。

【按语】麻子仁丸为一常用的通便方，多用于老年人、产妇便秘。关于其机理后世人往往称其"胃强脾弱"，笔者不敢苟同，脾约乃指脾为胃行津液之功能为约。胃强脾弱临证多见于饮食量多，而吸收较弱之病患。

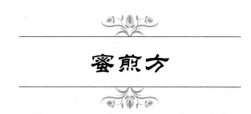

蜜煎方

【原文】阳明病，自汗出，若发汗，小便自利者，此为津液内竭，

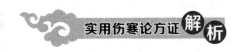

虽硬不可攻之，当须自欲大便，宜蜜煎导而通之。若土瓜根及大猪胆汁，皆可为导。（233 条）

蜜煎方

食蜜七合

上一味，于铜器内，微火煎，当须凝如饴状，搅之勿令焦着，欲可丸，并手捻作梃，令头锐，大如指，长二寸许，当热时急作，冷则硬。以内谷道中，以手急抱，欲大便时乃去之。

土瓜根方（方佚）
猪胆汁方

大猪胆一枚，泻汁，和少许法醋，以灌谷道内。如一食顷，当大便出宿食恶物，甚效。

【病机】津伤便结。

【名家方论】

·《医宗金鉴》：阳明病，自汗出，或发汗，小便自利者，此为津液内竭。虽大便硬，而无满痛之苦，不可攻之。当待津液还胃，自欲大便，燥屎已至直肠，难出肛门之时，则用蜜煎润窍滋燥，导而利之。或土瓜根宣气通燥，或猪胆汁清热润燥，皆可为引导法，择而用之可也。

·尤在泾：前条汗多复汗，亡津液，大便硬者，已示不可攻之意，谓须其津液还入胃中，而大便自行。此条复申不可攻之戒，而出蜜煎等润导之法，何虑之周而法之备也！总之津液内竭之人，其不欲大便者，静以需之，其自欲大便者，则因而导之，仲景成法，后人可以守之而无变也。

经方拓展应用之医案

❖许叔微医案：庚戌仲春，艾道先染伤寒。近旬日，热而自汗，大便不通，小便如常，神昏多睡。诊其脉，长大而

虚。予曰：阳明证也。乃兄景先曰：舍弟全似李大夫证（指
本书证六之老年便结案，许氏用大承气汤治疗之——笔者
注），又属阳明，莫可行承气否？予曰：虽为阳明，此证不
可下。仲景曰：阳明自汗，小便利者，为津液内竭，呈坚不
可攻，宜蜜兑导之。作三剂，三易之。先下燥粪，次泄溏，
已而汗解。

【按语】蜜煎方证与麻子仁丸证的临床表现的区别：麻子仁丸证患
者腹无所苦，大便不通时予以用之；而蜜煎方的特点是患者急欲大便时
用之。蜜煎方相当于古代的开塞露。

【验案】有一学生之姑母病便秘久，该生在学习伤寒过程中知这一
方，于是嘱姑母以法治之，并依我之嘱咐必选真蜂蜜做剂。按法用后，
其姑母曰，觉用后肠中大润，润泽感自下及上，用蜜煎方三日后再无便
秘发生，学生讶以为异。

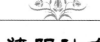

猪胆汁方

【原文】阳明病，自汗出，若发汗，小便自利者，此为津液内竭，
虽硬不可攻之，当须自欲大便，宜蜜煎导而通之。若土瓜根及大猪胆
汁，皆可为导。（233 条）

猪胆汁方

　　大猪胆一枚，泻汁，和少许法醋，以灌谷道内。如一食顷，当大
便出宿食恶物，甚效。

【病机】津伤便结。

【名家方论】 以猪胆汁二枚，以小竹管插入胆口，留一截，用油润，纳入谷道中，以手将胆捻之，其汁自内出，一食顷，当大便下。又用土瓜根削如指状，蘸猪胆汁纳入谷道中，亦可用。

经方拓展应用之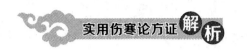

❖ 曹颖甫引周氏医案：陈姓始病咯血，其色紫黑，经西医用止血针，血遂中止。翌日，病者腹满困顿日甚，延至半月，大便不行，始用蜜导不行，用灌肠法又不行，复用一切通大便之西药，终不行。或告陈曰：同乡周某，良医也。陈喜，使人延周时，不大便已一月矣。周至，察其脉无病，病独在肠，乃令病家觅得猪胆，倾于盂，调以醋，借西医灌肠器以灌之。甫灌入，转矢气不绝。不逾时，而大便出，凡三寸许，掷地有声，击以石不稍损。乃浸以清水，半日许，盂水尽赤，乃知向日所吐之血，本为瘀血。因西医用针止住，反下结大肠而为病也。越七日，又不大便，复用前法，下燥屎数枚，皆三寸许，病乃告痊。

❖ 杨某某，女，6岁。6月9日急诊入院。

因高热，嗜睡3天，抽搐半天，诊为重型"乙脑"并发肺炎。查体：体温40.3℃，脉搏134次/分。呈嗜睡昏迷状，面色红赤，惊厥。阵抽，呼吸促（42次/分），心率快，律整，双肺有干湿性罗音。克氏征、巴氏征阳性。进院后经降温、冬眠、脱水、中西药综合治疗，于第二天起用猪胆汁50ml（用生理盐水配成1:4新鲜猪胆汁液）保留灌肠，每天一次。住院第三天抽搐停止，热退，神清，肺部罗音及咽部痰鸣音减弱，并在当天猪胆汁灌肠后，排出绿黑大便及蛔虫10条，共灌肠6次，住院10天，痊愈出院。

【按语】 猪胆汁味苦咸、寒。性能润燥，现代亦有人拿猪胆汁和蜂蜜合起来以灌肠。

茵陈蒿汤

【原文】阳明病，发热汗出者，此为热越，不能发黄也。但头汗出，身无汗，剂颈而还，小便不利，渴引水浆者，此为瘀热在里，身必发黄，茵陈蒿汤主之。(236条)

茵陈蒿汤方

茵陈蒿六两　栀子十四枚（擘）　大黄二两（去皮）

上三味，以水一斗二升，先煮茵陈减六升，内二味，煮取三升。去滓，分三服。小便当利，尿如皂荚汁状，色正赤，一宿腹减，黄从小便去也。

【病机】湿热郁蒸，里气壅滞。

【名家方论】

·程应旄：头汗出，身无汗，齐颈而还，足证阳热之气部结于内而不得越，故但上蒸于头，头为诸阳之首故也。气不下达，故小便不行。府气过燥，故渴引水浆。淤热在里，指无汗言。无汗而小便利者属寒，无汗而小便不利者属湿热。两邪交郁，不能宣泄，故窨而发黄。解热除郁无如茵陈、栀子清上，大黄涤下，通身之热得泄，何黄之不散也？

·方有执：茵陈逐湿郁之黄，栀子除胃家之热，大黄推壅塞之淤。三物者，苦以泄热，热泄则黄散也。

·柯韵伯：仲景治太阳发黄有二法：但头汗出，小便不利者。麻黄连翘汤汗之；少腹硬，小便自利者，抵当汤下之。治阳明发黄二法，但头汗，小便不利、腹满者，茵陈、大黄以下之；身热、发黄与误治而致者，栀子、柏皮以清之。总不用渗泄之剂。要知仲景治阳明，重在存津液，不欲利小便，惟恐胃中燥耳，所谓治病必求其本。

·吴有性：疫邪传里，遗热下焦，小便不利，邪无输泄，经气郁滞，其传为疸，身目如金者，宜茵陈蒿汤。

经方拓展应用之医案

❖刘渡舟医案：孙某某，男，55 岁，1992 年 4 月 21 日初诊。三年前，洗浴之后汗出为多，吃了两个橘子，突感胸腹之中灼热不堪，从此不能吃面食及鸡鸭鱼肉等荤菜，甚则也不能饮热水，如有触犯，则胸腹之中顿发灼热，令人烦扰为苦，必须饮进冷水则得安，虽属数九隆冬，只能饮凉水而不能饮热水。去医院检查，各项指标未见异常，多方医治无效，专程由东北来京请刘老诊治。经询问，患者素日口干咽燥，腹胀，小便短黄，大便干，数日一行。视其舌质红绛苔白腻，切其脉弦而滑。据脉证特点，辨为"瘅热"之病，《金匮》则谓"谷疸"。乃脾胃湿热蕴郁，影响肝胆疏通代谢之能为病。治法：清热利湿，以通六腑，疏利肝胆，以助疏泄。疏方柴胡茵陈蒿汤。

处方：柴胡 15g，黄芩 10g，茵陈 15g，栀子 10g，大黄 4g。

服药 7 剂，自觉胃中舒适，大便所下秽浊为多，腹中胀满减半。口渴欲饮冷水，舌红、苔白腻，脉滑数等症未去，此乃湿热交蒸之邪，仍未祛尽，转方用芳香化浊，苦寒清热之法。

处方：佩兰 12g，黄芩 10g，黄连 10g，黄柏 10g，栀子 10g。

连服 7 剂，口渴饮冷已解，舌脉恢复正常，胃开能食，食后不作胸腹灼热和烦闷，瘅病从此而愈。

【按语】茵陈蒿汤可用治一切肝经湿热之证，曾用之治疗黄带病，亦有较好效果。

栀子柏皮汤

【原文】伤寒身黄发热，栀子柏皮汤主之。（261条）

栀子柏皮汤方

肥栀子十五个（擘）　　甘草一两（炙）　　黄柏二两

上三味，以水四升，煮取一升半，去滓，分温再服。

【病机】湿热郁蒸，热重于湿。

【名家方论】

·《医宗金鉴》：伤寒身黄发热者，设有无汗之表，宜用麻黄连翘赤小豆汗之可也；若有成实之里，宜用茵陈蒿汤下之亦可也。今外无可汗之表证，内无可下之里证，故唯宜以栀子柏皮汤清之也。

·柯韵伯：身热汗出为阳明病。若寒邪太重，阳气怫郁在表，亦有汗不得出、热不得越而发黄者矣。黄为土色，胃火内炽，津液枯涸，故黄见于肌肉之间。与太阳误下、寒水留在皮肤者迥别，非汗吐下三法所宜也，必须苦甘之剂以调之。栀、柏、甘草，皆色黄而质润。栀子以治内烦，柏皮以治外热，甘草以和中气。形色之病，仍假形色以通之也。

·尤在泾：栀子撤热于上，柏皮清热于下，而未及实，故须甘草以和之耳。

·《宣明论》：栀子柏皮汤，头微汗出，小便利而微黄者，宜服之。

·刘完素：栀子柏皮汤治头微汗，小便自利而发黄者。湿热相搏，微者宜服。

·许宏：伤寒发黄有数等……今此身发黄热者，为表里有热，其热未宣，不渴汗之，故与栀子为君，能泻相火，去胃热，利小便；黄柏为臣，能去郁滞之热；甘草为佐为使，能缓其中，以泻经中之热也。

· 王旭高：栀子、柏皮以寒胜热，以苦燥湿，已得治黄之安；而乃缓以甘草者，黄必内合太阴之湿化，若发热者，热已不郁于里，有出表之势，汗下皆所不必，但当奠安脾土，使湿热分解，其黄自除。

· 邹润安：栀子大黄汤、茵陈蒿汤、大黄硝石汤、栀子柏皮汤，其标皆见于阳明，阳明者有在经在府之分，发热汗出懊恼，皆经证也。腹满小便不利，皆腑证也。栀子大黄汤证，经多而腑少；茵陈蒿汤证，有腑而无经；栀子柏皮汤证，有经而无腑；大黄硝石汤证，经少而腑多。

· 吴谦：伤寒身黄发热者，若有无汗之表，以麻黄连翘赤小豆汤汗之；若有成实之里，以茵陈蒿汤下之；今外无可汗表证，内无可下里证，唯有黄热，宜以栀子柏皮汤清之可也。此方之甘草，当是茵陈，传写之误也。

· 程门雪：栀子、柏皮苦寒泄热化湿，为不表不里，但清解其中，平稳之方也。然须知从表从里者，均少参用之。

经方拓展应用之 医案

❖ 叶天士医案《临证指南医案》：治一人。脉沉。湿热在里，郁蒸发黄，中痞恶心，便结，溺赤，三焦病也。苦辛寒主之。

处方：杏仁、生石膏、法夏、生姜汁、山栀子、黄柏、枳实。

窦笙注：本案为湿热郁蒸发黄症。患者脉沉，湿热在里，郁蒸发黄，病机与《伤寒论》说："伤寒身黄发热，栀子柏皮汤主之"，是相符的，故用栀子柏皮汤加味。原方：栀子9g，黄柏6g，炙甘草3g。栀子苦寒以泻三焦之火，通利小便，治心烦懊恼，郁热结气，黄柏苦寒，清热除湿；甘草和胃保脾，缓栀柏苦寒之性。三味成方，为清热利湿之剂，使邪从小便而去，湿去热清，而黄自退。叶氏本案用药，亦遵此方加味化裁。因恶心，故加生姜汁、半夏以和胃降逆；因中痞便结，加枳实之苦寒，杏仁之苦温，以泻痞宣肺；更妙在用石膏独清阳明无形之热，与栀柏配伍，尤擅清热利湿之长；因中痞恶心，故去满中之甘草。加减进退，丝丝入扣，无一味虚设之药，真不愧一代名家。

❖刘渡舟医案：唐某某，男，17 岁。患亚急性重型肝炎，住某传染病院治疗已三个多月，周身发黄如烟熏，两足发热，夜寐时必须将两足伸出被外，脘腹微胀，小便黄赤。舌质红绛，脉弦。此为湿热久蕴，伏于阴分，正气受损。

处方：栀子9g，黄柏9g，炙甘草6g。

服药六剂后，病情好转，但又显现阴液不足之象，至夜间口干咽燥，津液不滋，上方合大甘露饮法。

处方：栀子、黄柏、黄芩、茵陈各3g，枳壳、枇杷叶、丹皮、石斛、麦冬、赤芍各9g。

上方连服 12 剂后，黄疸基本消退，因而改用和胃健脾、化湿解毒等法，调治达半年之久而愈。

【按语】栀子柏皮汤方中含柏皮，因此多认为该方有一定的坚阴效果，如果临证遇病患如有五心烦热等阴虚证候，临床可以选用。

麻黄连翘赤小豆汤

【原文】伤寒瘀热在里，身必黄，麻黄连轺赤小豆汤主之。(262 条)

麻黄连轺赤小豆汤方

麻黄二两（去节）　连轺二两（连翘根）　杏仁四十个（去皮尖）　赤小豆一升　大枣十二枚（擘）　生梓白皮一升（切）　生姜二两（切）　甘草二两（炙）

上八味，以潦水一斗，先煮麻黄再沸，去上沫；内诸药，煮取三升，去滓，分温三服，半日服尽。

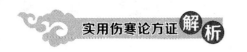

【病机】湿热郁蒸，肌表郁闭。

【名家方论】

·《医宗金鉴》：湿热发黄，无表里证，热盛者清之，小便不利者利之，表实者汗之，里实者下之，皆无非为病求去路也。用麻黄汤以开其表，位黄从外而散。去桂枝者，避其热也。佐姜、枣老，和其营卫也。加连翘、梓皮以泻其热，赤小豆以利其湿，共成治表实发黄之效也。

·方有执：此条互上条之文以出治，并下二条乃三目也。麻黄甘草杏仁利气以散寒，麻黄汤中之选要也，连轺小豆梓皮，行湿以退热，去瘀散黄之领袖也，姜枣益土为克制，潦水无力不助湿。轺，本草作翘，翘本鸟尾，以草子拆开，其间片片相比如翘得名，轺本使者小车乘马者，无义，疑误。

·柯韵伯：热反入里，不得外越，谓之瘀热。非发汗以逐其邪，湿气不散。然仍用麻黄、桂枝，是抱薪救火矣。于麻黄汤去桂枝之辛甘，加连翘、梓皮之苦寒，以解表清火而利水，一剂而三善备。且以见太阳发热之治，与阳明迥别也。此汤以赤小豆、梓白皮为君，而反冠以麻黄者，以兹汤为麻黄汤之变剂也。瘀热在中，则心肺受邪，营卫不利。小豆赤色，心家之谷，入血分而通经络，致津液而利膀胱。梓皮色白，专走肺经，入气分而理皮肤，清胸中而散瘀热。故以为君。更佐连翘、杏仁、大枣之苦甘，泻心火而和营；麻黄、生姜、甘草之辛甘，泻肺火而调卫。潦水味薄，能降火而除湿，故以为使。半日服尽者，急方通剂，不可缓也。此发汗利水，又与五苓双解法径庭矣。

·尤在泾：淤热在里者，汗不得出而热淤于里也。故与麻、杏、生姜之辛温以发越其表，豆翘、梓皮之苦寒甘以清热于里，大枣、甘草甘温悦脾，以为散湿驱邪之用。用潦水者，取其味薄不助水气也。合而言之，茵陈蒿汤是下热之剂，栀子柏皮汤是清热之剂，麻黄连翘赤小豆汤是散热之剂也。

经方拓展应用之医案

❖刘渡舟医案：高某某，男，20岁。周身泛起皮疹，色红成片，奇痒难忍，用手搔之而划缕成痕而高出皮面。举凡疏风清热利湿之药尝之殆遍而不效。微恶风寒，小便短赤不利，舌苔白而略腻，切其脉浮弦。辨为风湿客表，阳气怫郁而有郁热成疸之机。

处方：麻黄 9g，连翘 9g，杏仁 9g，桑白皮 9g，赤小豆 30g，生姜 12g，炙甘草 3g，大枣 7 枚。

仅服 2 剂，微见汗出而瘥。

❖姬某某，男性，45 岁，干部，患慢性肾炎。诊其脉，大而数，视其舌，黄而腻，问其起病原因，在 8 年前患皮肤湿疹，下肢多，鼠蹊部尤多，痒甚，时出时没，没时腰部有不适感，且微痛，久治不愈，做尿常规检查，蛋白（＋＋＋＋），红细胞 25～30，有管型，为慢性肾炎。中医辨证认为是湿疹之毒内陷所引起之肾脏病。中西医向以普通之肾炎法为治，历久无效，因根据病情，投予仲景麻黄连轺赤小豆汤以祛湿毒。

处方：麻黄 6g，连轺 12g，赤小豆 24g，杏仁 9g，甘草 6g，生姜 9g，桑白皮 9g，大枣 4 枚（擘）。

服 4 剂，未有汗，加麻黄量至 9g，得微汗，服至 10 剂后，湿疹渐减，虽仍出，但出即落屑，而鼠蹊部基本不出，小便见清，易见汗，唯舌中心仍黄，脉数象减而大象依然。改用人参败毒散，服数剂后，湿疹基本消失，虽膝外侧有时出一二颗，搔之即破而后，湿疹基本消失。化验尿蛋白（＋＋），红细胞 1～15 个/HP。

【按语】皮肤瘙痒、湿疹、牛皮癣等病，凡见脉浮、苔腻者，皆可考虑使用本方。

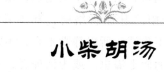

小柴胡汤

【原文】伤寒五六日，中风，往来寒热，胸胁苦满，嘿嘿不欲饮食，心烦喜呕。或胸中烦而不呕，或渴，或腹中痛，或胁下痞硬，或心下悸、小便不利，或不渴、身有微热，或咳者，小柴胡汤主之。(96 条)

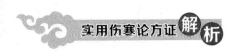

小柴胡汤方

柴胡半斤　黄芩三两　人参三两　半夏半升（洗）　甘草（炙）
生姜各三两（切）　大枣十二枚（擘）

上七味，以水一斗二升，煮取六升，去滓，再煎取三升，温服一升，日三服。若胸中烦而不呕者，去半夏、人参，加栝楼实一枚；若渴，去半夏，加人参合前成四两半，栝楼根四两；若腹中痛者，去黄芩，加芍药三两；若胁下痞硬，去大枣，加牡蛎四两；若心下悸、小便不利者，去黄芩，加茯苓四两；若不渴、外有微热者，去人参，加桂枝三两，温覆微汗愈；若咳者，去人参、大枣、生姜，加五味子半升、干姜二两。

【病机】邪犯少阳，胆火内郁，枢机不利。

【名家方论】

· 《医宗金鉴》：邪传太阳阳明，曰汗、曰吐、曰下。邪传少阳，惟宜和解，汗吐下三法，皆在所禁。以其邪在半表半里，而界于躯壳之内界。在半表者，是客邪为病也。在半里者，是主气受病也。邪正在两界之间，各无进退而相持，故立和解一法。既以柴胡解少阳在经之表寒，黄芩解少阳在府之里热，犹恐在里之太阴正气一虚，在经之少阳邪气乘之。故以姜、枣、人参而预壮里气，使里不受邪而和，还表以作解也。

· 方有执：伤寒五六日中风往来寒热，互文也，言伤寒与中风当五六日之时，皆有此往来寒热已下之证也。五六日，大约言也。往来寒热者，邪入躯壳之里，藏府之外，两夹界之隙地，所谓半表半里，少阳所主之部位，故入而并于阴则寒，出而并于阳则热，出入无常，所以寒热间作也。胸胁苦满者，少阳之脉循胸络胁，邪凑其经，伏饮抟聚也。默，静也，胸胁既满，谷不化消，所以静默不言，不需饮食也。心烦喜呕者，邪热伏饮转胸胁者涌而上溢也。或为诸证者，邪之出入不常，所以变动不一也。柴胡，少阳之君药也，半夏辛温，主柴胡而消胸胁满，黄芩苦寒，佐柴胡而主寒热往来，人参甘枣之甘温者，调中益胃，止烦呕之不时也。此小柴胡之一汤，所以为少阳之和剂与。伤寒五六日，中风，往来寒热，脉经作中风往来寒热，伤寒五六日之后，心烦作烦心。心下，作心中；身有，作外有。

·柯韵伯：此为少阳枢机之剂。和解表里之总方也。少阳之气游行三焦，而司一身腠理之阖。血弱气尽，腠理开发，邪气因入，与正气相搏，邪正纷争，故往来寒热。与伤寒头疼发热而脉弦细、中风两无关者，皆是虚火游行于半表，故取柴胡之轻清微苦微寒者以解表邪，即以人参之微比微温者预补其正气，使里气和而外邪勿得入也。其口苦、咽干、目眩、目赤、头汗、心烦等证，皆虚火游行于半里，故用黄芩之苦寒以清之，即用甘、枣之甘以缓之，亦以提防三阴之受邪也。太阳伤寒则呕逆，中风则干呕，此欲呕者，邪正相搏于半里，故欲呕而不逆。胁居一身之半，为少阳之枢。邪结于胁，则枢机不利，所以胸胁苦满，默默不欲食也。引用姜、半之辛散，一以佐柴、芩而逐邪，一以行甘、枣之泥滞。可以止呕者即可以泄满矣。

·章楠：按仲景分六经病证，各有主治之方。如桂枝汤、小柴胡同为和剂，而桂枝专和营卫，为太阳主方；柴胡专和表里，为少阳主力；以其各有部位深浅不同也。小柴胡汤升清降浊，通调经腑，是和其表里以转枢机，故为少阳之主方。

经方拓展应用之医案

❖许叔微医案：董齐贤病伤寒数日，两胁挟脐痛不可忍，或作奔豚治。予视之曰：非也。少阳胆经，循胁入耳，邪在此经，故病心烦，喜呕，渴，往来寒热，默不能食，胸胁满闷，少阳证也。始太阳传入此经，故有是证。仲景云：太阳病不解，传入少阳，胁下满，干呕者，小柴胡汤主之。三投而痛止，续得汗解。

❖刘渡舟医案：张某某，女，59岁。患风湿性心脏病。初冬感冒，发热恶寒，头痛无汗，胸胁发满，兼见心悸，时觉有气上冲于喉，更觉烦悸不安，倍感痛苦。脉来时止而有结象。此为少阳气机郁勃不舒，复感风寒，由于心阳坐镇无权，故见脉结而挟冲气上逆。此证原有风心病而又多郁，外感内伤相杂。治法：解少阳之邪，兼下上冲之气。

处方：柴胡 12g，黄芩 6g，桂枝 10g，半夏 9g，生姜 9g，大枣 5 枚，炙甘草 6g。

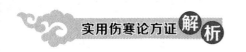

3 剂后诸症皆安。

❖ 祝谌予医案：李某，男，40 岁。患病月余。胃纳不适，口苦咽干，轻度黄疸，小便黄，大便正常。舌质红、苔薄黄，脉沉弦。血胆红素：36mg/L，肝功能正常，胆囊造影、十二指肠引流均未发现异律证属：肝胆湿热。用小柴胡汤加茵陈、金钱草。服上方 12 剂，小便即不甚黄，胃纳增加，口苦咽干均减。原方服至 18 剂，诸症消失。血胆红素 24mg/L。原方又服 18 剂，胆红素降至 12mg/L，食、睡、二便如常，无任何不适。嘱患者服原方 15 剂。

❖ 许叔微医案：张保义得汗后吃逆，或者以胃虚则哕，故吃逆也，以干姜橘皮等汤，不下，命予治之。予曰：此证不可全作胃虚治，六脉尚躁，是余毒未解耳，服以小柴胡汤，两啜而愈。

❖ 李某某，男，36 岁。胸痛，胸闷、呼吸困难。经医院检查，诊为湿性胸膜炎，一度住院治疗，疗效不显，遂请中医治之。

处方：柴胡 12g，黄芩 15g，党参 9g，半夏 9g，炙甘草 6g，生姜 9g，大枣 4 枚，牡蛎 15g，全瓜蒌 30g，葶苈子 9g，茯苓 12g，枳壳 6g，金银花 30g，蒲公英 15g，川贝母 6g，延胡索 6g，水煎服。

令服 6 剂。服后胸闷大减，胸痛解除。又令服 5 剂，基本获愈出院。

❖ 许叔微医案：李思顺得伤寒，恶寒发热，口中气热如火，不绝七八日矣，而目闭不肯开。予诊其脉，阴阳俱紧，是必汗之而复下之之故也，此坏证矣。病家曰：一医于三日前汗之不愈，一医复下之，而目闭矣。遂投以小柴胡汤，五啜而愈。

【按语】关于少阳证的病位：少阳之病位，后世多以"半表半里"解释，但何为"半表半里"则总为后学者所惑。笔者认为，从"血弱气尽，腠理开，邪气因入，与正气相搏，结于胁下"这一条文很好地解释了何为"半表半里"，即"半表半里"就是"胁下"，而"胁下"正为肝胆经，肝胆为枢，是人体气血之通道，是邪气自表入里所经之通道。故而在临证治疗之时，方中加有"参、草、枣"，扶助人体正气，是为将邪气自通道推送至表外，不使其内陷入于里。

【验案】

·一次家母电话来告，数日不大便，问能否用番泻叶？让家人观其舌，看舌苔是否黄厚，家人说舌苔白，略厚。联想《伤寒论》第230条"阳明病，胁下硬满，不大便而呕，舌上白胎者，可与小柴胡汤。上焦得通，津液得下，胃气因和，身濈然汗出而解。"考虑此情况似应为少阳郁结，津液不下之证，于是果断使用小柴胡汤原方。次日母亲电话来告，一服药后果大便得通。

·某同事母亲不明原因发热半月余，在烟台市两所三甲医院诊治无效，病因亦未查明。无奈同事就诊于中医。问及病史，答曰，某晚家人在自助店聚餐，老人服食有点过量，到家后老人即洗漱睡觉，第二日即感身重，恶寒，后发热，多于38.5℃左右，现食纳可，无其他明显不适。舌平，脉弦细。处方小柴胡汤加保和丸加减。一服热退身凉，嘱停药观察，次日又热起，于是嘱将原方继续服用。经再一服后热退未再起。同事及其母亲始信服中药。

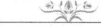

柴胡桂枝汤

【原文】 伤寒六七日，发热微恶寒，肢节烦疼，微呕，心下支结，外证未去者，柴胡桂枝汤主之。（146条）

柴胡桂枝汤方

桂枝一两半（去皮） 芍药一两半 黄芩一两半 人参一两半甘草一两（炙） 半夏二合半（洗） 大枣六枚（擘） 生姜一两半（切） 柴胡四两

上九味，以水七升，煮取三升，去滓，温服一升。本云：人参汤，作如桂枝法，加半夏、柴胡、黄芩；复如柴胡法，今用人参，作半剂。

【**病机**】邪入少阳，表证未解。

【**名家方论**】

·章楠：此小柴胡与桂枝场合为一方也。桂枝汤疏通营卫，为太阳主方。小柴胡和解表里，为少阳主方。因具发热微恶寒，肢节烦疼之少阳证未罢，而微呕，心下支结之少阳证此已现，故即以柴胡为君，使少阳之邪开达，得以仍从太阳而解也。少阳证必呕，而心下支结，逼近胃口，故小柴胡用人参、姜、半，通胃阳以助正气，防其邪之入府也。然则虽曰和解，亦为开达驱邪之法，故可仍从汗解。世俗反畏人参之补而去之，乃失其功用，而中虚之人，邪不能外出，必致内陷而致危，是皆不明表里证治故也。

·柯韵伯：伤寒至六七日，正寒热当退之时，反见发热恶寒证，此表证而兼心下支结之里证，表里未解也。然恶寒微，则发热亦微。但肢节烦疼，则一身骨节不烦疼可知。支如木之支，即微结之谓也。表证微，故取桂枝之半；内证微，故取柴胡之半。此因内外俱虚，故以此轻剂和解之也。

·方有执：肢节，四肢百节也。支结言支饮搏聚而结也。发热至微呕，太阳之表也，故曰外证未去，以微而未去也，故加桂枝以解之。支结属少阳，以结则难开也，故用柴胡为主治。然则是证也，虽无太少之明文，而于太少之治以究之，则亦因药可以知病矣。

·《外台秘要》：疗寒疝，腹中痛者，柴胡桂枝汤。

·《三因方》：柴胡加桂汤（即本方）治少阳伤风四五日，身热恶风，颈项强，胁下满，手足温，口苦而渴，自汗，其脉阳浮阴弦。

·《证治准绳》：柴胡桂枝汤，治疟身热汗多。

经方拓展应用之 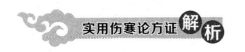 医案

❖刘渡舟医案：于某某，男，43岁，1993年11月29日初诊。左侧肩背疼痛酸胀，左臂不能抬举，身体不可转侧，痛甚之时难以行走，服西药"布桂嗪"可暂止痛片刻，旋即痛又发作，查心电图无异常，某医院诊为"肩周炎"，患者异常痛苦。诊时自诉胸胁发满，口苦，时叹息，纳谷不香，有时汗出，背部发紧，二便尚调。视舌质淡，舌苔薄白，切其脉弦。辨为太阳少阳两经之气郁滞不通，不通则痛也。治当并去太少

两经之邪，和少阳，调营卫。方选柴胡桂枝汤加片姜。

处方：柴胡 16g，黄芩 10g，半夏 10g，生姜 10g，党参 8g，炙甘草 8g，桂枝 12g，白芍 12g，大枣 12g，片姜黄 12g。服 3 剂，背痛大减，手举自如，身转灵活，胸胁舒畅。续服 3 剂，诸症霍然而痊。

按语：刘渡舟教授认为，治疗肩背痛当抓住太阳、少阳、督脉三经。肩部为少阳经，背部为太阳经、督脉。久痛入络者，其血必结，可加片姜黄、桃仁、红花、川芎等药活血通络止痛。若背痛连及腰部，头身困重而苔白腻，妇女兼见白带量多者，常用羌活胜湿汤而取效。

【按语】方中桂枝乃为樟科植物肉桂的嫩枝，中医思维方式"取象比类"，藤茎和身体肢节有相类之处，因此临证多用藤茎类药物治疗关节疾患。在《药品化义》中亦描述本药"专行上部肩臂，能领药至痛处，以除肢节间痰凝血滞"。

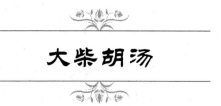

大柴胡汤

【原文】太阳病，过经十余日，反二三下之，后四五日，柴胡证仍在者，先与小柴胡汤；呕不止，心下急，郁郁微烦者，为未解也，与大柴胡汤下之则愈。(103 条)

伤寒发热，汗出不解，心中痞硬，呕吐而下利者，大柴胡汤主之。(156 条)

大柴胡汤方

柴胡半斤　黄芩三两　芍药三两　半夏半升（洗）　生姜五两（切）　枳实四枚（炙）　大枣十二枚（擘）

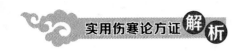

上七味，以水一斗二升，煮取三升，去滓，再煎，温服一升，日三服。一方加大黄二两，若不加，恐不为大柴胡汤。

【病机】少阳枢机不利兼阳明里实。

【名家方论】

·《医方集解》：此少阳阳明药也，表证未除，故用柴胡以解表；里证燥实，故用大黄枳实以攻里；芍药安脾敛阴，黄芩退热解渴，半夏和胃止呕，姜辛散而枣甘缓，以调营卫而行津液，此表里交治，下痢之缓者也。

·《伤寒论类方汇参》：此乃少阳未解，热郁阳明府也，其证不恶寒反恶热，脉实者，有宿食，大柴胡汤加芒硝急下之，然多危证。

·柯韵伯：病从外来者，当先治外而后治其内。此屡经妄下，半月余而柴胡证仍在。因其人不虚，故枢机有主而不为坏病。与小柴胡和之，表证虽除，内尚不解。以前此妄下之药，但去肠胃有形之物，而未泄胸膈气分之结热也。急者满也，但满而不痛，即痞也。姜、夏以除呕，柴、芩以去烦，大枣和里，枳芍舒急。而曰下之则愈者，见大柴胡为下剂，非和剂也。若与他药和下之，必有变证，意在言外。呕不止，属有形；若欲呕，属无形。

·《医宗金鉴》：柴胡证在，又复有里，故立少阳两解法也。以小柴胡汤加枳实、芍药者，乃解其外以和其内也。去参、草者，以里不虚也。少加大黄，所以泻结热也。倍生姜者，因呕不止也。斯方也，柴胡得生姜之倍，解半表之功捷。枳、芍得大黄之少，攻半里之效徐。虽云下之，亦下中之和也。

·汪昂：此乃少阳阳明，故加减小柴胡、小承气而为一方。少阳固不可下，然兼阳明府证则当下，宜大柴胡汤。

·方有执：大柴胡者，有小柴胡以为少阳之主治，用芍药易甘草者，以郁烦非甘者所宜，故以酸者收之也，加枳实大黄者，荡阳明之郁热，非苦不可也，盖亦一举而有两解之意。

❖ 许叔微医案：羽流蒋尊病，其初心烦喜呕，往来寒热。医初以小柴胡汤与之，不除。予诊之曰：脉洪大而实，热结在里，小柴胡汤安能除也？仲景云：伤寒十余日，热结在里，复往来寒热者，与大柴胡汤。二服而病除。

❖ 许叔微医案：乡里豪子，得伤寒。身热，目疼，鼻干不眠，大便不通，尺寸俱大，已数日矣。自昨夕汗大出。予曰：速以大柴胡下之。众医骇然：阳明自汗，津液已竭，当用蜜兑，何故用大柴胡药？予曰：此仲景不传妙处，诸公安知之？予力争，竟用大柴胡，两服而愈。

❖ 岳美中医案：李某某，女，患胆囊炎。右季肋部有自发痛与压痛感，常有微热，并出现恶心，食欲不振，腹部膨满，鼓肠嗳气，脉象弦大。投以大柴胡汤加味。

处方：柴胡 12g，白芍 9g，枳实 6g，大黄 6g，黄芩 9g，半夏 9g，生姜 15g，大枣 4 枚（擘），金钱草 24g，滑石 12g，鸡内金 12g。

连服 7 剂，食欲见佳，鼓肠嗳气均大减。再进原方 4 剂，胁痛亦轻，惟微热未退。改用小柴胡汤加鳖甲、青蒿、秦艽、郁金治之。

❖ 刘渡舟医案：贾某某，男，60 岁。患胃溃疡已多年不愈，近因气恼，又复发作。胃脘痛剧，呕吐酸苦，夹有咖啡色物，不能进食，大便已五天未解。西医诊为胃溃疡有穿孔可能，劝动手术治疗，其子不肯。脉弦滑有力，舌苔黄腻。辨证：肝火郁于胃，灼伤阴络，则吐血如咖啡色物，火自肝灼胃，则呕吐酸苦；火结气郁，则腑气不通而大便不下。

处方：柴胡 12g，黄芩 9g，半夏 9g，大黄 6g，白芍 9g，枳实 6g，生姜 12g，大枣 4 枚。

服 1 剂，大便畅行三次，排出黑色物与黏液甚多，而胃脘之痛，为之大减，其呕吐停止，但觉体力疲倦。后以调养胃气之剂收功。

❖ 老妇文氏，70 岁。一年前曾患化脓性胆囊炎手术治愈。

术后体质一直虚弱，腹胀腹痛，大便二三日一行，近五六日，由于大便不行而腹痛加剧，赴医院诊治。西医诊为。"麻痹性肠梗阻"，须手术治疗，家属不愿再施手术，遂邀余治之，见：腹胀如鼓，右侧腹部按之有硬块，询之晨起恶寒，午后潮热，且渴欲饮水，脉象弦紧。治予"大柴胡汤"加芒硝6g，令其晚饭前服之。不至午夜，患者腹痛欲下，便出燥屎稀便一堆，诸症解除，唯头晕、短气，次日又与"补中益气汤"加减治之而愈。

【按语】大柴胡汤临证多用于一些急腹证，病情多以胁肋部疼痛为主，兼有腑气不通之证。

柴胡加芒硝汤

【原文】伤寒十三日不解，胸胁满而呕，日晡所发潮热。已而微利，此本柴胡证，下之以不得利，今反利者，知医以丸药下之，此非其治也。潮热者，实也。先宜服小柴胡汤以解外，后以柴胡加芒硝汤主之。（104条）

柴胡加芒硝汤方

柴胡二两十六铢　黄芩一两　人参一两　甘草一两（炙）　生姜一两（切）　半夏二十铢（本云：五枚，洗）　大枣四枚（擘）　芒硝二两

上八味，以水四升，煮取二升，去滓，内芒硝，更煮微沸，分温再服。不解，更作。

【病机】邪犯少阳，兼阳明里实。

【名家方论】

·汪琥：医用丸药，此是许学士所云巴豆小丸子药，强迫溏粪而下，夫巴豆辛烈，大伤胃气。若仍用大柴胡，则枳实、大黄之峻，胃中之气不堪受其削矣。故易小柴胡加芒硝汤，用人参、甘草以扶胃气。且微利之后，溏者已去，燥者自留，加芒硝者，能胜热攻坚，又其性速下而无碍胃气，乃一举两得也。

·恽树珏：治伤寒十三日不解，胸胁满而呕，日晡潮热，已而微利者，见伤寒少阳证，以伤寒六日经尽当解。十三日已过，再经之期不入藏，即入腑，必不在经也。胸胁痞满而呕吐，此属少阳经证，日晡潮热微利，此属阳明腑证。经病兼腑，则经腑双病，气壅遏则痞满呕利。本应大柴胡汤外解其经，而内下其腑，乃违此一定之法，而医以丸药，遽下其腑，忘解其经，是以微利。当先以小柴胡解其经病，后以柴胡而加芒硝清其腑热，因曾用丸下，故不必再用大黄也。

·柯韵伯：日晡潮热，已属阳明，而微利可疑。利既不因于下药，潮热呕逆又不因利而除，故知误不在下而在丸药也。丸药发作既迟，又不能荡涤肠胃，以此知日晡潮热，原因胃实。此少阳阳明并病，先服小柴胡二升，以解少阳之表；其一升加芒硝，以除阳明之里。不加大黄者，以地道原通；不用大柴胡者，以中气已虚也。后人有加大黄、桑螵蛸者，大悖仲景法矣。

·徐大椿：按大柴胡汤加大黄、枳实，乃合用小承气也。此加芒硝，乃合用调胃承气也。皆少阳阳明同治之方。

·方有执：十三日，过经也。不解，坏例也。非其治也已上，乃原其坏由于医之误。已下至末，救误之治也。然微利矣，加芒硝以更下之者，丸之为丸，大率辛热物，虽快攻下，下者药也，热以益热，热结反实而不出，故须咸以软之也。

经方拓展应用之 医案

❖ 刘某，女，77 岁，解村人。今冬某日，候诊者正以序就诊。突有两彪形汉负一老妪于诊断床，乞余为之先诊。

谓半月前脘腹胀痛，恶心呕吐，乡医点滴先锋霉素七天，毫无起色，遂进城住某医院。诊断：急性胆囊炎；双侧附件区

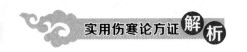

液性病变性质待查；水电解质失调。经抗炎、支持、纠正电解质等治疗七天，每况愈下，已发病危通知书，建议转上级医院诊治。家属认为年事已高，大限将至，已备后事矣，然又不忍视而待毙，遂来求诊也。

观其皓首苍颜，发稀齿缺，病骨支立，色夭少泽，瞑目不语，呼之，目睁有神，舌淡红，苔黄腻。答问之声虽微，然语有伦次，询知身无寒热，噎不容谷，强食之，必吐出，吐出物为黑红色黏液，嗳逆频频。十余日未得更衣，小便不利，口干不苦。脉沉弦细弱。腹诊，腹皮薄软，心下痞满，右胁下硬满，左少腹直肠、乙状结肠燥屎坚硬拒触。

脉症相参，断为肝胃不和，谷道闭塞，阳明已实，中气大虚之证。窃思，人之将死，必有阳气亡脱之象，或气促大汗，或下利不休，或神昏郑声。本案患者虽如经秋之叶，黄昏之阳，然尚未至油尽灯枯，病邪亦未步肓之上、膏之下，汤液应可及也，故勉力一试。其法当匡扶正气，攻下通幽。腑气通，升降行，生化始能复常，二法不可或缺。若以病重体弱，视硝、黄如虎狼，不敢越雷池一步，必致真阳沉沦，难以回春。虽仲圣有伤寒呕多，虽有阳明病不可攻下之训，然不予攻下，何以止吐？呕吐不止，水及电解质紊乱又何以纠正？且仲圣谓不可攻下，余以为系指单纯用承气汤而言，若和解少阳，兼治阳明，当不在禁忌之属。拟小柴胡加芒硝汤加减。

处方：柴胡 12g，黄芩 10g，半夏 15g，党参 10g，甘草 6g，生姜 10g，芒硝 10g，枳实 10g，白芍 15g。1 剂。

未时进药，服后时许，肠鸣腹痛甚剧，阖家惶恐，子夜吐泻俱作，先下黑色硬粪，后泻脓状黏便。次日，精神大好，饥而索食。此乃三日后电话询知也，因未能亲睹色脉，嘱以就地寻医调理云。

【按语】柴胡加芒硝汤所治之证为在少阳之外又兼肠热之证。

柴胡加龙骨牡蛎汤

【原文】伤寒八九日，下之，胸满烦惊，小便不利，谵语，一身尽重，不可转侧者，柴胡加龙骨牡蛎汤主之。（107 条）

柴胡加龙骨牡蛎汤方

柴胡四两　龙骨　黄芩　生姜（切）　铅丹　人参　桂枝（去皮）　茯苓各一两半　半夏二合半　大黄二两　牡蛎一两半　大枣六枚（擘）

上十二味，以水八升，煮取四升，内大黄切如棋子，更煮一二沸，去滓，温服一升。

【病机】邪陷少阳，弥漫三焦，表里俱病。

【名家方论】

·徐大椿：此方能治肝胆之惊痰，以之治癫痫，必效。

·方有执：妄下后热邪内攻，烦惊谵语者，君主不明，而神明内乱也。小便不利者，火盛而水亏也；一身尽重者，阳内而阴反外也；难以转侧者，少阳之枢机不利也。此下多亡阴，与火逆亡阳不同。此方取柴胡汤之半，以除胸满心烦之半里。加铅丹、龙、蛎，以镇心惊，茯苓以利小便，大黄以止谵语。桂枝者，甘草之误也。身无热无表证，不得用桂枝。去甘草则不成和剂矣。心烦谵语而不去人参者，以惊故也。

·柯韵伯：胸满者，下后里虚，外热入里挟饮而上抟于膈所以烦也。惊属心，心脏神而居膈，正虚邪胜，所以不宁也。一身尽重不可转侧者，伤寒本一身疼痛，亡津液而血涩不利，故变沉滞而重甚也。夫以心虚则惊也，故用人参茯苓之甘淡，入心以益其虚，龙骨、牡蛎、铅丹之重涩，敛心以镇其惊，半夏辛温，以散胸膈之满，柴胡苦寒，以除郁热之烦，亡津液而小便不利，参苓足以润之，胃中燥而谵语，姜枣有以调也，满在膈中，半夏开之，非大黄不能涤，重在一身，人参滋之，非桂枝不能和。然是证也，虽无三阳之明文，而于是汤也，总三阳以和之之治可征也。

· 尤在泾：伤寒下后，其邪有并归一处者，如结胸下利诸候是也。有散漫一身者，如此条所云诸症是也。胸满者，邪痹于上。小便不利者，邪痹于下。烦惊者，邪动于心。谵语者，邪结于胃。此病之在里者也。一身尽重，不可转侧者，筋脉骨肉并受其邪，此病之在表者也。夫合表里上下而为病者，必兼阴阳合散以为治。方用柴胡桂枝以解其外而除身重，龙蛎铅丹以镇其内而止烦惊，大黄以和胃气，止谵语，茯苓以泄膀胱，利小便，人参、姜、枣益气养营卫，以为驱除邪气之本也。如是，表里虚实，泛应曲当，而错杂之邪，庶几尽解耳。

经方拓展应用之医案

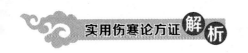

❖刘渡舟医案：尹某某，男，34 岁。因惊恐而患癫痫病。发作时惊叫，四肢抽搐，口吐白沫，汗出。胸胁发满，夜睡呓语不休，且乱梦纷纭，精神不安，大便不爽。视其人神情呆滞，面色发青，舌质红，舌苔黄白相间。脉象沉弦。辨为肝胆气郁，兼有阳明腑热，痰火内发而上扰心神，心肝神魂不得潜敛之故。治宜疏肝泻胃、涤痰清火、镇惊安神。

处方：柴胡 12g，黄芩 9g，半夏 9g，党参 10g，生姜 9g，龙骨 15g，牡蛎 15g，大黄 6g（后下），铅丹 3g（布包），茯神 9g，桂枝 5g，大枣 6 枚。

服 1 剂则大便通畅，胸胁之满与呓语皆除，精神安定，唯见欲吐不吐胃中嘈杂为甚，上方加竹茹 16g，陈皮 10g 服之而愈。

❖朱某，11 周岁，女孩，北京昌平人。在出生时，因难产用产钳助生，生后脑顶巅左侧有一个隆起疙瘩。哭闹呕吐甚剧。一周之后，逐渐好转。

2～3 岁时发现，坐时有时出现两腿并紧，伸直两手插在腿间，脸涨得通红，发呆，呼之不答，发病前后烦躁，犯过则一切正常。

4岁左右，诊断为非典型性癫痫。开始服咖啡因及苯巴比妥，两年多以后不再发病，8岁多又有小发作，改为不自主口作吸吮，眼角眉毛上吊，有时在睡前腿和手并紧伸直，继服苯巴比妥，但经常发作。

1969年6月份除用苯巴比妥外并用针灸，经过多穴位针刺治疗，却发生精神异常兴奋，有抽搐舞蹈动作。再进行同样针刺，针未取下就又抽搐舞蹈起来。医生不敢再行针刺治疗。

8月份一个月在家吃民间偏方，有时也请医生诊治均未见效。每天抽搐10次左右，最严重时达20多次。由于抽搐频繁，致使精神不正常。

9月6日到北京某医院看急诊，在急诊室即发作两次，医生诊断为癫痫运动性发作。予苯巴比妥和苯妥英钠，发作仍不止。

12日又去急诊，发现眼颤，停苯妥英钠，改用苯巴比妥和扑米酮。每日犯病10次左右，病情越发越增剧，无可奈何在22日送入精神病医院。住院期间使用大量苯妥英钠和苯巴比妥等，抽搐得到控制，于10月13日出院。出院时颤、跛不能走路，也不能吃喝。16日又去北京某医院急诊室诊断为苯妥英钠中毒，两天后好转。出院不久，犯病次数骤增，经加重药量，至1970年2月2日始停止发作。

2月底上学后又复发，3月1日又去某医院急诊室住5天，以较大量苯巴比妥控制，但出院后神志不清，昏迷嗜睡，不思饮食，不会穿衣、吃饭、走路。时而大犯，时而小犯。

1970年5月17日，来院就诊。患儿病程漫长，病情复杂。这个患儿的病情，病程和治疗经过，都很具体，可供参考。

……

此时患儿每日犯病10次左右，每次发作长达约半小时，至短约10分钟。主要症状是手脚乱颤，两眼直视、上吊，两腿上弯，骤然下挺，脚伸直，反复多次；或角弓反张，腹部挺起一尺多高；有时喊叫、昏迷、乱指乱动；有时在地上来回行走，呼叫不应。这些都表明是肝阳横逆，上扰清窍，蒙蔽灵明，切其脉浮弦而滑，证属阳痫，不可强制，唯宜取和解之剂，以协调而使之驯服，并辅以摄纳之品，以育阴潜阳，柔以制刚，才能符合"因势利导"之旨。乃取张仲景柴胡加龙骨牡蛎汤。

处方：柴胡9g，黄芩4.5g，桂枝9g，半夏9g，党参9g，生龙骨24g，生牡蛎24g，茯苓9g，生川军9g，生姜6g，大枣（擘）3枚。予之，嘱服20剂。

二诊（6月17日）：服前药后，痫发每日减至6~7次，时间也有所缩短。因就原方加紫贝齿15g，增益龙、牡收摄浮阳之力，因大便稍溏薄，以熟军3g易生军。

三诊（7月1日）：前药服至6剂，犯病次数减至5次，以后逐日递减，到6月30日，癫痫基本停止发作。依原方加珍珠母15g，以安顿精神，再服之。

四诊（8月10日）：脉弦象已去，舌白腻已除，因病情已控制，乃为削减全药之量约剩四分之一，使缓缓服之以事观察。不意服至6剂时，又发生性情急躁，两眼直视、上吊，嘴微颤动。急改投第3方，3剂后，又复平静。

五诊（8月26日）：病势既稳定，因投予安神之剂以巩固之而善其后。

处方：淮小麦30g，甘草9g，大枣6枚（擘），知母6g，生地黄9g，百合9g，酸枣仁9g，茯神9g，合欢皮6g，夏枯草9g，生龙骨18g，生牡蛎18g，珍珠母18g。

方中取仲景甘麦大枣汤以缓解精神之急近，取百合地黄汤以清热养血，夏枯草能清肝火，抑肝阳，茯神、酸枣仁能宁心益智，同合欢皮有安五脏之功；龙牡、珍珠母均为治小儿惊痫之要药，服后再未犯病。9月底停药观察，1个月以后，每在早晨醒时，一阵阵昏迷，有不自主的吸吮动作，声音很响，又用第二、三方各服4~5剂，十多天后，又复正常。乃为剩一丸药方（半夏90g，南星45g，朱砂15g，琥珀、枯矾各9g，珍珠母 30g。姜汁糊丸，朱砂为衣，每次服 3g，姜汤送下，一日 2 次）使常服之。患儿之舌时常现有自腻苔，故以此化痰安神之丸剂作善后。

3 年后随访，精神正常，在校读书，当班长，颇积极。

【按语】 此方笔者常用治痤疮，尤其以经期前后严重者用之效佳。方中铅丹笔者多以黄连温胆汤代。宗合方义，以疏泄肝胆、化痰消疮为用。

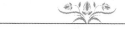

柴胡桂枝干姜汤

【原文】 伤寒五六日，已发汗而复下之，胸胁满微结，小便不利，渴而不呕，但头汗出，往来寒热，心烦者，此为未解也，柴胡桂枝干姜汤主之。（147 条）

柴胡桂枝干姜汤方

柴胡半斤　桂枝三两（去皮）　干姜二两　栝楼根四两　黄芩三两　牡蛎二两（熬）　甘草二两（炙）

上七味，以水一斗二升，煮取六升，去滓，再煎取三升，温服一升，日三服。初服微烦，复服汗出便愈。

【病机】 少阳枢机不利，太阴脾脏虚寒。
【名家方论】
·唐宗海：已发汗则阳气外泄矣。又复下之，则阳气下陷，水饮内动，逆于胸胁，故胸胁满微结，小便不利。水结则津不升，故渴。此与五苓散证同一意也。阳遏于内，不能四散，但能上冒为头汗出，而周身阳气欲出不能，则往来寒热，此与小柴胡证同一意也。此皆寒水之气闭其胸膈腠理，而火不得外发，则返于心包，是以心烦。故用柴胡以透膜腠，用姜、桂以散撤寒水，又用瓜蒌、黄芩以清内郁之火。夫散寒必先助火，本症心烦已是火郁于内，初服桂、姜反助其火，故仍见微烦，复服则桂、姜之性已得升达而火外发矣，是以汗出而愈。

·柯韵伯：汗下后，而柴胡证仍在者，仍用柴胡汤加减。此因增微结一证，故变其方名耳。此微结与阳微结不同。阳微结对纯阴结而言，是指大便硬，病在胃。此微结对大结胸而言，是指心下痞，其病在胸胁，与心下痞硬，心下支结同义。

此方全是柴胡加减法。心烦不呕而渴，故去参、夏加栝蒌根；胸胁满而微结，故去枣加蛎；小便虽不利而心下不悸，故不去黄芩不加茯苓；虽渴而表未解，故不用参而加桂；以干姜易生姜，散胸胁之满结也。初服烦即微者，黄芩、瓜蒌之效；继服汗出周身而愈者，姜、桂之功也。小柴胡加减之妙，若无定法而实有定局矣。

胸，太阳阳明也。胁，少阳也。小便不利，太阳之膀胱不清也。渴而不呕，阳明之胃热而气不逆也。头汗出者，三阳之邪热甚于上而气不下行也。往来寒热心烦者，少阳半表半里之邪出入不常也。柴胡、黄芩主除往来之寒热，桂枝、甘草和解未能之表邪，牡蛎、干姜咸以软其结，辛以散其满，瓜蒌根者，苦以滋其渴，凉以散其热，是汤也，亦三阳平解之一法也。

经方拓展应用之医案

❖刘渡舟医案：刘某某，男，54岁。患乙型肝炎，然其身体平稳而无所苦。最近突发腹胀，午后与夜晚必定发作。发时坐卧不安，痛苦万分。余会诊经其处，其家小恳请顺路一诊。患者一手指其腹曰：我无病可讲，就是夜晚腹胀，气聚于腹，不噫不出，憋人欲死。问其治疗，则称中、西药服之无算，皆无效可言。问其大便则溏薄不成形，每日两三行。凡大便频数，则夜晚腹胀必然加剧。小便短少，右胁作痛，控引肩背痛楚不堪。切其脉弦而缓，视其舌淡嫩而苔白滑。刘老曰：仲景谓"太阴之为病，腹满，食不下，自利益甚"。故凡下利腹满不渴者，属太阴也。阴寒盛于夜晚，所以夜晚则发。脉缓属太阴，而脉弦又属肝胆。胆脉行于两侧，故见胁痛控肩背也。然太阴病之腹满，临床不鲜见之，而如此证之严重，得非肝胆气机疏泄不利，六腑升降失司所致欤？刘老审证严密，瞻前顾后，肝脾并治，选用《伤寒论》柴胡桂枝干姜汤。

处方：柴胡16g，桂枝10g，干姜12g，牡蛎30g（先煎），花粉10g，黄芩4g，炙甘草10g。

此方仅服1剂，则夜晚腹胀减半，3剂后腹胀全消，而下利亦止。

【按语】此方在临证使用之时宜宗刘渡舟"胆热脾寒"之说，患者应有胸胁满或口苦咽干等少阳郁热之证，另宜有脾胃虚寒"下利"之症状。

桂枝加芍药汤

【原文】本太阳病，医反下之，因而腹满时痛者，属太阴也，桂枝加芍药汤之；大实痛者，桂枝加大黄汤主之。(279条)

桂枝加芍药汤方

桂枝三两（去皮）　芍药六两　甘草二两（炙）　大枣十二枚（擘）

上五味，以水七升，煮取三升，去滓，温分三服。

【病机】太阳病误下邪陷太阴。

【名家方论】

·许宏：表邪未罢，若便下之，则虚其中，邪气反入里。若脉虚弱，因而腹满时痛者，乃脾虚也，不可再下，与桂枝加芍药汤以止其痛。

·方有执：腹满时痛者，脾受误伤而失其职司，故曰属太阴也。以本太阳病而反下也，故仍用桂枝以解之，以太阴之被伤而致痛也，故倍芍药以和之。

经方拓展应用之 医案

❖刘渡舟医案：林某某，男，52 岁，1994 年 4 月 18 日就诊。大便下利达一年之久，先后用多种抗生素，收效不大。每日腹泻 3～6 次，呈水样便，并夹有少量脓血，伴有里急后重，腹部有压痛，以左下腹为甚，畏寒，发热（37.5℃左右）舌红，苔白，脉沉弦。粪便镜检有红、白细胞及少量吞噬细胞。西医诊为"慢性菌痢"。辨证：脾脏气血凝滞，木郁土中所致。治法：调脾家阴阳，疏通气血，并于土中伐木。

处方：桂枝 10g，白芍 30g，炙甘草 10g，生姜 10g，大枣 12 枚。

服汤 2 剂，下利次数显著减少，腹中颇觉轻松。3 剂后则大便基本成形，少腹之里急消失，服至 4 剂则诸症霍然而瘳。

❖祝谌予医案：周某，男，62 岁，1972 年 9 月初诊。1970 年 3 月患急性肺炎入院治疗，一个月后痊愈出院。此后体力衰弱，纳食甚少，每日不过四两左右，大便每每十余日一行，或服番泻叶，或用开塞露，始能解下大便，都如球状，颇以为苦。刻诊：纳少腹胀，大便难解，每解如球状，形体瘦弱，唇暗口干但不多饮，舌质红，脉沉细。诊为大病后阴液大伤，肠枯不润，以桂枝加芍药汤为主方加当归、肉苁蓉。

处方：桂枝 9g，白芍 30g，甘草 6g，红枣 5 枚，生姜 3 片，当归 15g，肉苁蓉 30g。6 剂。

服药 1 剂，大便即下，腹不痛，胀亦消。连服 6 剂，每日均有大便，但量不多。食欲增，精神好。随将原方加 5 倍量，研为细末，蜜丸，每丸重 9g，早晚各一丸，以巩固疗效。

❖阎某某，男，25 岁，汽车司机。因饮食不节，外出受寒致胃脘疼痛二十余日，有时绞痛难忍。医院诊断为：胃炎、胃痉挛。经服各类制酸、健胃、止痛等中西药物效果不显。诊其脉象略有弦意。遂认为"中虚里急"。本应投小建中汤，恐其饴糖导致胃酸增加，故予以桂枝加芍药汤加全蝎6g研末，以汤药冲服，两剂而愈。

【按语】桂枝汤本就有调和脾胃之作用，芍药为临证之治腹痛之常用药，二者相合不失为一治疗诸虚寒腹痛之要药。

桂枝加大黄汤

【原文】本太阳病，医反下之，因而腹满时痛者，属太阴也，桂枝加芍药汤之；大实痛者，桂枝加大黄汤主之。(279条)

桂枝加大黄汤方

桂枝三两（去皮）　大黄二两　芍药六两　甘草二两（炙）　大枣十二枚（擘）

上六味，以水七升，煮取三升，去滓，温服一升，日三服。

【病机】脾伤气滞络瘀。

【名家方论】

·柯韵伯：仲景因表证未解、阳邪已陷入太阴，故倍芍药以益脾调中而除腹满之时痛，此用阴和阳法也。若表邪未解，而阳邪陷入阳明，则加大黄以润胃通结而除其大实之痛，此双解表里法也。凡妄下必伤胃之气液，胃气虚则阳邪袭阴，故转属太阳。胃液涸则两阳相搏，故转属阳明。属太阴则腹满时痛而不实，阴道虚也。属阳明则腹满大实而痛，阳道实也。满而时痛是下利之兆。大实而痛是燥屎之征。桂枝加芍药，小试建中之剂。桂枝加大黄，微示调胃之方。

·方有执：此承上条，而又以胃家本来实者言。本来实者，旧有宿食也，所以实易作而痛速，故不曰阳明而曰大实，例之变也。桂枝加大黄者，因变以制宜也。然曰桂枝加则补方者，当一例如上文云云，不当载成方，且以本方加也，而用芍药六两，水七升，不合数，皆后人之苟用者，当斟酌焉。

·汪琥：案桂枝加大黄汤，仲景虽入太阴例，实则治太阳阳明之药也。与大柴胡治少阳阳明证同义。

·尤在泾：若大实大痛者，邪气成聚，必以桂枝加大黄。越陷邪而去实滞也。夫太阴，脾脏也。脏何以能实而可下？阳明者，太阴之表，以膜相连。脏受邪而腑不行则实，故脾非自实也，因胃而实也。大黄所以下胃，局限以下脾哉。

·徐灵胎：此因误下而见太阴之症，大实痛则反成太阴之实邪，仍用大黄引之，即从太阴出，不因误下而禁下。

·唐宗海：桂枝加大黄者，以桂、姜升邪；倍芍药引入太阴，鼓其陷邪；加大黄运其中枢，通地道，去实满；枣、草助转输，使其邪悉从外解下行，各不相背。

经方拓展应用之医案

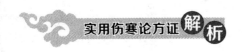

❖庆孙七月二十七日，起病由于暴感风寒，大便不行，头顶痛，此为太阳阳明同病。自服救命丹，大便行，而头痛稍愈。今表证未尽，里证亦未尽，脉浮缓，身常自汗，宜桂枝加大黄汤。

处方：川桂枝三钱，生白芍三钱，甘草一钱，生川军三钱，生姜三片，红枣三枚。

❖李某某，男，36岁。患慢性痢疾，多年屡治不愈。大便下痢挟有红白黏液，里急后重，每日三四次，伴腹满疼痛拒按。脉弦有力，舌质绛苔黄。此证虽然脾胃气血不和，但又挟有阳明凝滞之实邪，积邪不去，则下利不能止。治法当加大黄以通腑气，扫除肠中腐秽。

处方：桂枝9g，白芍19g，生姜9g，大枣10枚，炙甘草

6g，大黄 6g。3 剂。

嘱一次煎煮顿服。服药后大便畅利，泻下皆黏腻臭秽之物，而后下利日渐减缓。

【按语】桂枝加大黄汤是在桂枝加芍药汤的基础上再加大黄而成，为桂枝加芍药汤证再兼实滞的证候适用。桂枝加大黄汤与桂枝加芍药汤所适用的病证为太阳病误下所致脾胃一时损伤而致"腹满时痛"或"大实痛"的病证。如果是脾胃虚寒，在第 280 条中仲景专有明示"太阴为病，脉弱，其人续自便利，设当行大黄芍药者，宜减之"。意即用量宜减。

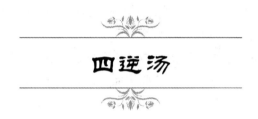

四逆汤

【原文】病发热头疼，脉反沉。若不差，身体疼痛，当救其里，宜四逆汤。（92 条）

少阴病，脉沉者，急温之，宜四逆汤。（323 条）

四逆汤

甘草二两（炙） 干姜一两半 附子一枚（生用，去皮，破八片）

上三味，以水三升，煮取一升二合。去渣，分温再服，强人可大附子一枚、干姜三两。

【病机】少阴阳虚，阴寒内盛。

【名家方论】

·《医方论》：四逆汤为四肢厥冷而设。仲景立此方以治伤寒之少阴证。若太阴之腹痛下利，完谷不化，厥阴之恶寒不汗，四肢厥冷者亦宜之。盖阴惨之气深入于里，真阳几几欲绝，非此纯阳之品，不足以破阴气而发阳光，又恐姜附之性过于燥烈，反伤上焦，故倍用甘草以缓之。四逆者，必手冷过肘，足冷过膝，脉沉细无力，腹痛下利等象咸备，方可用之，否则不可轻投。

·成无己：四逆者，四肢厥逆而温也。四肢者，诸阳之本。阳气不足，阴气加之，阳气不相顺接，是致手足不温而成四逆。此汤申发阳气，却散阴寒，温经暖肌，是以四逆名之。

·柯韵伯：此太阳麻黄汤证。病为在表，脉当浮而反沉，此为逆也。若汗之不差，即身体疼痛不罢，当凭其脉之沉而为在里矣。阳证见阴脉，是阳消阴长之兆也。热虽发于表，为虚阳，寒反据于里，是真阴矣。必有里证伏而未见，借其表阳之尚存，乘其阴之未发，迎而夺之，庶无吐利厥逆之患，里和而表自解矣。

·许宏：下利清谷，脉沉无热，四肢原逆，脉微，阳气内虚，恶寒脉弱，大吐大下，元气内脱，若此诸症，但见脉息沉迟微涩，虚脱，不饮水者，皆属于阴也。必以附子为君，以温经济阳，以干姜为臣，辅以甘草为佐为使，以调和二药而散其寒也。《内经》曰："寒淫于内，治以甘热。"又曰："寒淫所胜，平以辛热。"乃附子之热，干姜之辛，甘草之甘是也。

·徐大椿：阴阳两微之后，又复竭其阳，非此汤不能挽回阳气。

经方拓展应用之医案

❖刘渡舟医案：唐某某，男，75岁。冬月感寒，头痛发热，鼻流清涕，自服家存羚翘解毒丸，感觉精神甚疲，并且手足发凉。其子恳求刘老诊治。就诊时，见患者精神萎靡不振，懒于言语，切脉未久，即侧头欲睡，握其两手，凉而不温。视其舌则淡嫩而白，切其脉不浮而反沉。脉证所现，此为少阴伤寒之证候。肾阳已虚，老怕伤寒，如再进凉药，必拔肾根，恐生巨测。法当急温少阴，予四逆汤。

处方：附子12g，干姜10g，炙甘草10g。

服1剂，精神转佳。再剂，手足转温而愈。

❖吴佩衡医案：昔诊一男，约20岁，系一孀妇之独子，体质素弱。始因腹痛便秘而发热，医者诊为瘀热内滞，误以桃仁承气汤下之。便未通而病情反重，出现发狂奔走，言语错乱。延余诊视，脉沉迟无力，舌红津枯但不渴，微喜热饮而不多，气息喘促而短，有欲脱之势。据此断为阴证误下，逼阳暴脱之证，遂拟大剂回阳饮（即四逆汤加肉桂）予服。

处方：附片130g，干姜50g，上肉桂13g（研末，泡水兑入），甘草10g。

服后，当天夜晚则鼻孔流血，大便亦下黑血，次日复诊则见脉微神衰，嗜卧懒言，神志已转清。其所以鼻衄及下黑血者，非服温热药所致，实由于桃仁承气汤误下后，致血脱成瘀，今得上方温运气血，既已离经败坏之血，不能再行归经，遂上行而下注。嘱照原方再服一剂。服后，衄血便血均未再出，口微燥，此系阳气已回，营阴尚弱，继以四逆汤加人参连进四剂而愈。方中加人参者，取其益气生津养阴以配阳也。

❖江某，男，56岁。患冠心病多年。某上午突然胸部憋闷，刺痛，头晕目眩、冷汗淋漓。入院急诊，心电图示：急性冠状动脉供血不足，心肌缺血型改变。患者神疲欲寐，面容青紫，周身不温，四肢厥冷过肘膝，口唇及指端发青，冷汗渍渍，脉沉迟弱极，时隐时现，舌暗而见瘀斑，余当即辨为心阳衰微之证，并急疏附子10g（生、制各半），干姜10g，炙甘草6g，葱白九根，令速煎取温灌之。会诊医师遵余意进行救治。药后三刻，视其眼神转活，面有表情，冷汗得止，询之已能言语，心痛减。此心阳复，故再予人参汤、瓜蒌薤白半夏汤兴阳行痹，两方交替轮服数剂，精神振作，胸痛基本消失，夜间已能安卧。饮食能进，六脉略和，小有结脉，继以炙甘草汤、枳实薤白桂枝汤二方各三剂，交替服用。一月以后，心电图已大有改善，遂出院。后遇小劳又心悸气短，脉沉细、舌质淡，又以兴阳行痹，活血化瘀方药调治月余而告愈。

【按语】关于附子的毒性　现代中医学对于附子的使用限制在3~15g，要求先煎久煎。而在临证实际使用时，临床医生多不局限在此范围之内，尤以火神派为代表，其用附子甚至经常至上百克。

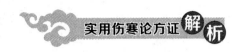

此外，关于附子有言"附子无姜不热"，需注意此正指四逆汤的配伍而言，意即生附子必须配干姜才能回阳救逆，余如乌梅丸、真武汤之配伍因其旨不在"回阳救逆"，乌梅丸以炮附子配干姜是使蛔得辛则伏，真武汤以炮附子配生姜而是各行其用，制附子以温阳，生姜以利水。

【验案】曾治一乳腺癌骨转移患者，来诊时适值十一月上旬，暖气将来未来之际，此时屋内最冷，患者觉浑身疼痛，畏寒甚，言不敢碰冷水，且数日不大便，舌暗苔白腻。观前医用药，均用夏枯草、半枝莲、蛇舌草等苦寒类药。斟酌后拟四逆汤原方，方中生附子10g，干姜15g，炙甘草6g，2剂，水煎服，每日1剂。次日晨，患者电话来告，昨晚痛楚减轻，最为效验处是今晨大便得通，浑身舒畅无比。

细究此方，并无通便之药，便之所以得通，乃在于此方以助阳，阳气得通，阴液得运，大便得下。

通脉四逆汤

【原文】少阴病，下利清谷，里寒外热，手足厥逆，脉微欲绝，身反不恶寒，其人面色赤；或腹痛，或干呕，或咽痛，或利止脉不出者，通脉四逆汤主之。（317条）

通脉四逆汤方

甘草二两（炙）　附子大者一枚（生用，去皮，破八片）　干姜三两（强人可四两）

上三味，以水三升，煮取一升二合，去滓，分温再服，其脉即出者愈。面色赤者，加葱九茎；腹中痛，去葱，加芍药二两；呕者，加生姜二两；咽痛者，去芍药，加桔梗一两；利止脉不出者，去桔梗，加人参二两。病皆与方相应者，乃服之。

【病机】 少阴阳衰阴盛，格阳于外。

【名家方论】

·方有执：下利清谷，手足厥冷，脉微欲绝而里寒者，阴甚于内也，身反不恶寒，面色赤而外热者，格阳于外也。阴阳不相通，所以逆乱而有或为诸多证。利虽止，邪欲罢也，脉仍不出，阳气未复也，夫脉者，血气之道路，血阴也，非阳不行。姜附辛热助阳也，甘草甘平益气也，汤本四逆而分两殊，通脉则加姜之谓。

·柯韵伯：此寒热相半证。下利清谷，阴盛于里也；手足厥逆，寒盛于外也。身不恶寒面赤，阳郁在表也；咽痛利止，阳回于内也。腹痛干呕，寒热交争也。温里通脉，乃扶阳之法。脉为司命，脉出则从阳而生，厥逆则从阴而死。

·《济生方》：通脉四逆汤治霍乱多寒、肉冷脉厥。

·尤在泾：此寒中少阴，阴盛格阳之证。下利清谷，手足厥逆，脉微欲绝者，阴盛于内也。身热不恶寒，面赤色，格阳于外也。为真阳之气，被阴寒所迫，不安其处，而游散于外，故显诸热象，而实非热也。通脉四逆，即四逆加干姜一倍，为阴内阳外，脉绝不通，故增辛热以逐寒邪，寒去则阳复反，而脉复出耳，故曰其脉即出者愈。

经方拓展应用之医案

❖李东垣医案，李东垣治冯氏子，年十六。病伤寒，目赤而烦渴，脉七八至。医欲以承气下之，已煮药，而李适从外来，冯告之故，李切脉大骇曰：几杀此儿！《内经》有言，在脉诸数为热，诸迟为寒。今脉八九至，是热极也。殊不知《至真要大论》云：病有脉从而病反者何也？岐伯曰：脉至而从，按之不鼓，诸阳皆然。王注云：言病热而脉数，按之不动，乃寒盛格阳而致之，非热也。此传而为阴证矣。今持姜附来，吾当以热因寒用之法治之。药未就，而病者爪甲已青，顿服八两，汗渐出而愈。

【按语】 通脉四逆汤的方后加减对于我们临床应用有很大帮助。葱能通阳，芍药止痛，生姜止呕，桔梗利咽，人参补津液复脉。

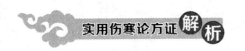

白通汤及加猪胆汁汤

【原文】少阴病，下利，白通汤主之。（314 条）

少阴病，下利，脉微者，与白通汤。利不止，厥逆无脉，干呕烦者，白通加猪胆汁汤主之。服汤，脉暴出者死，微续者生。（315 条）

白通汤方

葱白四茎　干姜一两　附子一枚（生，去皮，破八片）

上三味，以水三升，煮取一升，去滓，分温再服。

白通加猪胆汁汤方

葱白四茎　干姜一两　附子一枚（生，去皮，破八片）　人尿五合　猪胆汁一合

上五味，以水三升，煮取一升，去滓；内胆汁、人尿，和令相得，分温再服。若无胆，亦可用。

【病机】少阴阳衰阴盛，戴阳于上。

【名家方论】

·许宏：少阴病，下利脉微者，与白通汤服之利当止。若利不止，厥逆无脉，干呕烦者，乃寒气太甚，内为格拒，使阳气逆乱也。故加猪胆汁童便二物以和其阴。《内经》曰：逆而从之，则格拒解也。

·江瓘：下利脉微，是下焦虚寒不能制水故也。与白通汤以通其阳，补虚却寒而制水。服之利仍不止，更厥逆，反无脉，是阴盛格阳也。如干呕而烦，是阳欲通而不得通也。猪者水畜，属少阴也；胆者甲木，从少阳也。法当取猪胆汁之苦寒为反佐，加入白通汤中，从阴引

阳，则阴盛格阳者，当成水火既济矣。脉暴出者，孤阳独行也，故死；微续者，少阳初生也，故生。

·许宏：葱辛温而茎白，通肺以行营卫阴阳，故能散邪而通阳气。率领姜、附，入阳明而止利，入少阴而生脉也。附子生用，亦取其勇气耳。论中不及人尿，而方后反云无猪胆汁亦可服者，以人尿咸寒，直达下焦，亦能止烦除呕矣。

·方有执：少阴病而加下利者，不独在经，而亦在脏。寒甚而阴胜也，治之以干姜附子者，胜其阴则寒自散也。用葱白而曰白通者，通其阳则阴自消也。

·徐灵胎：暴出乃药力所迫，药力尽则气仍绝。微续乃正气自复，故可生也。前云其脉即出者愈，此云暴出者死。盖暴出与即出不同。暴出，一时出尽，即出，言服药后，少顷即徐徐微续也，须善会之。

·尤在泾：脉暴出者，无根之阳发露不遗，故死。脉微续者，被抑之阳来复有渐，故生。

经方拓展应用之医案

❖由夏季目黄神倦，渐至中焦胀满。延至霜降，上吐瘀血，下便污浊。按脉弱细不调，视色神采不振，兼以呼吸带喘，素有寒疾气逆，其宿饮之蓄，已非一日。当夏三月，脾胃主令，天气热，地气升，人身气泄。加以饥饱劳役，而遂减食胀满，是皆病于中，绵延上下矣。夫六腑以通为用，不但腑不用事，其间经脉络脉中，气血皆令不行。气壅血瘀，胀势愈加。古人治胀病专以宣通为法，而有阴阳之殊。后之攻劫宣通，如神佑、舟车、禹功等方，值此久病奄奄，何敢轻试？议以专通三焦之阳气，驱其锢蔽之浊阴，温补兼进，若不阳气苏，难以拟投。引用仲景白通汤。

去须葱白　干姜　猪胆汁　淡附子

【按语】人尿和猪胆汁取自于人体和动物，现代医家多不再使用，诚为可惜。现代医学亦从人尿中提取"尿激酶"用于血栓栓塞性疾病的溶栓治疗。

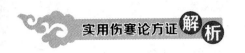

附子汤

【原文】少阴病，得之一二日，口中和，其背恶寒者，当灸之，附子汤主之。（304 条）

少阴病，身体痛，手足寒，骨节痛，脉沉者，附子汤主之。（305 条）

附子汤方

附子二枚（炮，去皮，破八片）　茯苓三两　人参二两　白术四两　芍药三两

上五味，以水八升，煮取三升，去滓，温服一升，日三服。

【病机】少阴阳虚，寒湿凝滞筋脉骨节。

【名家方论】

·方有执：主之以附子者，附子温经而寒自散也。人参甘寒，补其气以扶阳于生，芍药酸平收其阴而为阳之附，茯苓甘淡，淡以利窍逐水以消阴，甘以入心，顺火以从阳，术味甘苦，苦以燥湿，制水而燠土，甘以益脾，和中而固本也。

·柯韵伯：少阴主水，于象为坎。一阳居其中，故多热证。是水中有火，阴中有阳也。此纯阴无阳，阴寒切肤，故身疼。四肢不得禀阳气，故手足寒。寒邪自经入藏，藏气实而不能入，则从阴内注于骨，故骨节疼。此身疼骨痛，虽与麻黄证同，而阴阳寒热彼此判然。脉沉者，少阴不藏，肾气独沉也。口中兼咽与舌言，少阴之脉循喉咙，挟舌本，放少阴有口干、舌燥、咽痛等症。此云和者，不燥干而渴，火化几于息矣。人之生也，负阴而抱阳，故五藏之俞，皆系于背。背恶寒者，俞气化薄，阴寒得以乘之也。此阳气凝聚而成阴，必灸其背俞，使阴气流行而为阳。急温以附子汤，壮火之阳，而阴自和矣。

·钱潢：身体骨节痛，乃太阳寒伤营之表证也。然在太阳则脉紧，而无手足寒之证，故有麻黄汤发汗之治。此以脉沉而手足寒，则知寒邪过盛，阳气不流，营阴滞涩，故身体骨节皆痛耳。且四肢为诸阳之本，阳虚不能充实于四肢，所以手足寒，此皆沉脉之见证也。故以附子汤主之。以温补其虚寒也。

·张璐：口中和者，不渴不燥，全无里热可知，况背为督脉统诸阳上行之地，他处不寒，独觉其背恶寒者，则阳微阴盛之机已露一斑，故灸之以火助阳而消阴，主之以附子汤温经而散寒也。不知者，谓伤寒才一二日，外证且轻，何反张皇若此。讵识仲景正以一二日即显阳虚阴盛之证，早从暴病施治，若待三四日，势必极盛难返，不可救药矣。按少阴自感之寒，有始得之，反发热，脉沉者，有初人太阳，不作郁热，便入少阴者，二证似不甚相远，若详究病情，大相悬绝。一则阴经独困而太阳不至于失守，故脉虽沉，尚能发热，即延至二三日，热犹在表，而无吐利厥逆里证，可见尚有太阳经外垣可恃也；一则太阳表气大虚，邪气即得人犯少阴，故得之二三日尚背恶寒，不发热，此阴阳两亏，较之两感更自不同，两感表里皆属热邪，犹堪发表攻里，此则内外皆属虚寒，无邪热可以攻击，急当温经补阳，温补不足，更灸关元以协助之，其证虽似缓于发热脉沉，而危殆尤甚，若稍延缓，或遇庸工，不敢用大热峻补，多致不救也。

经方拓展应用之 医案

❖李某某，女，29岁，社员。1969年3月6日初诊。元阳素虚，兼产后失于调摄，渐觉气短神疲，腰酸肢冷，纳少乏力，溺频且余沥不尽。后诸证加重，常于寐中遗溺，曾用补中益气汤治疗罔效，连服桑螵蛸散、缩泉丸，效亦不显。至笔者诊时，几乎每晚入寐即遗，溺已稍寐复遗，甚则昼日见流水时也自遗，诚苦恼之至矣。患者精神萎靡，恍惚自汗，诊其脉沉而细紧，舌苔灰黑。问曰："腰脊少腹寒凉否？"答曰："如冰浸然。"遂命笔疏方。

处方：制附片51g，别直参（单煎）9g，炒白术15g，覆盆子18g，桑螵蛸15g。6剂。

二诊：腰腹寒凉减，昼日仅遗一次，夜遗似仍如故。诊脉象稍紧，原方增加附片至24g，加鱼鳔胶烊化9g，6剂。

三诊：共服28剂，遗尿已减，数夜一次，苔转灰白，守方再服9剂。

四诊：遗止，但尚有溺后余沥之状。上方加鹿角胶、龟甲胶配丸剂，服用3个月。两年后因患他病来诊时告之，一直未曾复遗。

❖毛某某，男，33岁。患者形体消瘦，颜面苍白无泽。自述：周身无力，夜寐不安，头晕，腰腿疼痛，右胁胀痛，畏寒肢冷，晨起眼睑及足跗浮肿。其脉沉弱，舌淡苔白。经医院检查：脑絮（＋＋），射絮（＋＋），转氨酶280单位。西医诊断为"肝炎"，经治三月余，未见疗效。再三辨证，余认为此以阳虚寒滞为主，便以附子汤投之。

处方：附子12g，茯苓9g，党参15g，白术12g，生白芍9g。水煎饭前服。

二诊：患者自述：服药后，腹鸣肠动，愈响愈适，待次日服两剂后，晨起胁痛大减，且八年之恶寒，身痛消失。触其双脉仍沉弱，令服附子汤一剂、当归四逆汤一剂。

三诊，患者云：服药后，全身舒适，双手温和，为八年罕有之感。诊其脉已滑活，遂令服归脾汤、逍遥散二方各三剂，交替服用。两个月后赴医院复查，索得结果：双絮加号消失，转氨酶16单位。医院惊叹不已，云：已为正常。

【按语】附子汤、麻黄汤、桂枝新加汤均有身痛，需详细辨别清楚其类型。身痛机制各不相同，附子汤证为阳虚寒盛；麻黄汤证为寒气凝滞作痛；桂枝新加汤证则是由于营血亏虚所导致疼痛。

桃花汤

【原文】少阴病，下利，便脓血者，桃花汤主之。（306条）

少阴病，二三日至四五日，腹痛，小便不利，下利不止，便脓血者，桃花汤主之。（307条）

桃花汤方

赤石脂一斤（一半全用，一半筛末）　干姜一两　粳米一升

上三味，以水七升，煮米令熟，去滓。温服七合，内赤石脂末方寸匕，日三服。若一服愈，余勿服。

【病机】脾肾阳虚，滑脱不禁。

【名家方论】

·成无己：阳病下利便脓血者，协热也。少阴病下利便脓血者，下焦不约而里寒也，与桃花汤固下散寒。

·钱潢：见少阴证而下利，为阴寒之邪在里，湿滞下焦，大肠受伤，故皮坼血滞，变为脓血，滑利下脱，故以温中固脱之桃花汤主之。

·柯韵伯：本证与真武不同。彼以四肢沉重疼痛，是为有水气。此便脓血，是为有火气矣。盍不清火，反用温补？盖治下焦水气，与心下水气不同法。下焦便脓血，与心下痛、心中烦，亦应异治也。心为离火，而真水居其中；法当随其势之润下，故用苦寒以泄之；坎为水而真火居其中，法当从其性之炎上，故用苦温以发之。火郁于下，则克庚金；火炎于上，则生戊土。五行之理，将来者进，已往者退。土得其令，则火退位矣；水归其职，腹痛自除、脓血自清、小便自利矣。故制此方，不清火，不利水。一惟培土，又全赖干姜转旋，而石脂、粳米得

收平成之绩也：名桃花者，取春和之义，非徒以色言耳。

·《肘后方》：疗伤寒若下脓血者，赤石脂汤方：赤石脂二两（碎），干姜二两（切），附子一两（炮破）。上三味，以水五升，煮取三升去渣，温分三服。脐下痛者，加当归一两，芍药二两，用水六升。

·方有执：腹痛，寒伤胃也。小便不利，下利不止者，胃伤而土不能制水也。便脓血者，下焦滑脱也。石脂之涩，固肠虚之滑脱，干姜之辛，散胃虚之里寒，粳米甘平，和中而益胃，故三物者，所以为少阴下利便脓血之主治也。

·《外台秘要》：崔氏疗伤寒后赤白滞下无数，阮氏桃花汤（方中赤石脂用八两，粳米用一升，干姜用四两）。

经方拓展应用之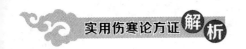

❖ 刘渡舟医案：程某某，男，56 岁。患肠伤寒住院治疗 40 余日，基本已愈。惟大便泻下脓血，血多而脓少，日行三四次，腹中时痛，屡治不效。其人面色素来不泽，手脚发凉，体疲食减，六脉弦缓，舌淡而胖大。此证为脾肾阳虚，寒伤血络，下焦失约，属少阴下利便脓血无疑，且因久利之后，不但大肠滑脱，而气血虚衰亦在所难免。治当温涩固脱保元。

处方：赤石脂30g（一半煎汤、一半研末冲服），炮姜9g，粳米9g，人参9g，黄芪9g。

服 3 剂而血止，再服 3 剂大便不泻而体力转佳。转方用归脾汤加减，巩固疗效而收功。

【按语】桃花汤所治之下痢须为纯虚无邪之痢，表现为下痢滑脱，赤白相间，白多赤少。

黄连阿胶汤

【原文】少阴病，得之二三日以上，心中烦，不得卧，黄连阿胶汤

主之。（303 条）

黄连阿胶汤方

黄连四两　黄芩二两　芍药二两　鸡子黄二枚　阿胶三两

上五味，以水六升，先煮三物，取二升，去滓；内胶烊尽，小冷；内鸡子黄，搅令相得，温服七合，日三服。

【病机】阴虚火旺，心肾不交。

【名家方论】

·柯韵伯：此少阴之泻心汤也。凡泻心必借芩、连，而导引有阴阳之别。病在阳，胃中不和而心下痞硬者，虚则加参、甘补之，实则加大黄下之。病在少阴而心中烦不得卧者，既不得用参、甘以助阳，亦不得用大黄以伤胃也。故用芩、连以直折心火，用阿胶以补肾阴，鸡子黄佐芩、连，于泻心中补心血，芍药佐阿胶，于补阴中敛阴气。斯则心肾交合，水升火降。是以扶阴泻阳之方而变为滋明和阳之剂也。

·方有执：少阴本欲寐，反心中烦不得卧者，风邪客于里，热甚而里不和也。黄连黄芩清膈，以除风拥之里热，鸡黄阿胶和血，以益不足之真阴。然阿胶者，黑驴皮之膏液也，故能逐阴经之邪风。鸡黄者，巽木禽之诞卵也，故能定邪风于少阴。芍药下气以和阴，所以为少阴风热之佐使也。

经方拓展应用之医案

❖刘渡舟医案：李某某，男，43 岁。1978 年 10 月，在无明显诱因的情况下，自觉两下肢发冷，并逐渐向上发展至腰部，向下至足心，寒冷之状，如赤脚立于冰雪之中，寒冷透骨，并有下肢麻木，有时如虫行皮中状。以后寒冷又进一步发展至于两胁之间。伴有阳痿不举，小便淋沥一年半来，曾在北京各大医院经中西医多方治疗均无效。视其双目有神，面色红润，舌质绛，脉弱略数。初按肝胆气郁，阳气不达之阳郁厥证

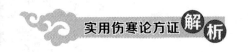

论治，投四逆散加黄柏、知母无效。

再诊时，询知有心烦寐少，多梦，身半以上汗出。此当属黄连阿胶汤证。

处方：黄连9g，黄芩3g，阿胶9g，白芍6g，鸡子黄2枚。

服药3剂后，下肢寒冷麻木等明显减缓，心烦、汗出等证也大有好转。上方加牡丹皮6g，并同时服用知柏地黄丸而愈。

【按语】黄连阿胶汤所针对名为水火不济之证，实乃心阴虚之证。临证凡遇心阴虚均可用之，不必见肾虚之证。

麻黄细辛附子汤

【原文】少阴病，始得之，反发热，脉沉者，麻黄附子细辛汤主之。（301条）

麻黄细辛附子汤方

麻黄二两（去节）　细辛二两　附子一枚（炮，去皮，破八片）

上三味，以水一斗，先煮麻黄减二升，去上沫，内诸药，煮取三升，去滓，温服一升，日三服。

【病机】少阴阳虚兼表证。

【名家方论】

·成无己：少阴病当无热恶寒，反发热者，邪在表也。虽脉沉，以始得则邪气未深，亦当温剂发汗以散之。

·柯韵伯：太阳主表，病发于阳，故当发热；少阴主里，病发于阴，只当内热。今始得寒邪，即便发热，似乎太阳，而属之少阴者何？

《内经》曰："逆冬气则少阴不藏，肾气独沉。"故反热而脉则沉也。肾为坎象，二阴不藏，则一阳无蔽，阴邪始得而内侵，孤阳因得以外散耳。病在表脉浮者，可发汗可知；病在表脉沉者，亦不可不汗矣。然沉为里，而反发其汗，津液越出，亡阳则阴独矣。故用麻黄开腠理，细辛散浮热，而无附子固元阳，则热去寒起，亡可立待也。其人不知养藏之道，逆冬气而伤肾，故有此证。能不扰乎阳，无泄皮肤，去寒就温，讵有此患哉？本条当有无汗恶寒证。

发热，邪在表也。脉沉，少阴位北而居里也。以其居里，邪在表而发热，故曰反也，以邪在表不在里，故用麻黄以发之，以其本阴而标寒，故用附子以温之，细辛辛温，通于少阴，用之以佐主治者，以其专经而向导也。

·程应旄：一起病便发热，兼以阴经无汗，世医计日按证，类能恣意于麻黄，而所忌在附子。不知脉沉者，由其入肾经素寒，虽表中阴邪，而里阳不能协应，故沉而不能浮也。沉属少阴，不可发汗。而始得即发热属太阳，又不得不发汗。须以附子温经助阳，托住其里。使真阳不致随汗而升，其麻黄始可合细辛用耳。

·《名医方论》：夫发热无汗，太阳之表不得不开，沉为在里，少阴之枢不得不固，设用麻黄开腠理，细辛散浮热，而无附子以固元阳，则少阴之津液越出，太阳之微阳外亡……唯附子与麻黄并用，则寒邪散而阳不亡，精自藏而阴不伤。

·钱潢：麻黄发太阳之汗，以解其在表之寒邪。附子温少阴之里，以补其命门之真阳，又以细辛之气温味辛专走少阴者，以助其辛温发散。三者合用，补散兼施，虽发微汗，无损于阳气矣。故为温经散寒之神剂云。

·张璐：暴哑声不出，咽痛异常，猝然而起，或欲咳而不能咳，或无痰，或清痰上溢，脉多弦紧，或数急无伦，此大寒犯肾也。麻黄附子细辛汤温之，并以蜜制附子含之，慎不可轻用寒冷之剂。

经方拓展应用之 **医案**

❖春日病瘟，误治二旬，酿成极重死证，壮热不退，谵语无伦，皮肤枯涩，胸膛板结，舌卷唇焦，身倦足冷，二便略通，半渴不渴，面上一团黑滞。前医所用之药，不过汗下和温之法，绝无一效。喻曰：此证与两感伤寒无异，但彼日传二经，三日传经已尽即死。不死者又三日，再传一周，定死矣。此春温证不传经，故虽邪气留连不退，亦必多延几日，待元气竭绝乃死。观其阴证阳疾，两下混在一区，治阳则碍阴，治阴则碍阳。然法曰：发表攻里，本自不同。又谓活法在人，神而明之，未尝教人执定勿药也。吾有一法，即以仲景表里二方为治，虽未经试验，吾天机勃勃自动，若有生变化行鬼神之意，必可效也。于是以麻黄附子细辛汤，两解其在表阴阳之邪，果然皮间透汗，而热全清，再以附子泻心汤，两解其在里阴阳之邪，果然胸前柔活，而人事明了，诸症俱退。次日即食粥，以后竟不需药。只在此二剂，而起一生于九死，快哉。

❖王某某，女，2岁。患儿高热，咳喘，时而抽搐，已十余日，住某医院诊断为小儿病毒性肺炎，曾大量用抗生素，并输血、输氧，体温一直为39.5℃～41℃，病情危重，邀余会诊。诊见：患儿高热，面色苍白，面微肿，印堂色青，口唇发绀，神志蒙眬，咳喘急促，呼吸困难，身无汗，腹胀大，四肢厥冷，二便失禁。舌质淡，苔少，脉沉细，指纹青紫。此为寒邪闭郁于表而发热，寒邪闭肺而咳喘，入里而伤于阳。治以兴阳解表，温经发汗。方用麻黄细辛附子治之。

处方：麻黄3g，细辛1g，附子3g，一剂，水煎服。

二诊：药后手足转温，头身微汗出，热势退却，体温降至37℃，喘促渐平。此阳气已复，表邪已解，但肺气未复，再服以生脉散加芦根、黄芪、玉竹一剂，继以党参、白术、茯苓、甘草、黄芪一剂，病愈出院。

【按语】麻黄细辛附子汤因其所含药物一为具峻法之作用的麻黄，一为用量不过钱的细辛，一为有一定毒副作用的附子。所以现代人对该方的使用总是持怀疑态度。而实际该方用治一些证属少阴阳虚兼表证时往往能起到出人意料的效果。

【验案】

·附院一同事，口唇周围瘙痒数十年。略懂中医，自称经中西医各种治疗无数，均无效。病情以冬天为重，口唇周围瘙痒并干燥起屑，整个冬季需持续戴口罩，余未见其他不适症状。舌平，脉细弱。经询问前医治疗过程中未有使用麻黄附子细辛汤，于是拟方：生麻黄10g，细辛9g，制附子10g，蝉蜕10g，6剂。患者服后有明显好转，于是自己又重复抓了三次，共计18剂。病情完全好转。

·一患儿，9岁，患过敏性鼻炎求治。鼻流清涕，早晨严重，喷嚏连连，春夏季易兼眼睛瘙痒等症，舌平，脉沉细。拟方：生麻黄6g，制附子6g，细辛3g，白芥子6g，苍耳子3g，3剂。经服后，患儿症状略有改善，但因药苦服药困难，家属要求停药，放弃治疗。在言谈之中又问及，方中是否加有治疗"遗尿"的药物，因患儿的"遗尿"病证竟通过此次治疗鼻炎痊愈。我听后亦甚喜，告之，方中麻黄一物确有治疗遗尿之功效，现有人以单味麻黄治疗遗尿有比较好的效果。后自己考虑，麻黄之治遗尿的功效，可能在于其能宣发肺气，使体内津液输布正常，从而达到了止尿效果。

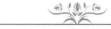

麻黄附子甘草汤

【原文】少阴病，得之二三日，麻黄附子甘草汤微发汗。以二三日无里证，故微发汗也。（302条）

麻黄附子甘草汤方

麻黄二两（去节）　甘草二两（炙）　附子一枚（炮，去皮，破八片）

上三味，以水七升，先煮麻黄一两沸，去上沫，内诸药，煮取三升，去滓，温服一升，日三服。

【病机】少阴阳虚，表证未解，证势较缓。

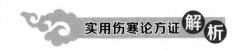

【名家方论】

·柯韵伯：言无里证，则有表证可知。以甘草易细辛，故曰微发汗。要知此条是微恶寒、微发热，故微发汗也……此证与附子汤证，皆是少阴表证。发热脉沉无里证者，从阳部注于经也；身体骨节痛，手足寒，背恶寒，脉沉者，从阴内注于骨也。从阳注经，故用麻黄、细辛；从阴注骨，故用参、苓、术、芍。口中和，枢无热，皆可用附子。

·方有执：无里证，谓不吐利躁烦呕渴也，以无里证而表又不见，故用附子以佐麻黄。虽曰微发汗，而用甘草以易细辛，盖亦和解之意也。

经方拓展应用之医案

❖吴鞠通医案：陈，三十二岁，初四日。从头面肿起，腹因胀大，系臌胀，而非水肿，何以知之。满腹青筋暴起如虫纹，用活鲤鱼大者一尾，得六斤不去鳞甲，不破肚，加葱一斤，姜一斤，水煮熟透，加醋一斤，任服之。服鲤鱼汤一昼夜，耳闻如旧，目视如旧，口中血块全无，神气清爽，但肿胀未除。

初五日，经谓病始于下而盛于上者，先治其下，后治其上，病始于上而盛于下者，先治其上，后治其下，此病始于上肿，当发其汗，与《金匮》麻黄附子甘草汤：麻黄（二两，去节），熟附子（一两六钱），炙甘草（一两二钱）。煮成五饭碗，先服半碗，得汗，止后服，不汗再服，以得汗为度。此方甫立未分量，陈颂帚先生一见云：断然无效。予问曰：何以不效？陈先生云：吾曾用来。予曰：此在先生用，诚然不效，予用或可效耳。王先生名谟（忘其字）云：吾甚不解，同一方也，药止三味，并无增减，何以为吴用则利，陈用则否，岂无知之草木，独听吾兄使令哉？予曰：盖有故也。陈先生性情忠浓，其胆最小，伊芳恐麻黄发阳，必用八分，附子护阳，用至一钱以监制，又恐麻黄、附子皆剽悍药也，甘草平缓，遂用一钱二分，又监制麻黄、附子。服一帖无汗，改用八味丸矣，八味阴柔药多，乃敢大用，如何能效。病者乃兄陈荫山先生入内室，取二十八日陈颂帚所用原方分量，一毫不差，在座者六七人，皆哗然笑曰：何先生之神也。予曰：余常与颂帚先生一同医病，故知之深矣。于是麻黄去净节用二两，附子大者一枚，得一两六钱，少麻黄四钱，让麻黄出头，甘草一两二钱，又少附子四钱，让麻黄、附子出头，甘草但镇中州而已。众见分量，又大哗曰：麻黄可如是用乎。颂帚先生云：不妨，如有过差，吾敢当之。众云：君用八分，未敢足钱，反敢保二两之多乎。予曰：人之畏麻黄如虎者，为其能大汗亡阳，未有汗不出而阳亡于内者，汤虽多，但服一杯，或半杯，得汗即止，不汗再服，不可使汗淋漓，何畏其亡阳哉。但此症闭锢已久，阴霾太重，虽尽剂未必有汗。予明日再来发汗，病家始敢买药，而仙芝堂药铺竟不卖，谓想是钱字，先生误写两字，主人亲自去买，方得药。服尽剂，竟无汗。

初六日，众人见汗不出，佥谓汗不出者死，此症不可为矣。余曰不然，若竟死症，鲤鱼汤不见效矣。予化裁仲景先师桂枝汤，用粥发胃家汗法，竟用原方分量一帖，再备用一帖。又用活鲤鱼一尾，得重四斤，煮如前法，服麻黄汤一饭碗，即接服鲤鱼汤一碗，汗至眉上；又一次，汗出上眼皮；又一次，汗至下眼皮；又一次，汗至鼻；又一次，汗至上唇。大约每一次，汗出三寸许，二帖俱服完。鲤鱼汤一锅，喝一昼夜，亦服尽，汗至伏兔而已，未过膝也，脐以上肿俱消，腹仍大。

初七日，经谓汗出不止足者死，此症尚未全活，虽腰以上肿消，而腹仍大，腰以下其肿如故，因用腰以下肿，当利小便例，与五苓散，服至二十一日共十五天不效，病亦不增不减。陈荫山先生云：前用麻黄，其效如神，兹小便滴不下，奈何，祈转方。予曰：病之所以不效者，药不精良耳。今日先生去求好肉桂，若仍系前所用之桂，明日予不能立方，固无可转也。

二十二日，陈荫山购得新鲜紫油边青花桂一枝，重八钱，乞予视之。予曰：得此桂必有小便，但恐脱耳。膀胱为州都之官，气化则能出焉，气虚亦不能化，于是用五苓二两，加桂四钱，顶高辽参三钱，服之尽剂，病者所睡系棕床，予嘱备大盆二三枚，置之床下，溺完被湿不可动，俟明日予亲视挪床，其溺自子正始通，至卯正方完，共得溺大盆有半。予辰正至其家，视其周身如空布袋，又如腐皮，于是用调理脾胃痊愈。

❖曹颖甫医案：余尝治上海电报局高君之公子，年五龄。身无热，亦不恶寒，二便如常，但欲寐，强呼之醒与之食，食已，又呼呼睡去。按其脉微细无力。余曰：此仲景先圣所谓"少阴之为病，脉微细、但欲寐也"。顾余知治之之方，尚不敢必治之之验，请另乞诊于高明。高君自明西医理，能注射强心针，顾又知强心针仅能取效于一时，非根本之图，强请立方。余不获已，书熟附片八分、净麻黄一钱、炙甘草一钱与之。又恐其食而不化，略加六神曲、炒麦芽等消食健脾之品。次日复诊，脉略起，睡时略减，当于原方加减。五日而痧疹出，微汗与俱，疹密布周身，稠逾其他痧孩。痧布达五日之久，而胸闷不除，大热不减，当于麻杏甘石重剂，始获痊愈。一月后，高公子又以微感风寒，复发嗜寐之恙，脉转微细，与前度仿佛。此时，余已成竹在胸，不虞其变，依然以麻黄附子甘草汤轻剂与之，四月而藏。

【按语】麻黄附子甘草汤与麻黄附子细辛汤相较，药效较缓，略加补中，性较温和。

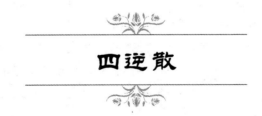

四逆散

【原文】少阴病，四逆，其人或咳，或悸，或小便不利，或腹中痛，或泄利下重者，四逆散主之。（318条）

四逆散方

甘草（炙）　枳实（破，水渍，炙干）　柴胡　芍药

上四味，各十分，捣筛，白饮和服方寸匕，日三服。咳者，加五味子、干姜各五分，并主下利；悸者，加桂枝五分；小便不利者，加茯苓五分；腹中痛者，加附子一枚，炮令坼；泄利下重者，先以水五升，煮薤白三升，煮取三升，去滓，以散三方寸匕，内汤中，煮取一升半，分温再服。

【病机】 肝气郁结，气机不畅，阳气内郁。

【名家方论】

·《医方论》：四逆散乃表里并治之剂，热结于内，阳气不能外达，故里热而外寒，又不可攻下以碍厥，故但用枳实以散郁热，仍用柴胡以达阳邪，阳邪外泄则手足自温矣。

·陈修园：凡少阴病四逆，俱属阳气虚寒，然亦有阳气内郁，不得外达而四逆者，又宜四逆散主之。枳实，胃家之宜品，所以宣通胃络。芍药疏泄经络之血脉。甘草调中，柴胡启达阳气于外行，阳气通而四肢温矣。魏士千曰：泄利下重者，里急后重也，其非下利清谷明矣。

·方有执：人之四肢，温和为顺，故以不温和为逆。但不温和而未至于厥冷，则热犹为未入深也，故用柴胡解之也，枳实泄之也。然热邪也，邪欲解本阴也，阴欲收，芍药收之也，甘草和之也分，今之二钱五分也。

·柯韵伯：四逆有寒热之分，胃阳不敷布于四肢为寒厥，阳邪内扰于阴分为热厥。然四肢不温，故厥者必利。先审泻利之寒热而四逆之寒热判矣。下利清谷为寒，当用姜、附壮元阳之本。泄利下重为热，故用芍药、枳实酸苦涌泄之品以清之。不用芩、连者，以病于阴而热在下焦也。更用柴胡之苦平者以升散之，令明火得以四达，佐甘草之甘凉以缓其下重，合而为散，散其实热也。用白饮和服，中气和而四肢阴阳自接、三焦之热自平矣。

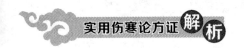
经方拓展应用之医案

❖刘渡舟医案：李某某，男，32岁。年龄虽壮，却患阳痿。自认为是肾虚，遍服各种补肾壮阳之药，久而无功。视其两目炯炯有神，体魄甚佳，而非虚怯之比。切其脉弦有力，视其舌苔白滑略厚。除阳痿外，兼见胸胁苦满，口苦，心烦，手足冰冷。细询患病之由，乃因内怀忧患心情，久而不释，发生此病。肝胆气郁，抑而不伸，阳气受阻，《伤寒论》所谓"阳微结"也。气郁应疏之达之，而反服补阳壮火之品，则实其实，郁其郁，故使病不愈也。当疏肝胆之气郁，以通阳气之凝结。

处方：柴胡16g，黄芩10g，半夏14g，生姜8g，党参10g，炙甘草10g，白芍15g，枳实12g，大枣7枚。

仅服3剂而愈。

【按语】四逆散之命名是因其证与四逆汤证一样病患均有四肢逆冷的临床表现，但病机并不同，一因寒厥，一因气郁。现临床多以四逆散治气郁之证，多用为行气之基础方。

吴茱萸汤

【原文】少阴病，吐利，手足逆冷，烦躁欲死者，吴茱萸汤主之。（309条）

吴茱萸汤方

吴茱萸一升（洗）　人参三两　生姜六两（切）　大枣十二枚（擘）

上四味，以水七升，煮取二升，去滓，温服七合，日三服。

【病机】 肝寒犯胃。

【名家方论】

·汪琥：呕为气逆，气逆者必散之。吴茱萸辛苦，味重下泄，治呕为最。兼以生姜又治呕圣药，非若四逆中之干姜守而不走也。武陵陈氏云：其所以致呕之故，合大枣以为和脾之剂焉。

·柯韵伯：少阴病吐利，烦躁、四逆者死。四逆者，四肢厥冷，兼臂胫而言。此云手足，是指指掌而言，四肢之阳犹在。岐伯曰："四末阴阳之会，气之大路也。四街者，气之经络也。络绝则经通，四末解则气从合。"故用吴茱萸汤以温之，吐利止而烦躁除。阴邪入于合者，更得从阳而出乎井矣。

·陈念祖：得汤反剧者。人必疑此汤之误，而不知阳明与太阴相表里，其食谷欲呕者，是阳明虚甚，中见太阴，为中焦之之胃气虚寒也。服吴茱萸汤之后反剧备，是太阴虚回，中见阳明，为上焦之胃口转热也。此为从阴出阳，寒去热生之吉兆。

·山田正珍：食谷欲呕者，胃中虚寒而饮水淤蓄也，吴茱萸之温中，生姜之逐饮，为是之故也。按太阳下篇云：伤寒胸中有热，胃中有邪气，腹中痛，欲呕吐者，黄连汤主之。由此观之，属上焦者，乃胸中有热之谓，当与小柴胡汤者也。

·《肘后方》：治人食毕噫醋及醋心。

·《圣济总录》：人参汤（即本方）治心痛。

·《医方集解》：吴茱萸为厥阴本药，故又治肝气上逆，呕涎头痛。本方加附子名吴茱萸加附子汤，治寒疝腰痛，牵引睾丸，尺脉沉迟。

经方拓展应用之 **医案**

❖许叔微医案：有人病伤寒数日，自汗，咽喉肿痛，上吐下利。医作伏气。予诊之曰：此证可疑，似是之非，乃少阴也，其脉三部俱紧，安得谓之伏气？伏气脉必浮弱，谓非时寒冷，着人肌肤，咽喉先痛，次下利者是也。近虽有寒冷不时，然当以脉证为主，若误用药，其毙可待。予先以吴茱萸汤救之，次调之诸药而愈。

❖刘渡舟医案：某女，32 岁。主诉胃脘疼痛，多吐涎水而心烦。舌质淡嫩，苔水滑，脉弦无力。初以为胃中有寒而心阳不足，投以桂枝甘草汤加木香、砂仁，无效。再询其证，有烦躁夜甚，涌吐清涎绵绵不绝，且头额作痛。辨为肝胃虚寒挟饮。

处方：吴茱萸9g，生姜15g，党参12g，大枣12枚。

服 3 剂后，诸症皆消。

❖李某之母，52 岁。患内耳眩晕症数年之久。眩晕，耳鸣时常发作。近日由于多食瓜果，其症加重。证见：面色萎黄，精神不振，坐卧不适，自云：天旋地转，食则呕吐，反复发作，欲坐不能，欲卧不适，其病难耐。诊其脉象细小无力。治以"吴茱萸汤"加半夏9g，令服两剂。服后眩晕轻，呕吐止，已能食。又以原方加泽泻15g、白术9g，3 剂，嘱其隔日服一剂，服后诸症消失，已能工作。后此症每发，以此方服之则效。

❖刘，右。初诊九月十六日始病中脘痛而吐水，自今年六月每日晨泄，有时气从少腹上冲，似有瘕块，气还则绝然不觉。此但肝郁不调，则中气凝滞耳。治宜吴茱萸汤合理中。

处方：淡吴萸四钱，生潞党五钱，干姜三钱，炙草三钱，生白术五钱，生姜三片，红枣十二枚。

二诊：九月十八日两服吴茱萸合理中汤，酸味减而冲气亦低，且晨泄已全痊。惟每值黄昏，吐清水一二口，气从少腹挟痞上冲者，或见或否。治宜从欲作奔豚例，用桂枝加桂汤，更纳半夏以去水。

处方：川桂枝三钱，白芍三钱，生草钱半，桂心钱半，制半夏五钱，生姜五片，红枣七枚。

拙巢注：服后痊愈。

【按语】吴茱萸汤在临证笔者多用治偏头痛中证属肝寒厥逆者，可再加细辛、川芎等药。

猪肤汤

【原文】少阴病，下利咽痛，胸满心烦，猪肤汤主之。（310 条）

猪肤汤方

猪肤一斤

上一味，以水一斗，煮取五升，去滓；加白蜜五升、白粉五合，熬香，和令相得，温分六服。

【病机】阴液下泄，虚火上炎。

【名家方论】

·成无己：邪自阳经传于少阴，阴虚客热，下利咽痛，胸满心烦也，与猪肤汤调阴散热。

·徐大椿：此方能引少阴之虚火下达。

·柯韵伯：少阴下利，下焦虚矣。少阴脉循喉咙，其支者，出络心注胸中。咽痛、胸满、心烦者，肾火不藏，循经而上走于阳分也。阳并予上，阴并于下，火不下交于肾，水不上承于心，此未济之象。猪为水畜，而津液在肤。君其肤以除上浮之虚火，佐白蜜白粉之甘，泻心润肺而和脾。滋化源，培母气，水升火降，上热自除而下利止矣。

·方有执：下利，寒甚而水无制也。咽痛，胸满，心烦，脏病与经病具见也。猪肤，本草不载，义不可考，说者不一，用者不同。然既曰肤，则当以烤猪时所起皮外毛根之薄肤为是，但猪属亥，宜入少阴。肤乃外薄，宜能解外，其性则凉，固能退热，邪散而热退，烦满可除也。白蜜润燥以和咽，咽利而不燥，痛可愈也。白粉益土以胜水，土旺水

217

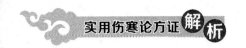

制，利可止也，猪肤汤义，意者其在于兹乎。

·丹波元简：此条证，成氏以降，诸家并以为阳经传入之热邪，特柯氏与程氏同义。若果为热邪，则宜用苦寒清热之品，明是不过阴证治标之药耳。

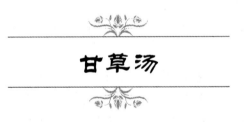

经方拓展应用之**医案**

❖张璐医案：徐君育，素禀阴虚多火，且有脾约便血证。十月间患冬温发热，咽痛。里医用麻仁、杏仁、半夏、枳橘之属，遂喘逆倚息不得卧，声飒如哑，头面赤热，手足逆冷，右手寸关虚大微数。此热伤手太阴气分也，与葳蕤甘草芍药不应。为制猪肤汤一瓯，令隔汤顿热，不时挑服，三日声清，终剂而痛如失。

【按语】猪肤性寒质润，加白蜜以润燥，加白粉性温能助土运。三药合用可用治阴虚咽痛。

甘草汤

【原文】少阴病，二三日，咽痛者，可与甘草汤，不差，与桔梗汤。(311 条)

甘草汤方

甘草二两

上一味，以水三升，煮取一升半，去滓，温服七合，日二服。

桔梗汤方

桔梗一两　甘草二两

上二味，以水三升，煮取一升，去滓，温分再服。

【病机】 客热中于少阴经脉。

【名家方论】

·徐忠可：甘草一味单行，最能和阴清冲任之热。每见生便痈者，骤煎四两顿服立愈，则其能清少阴客热可知，所以为咽痛专方也。

·张志聪：案本论汤方，甘草俱炙，炙则助脾土而守中。唯此生用，生则和经脉而流通，学者不可以其近而忽之也。

·《玉函经》：治小儿撮口发噤，用生甘草二钱半，水一盏煎六分，温服，令吐痰涎，后以乳汁点儿口中。

·柯韵伯：但咽痛，而无下利胸满心烦等症，但甘以缓之足矣。不差者，配以桔梗，辛以散之也。其热微，故用此轻剂耳。

·方有执：咽痛，邪热客于少阴之咽喉也，甘草甘平而阴阳，故能主除寒热，桔梗苦甘而任舟楫，故能主治咽伤，所以微则与甘草，甚则加桔梗也。

·《千金方》：甘草汤，治肺痿涎唾多，心中温温液液者。

·《圣济总录》：甘草汤，治热毒肿，或身生㿇浆。又治舌卒肿起，满口塞喉，气息不通，顷刻杀人。

·《直指方》：诸痈疽，大便秘方，生甘草一两，右锉碎，井水浓煎，入酒调服，能疏导恶物。

经方拓展应用之医案

❖口唇溃疡是脾经有热所致，口唇属脾，脾经有热则发溃烂。其色发红，疼痛，甚至溃烂出血者，可用本方治疗，以清脾经之热邪。热邪得清，溃疡自愈。

【按语】 甘草汤和桔梗汤中甘草均为生甘草，联系《金匮要略》中

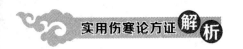

甘草泻心汤用治狐蝨病，条文中描述有"蚀于喉为蝨……蚀于上部则声喝"之症。可知生甘草善治溃疡类病症。

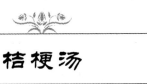

桔梗汤

【原文】少阴病，二三日，咽痛者，可与甘草汤，不差，与桔梗汤。(311条)

甘草汤方

甘草二两

上一味，以水三升，煮取一升半，去滓，温服七合，日二服。

桔梗汤方

桔梗一两　甘草二两

上二味，以水三升，煮取一升，去滓，温分再服。

【病机】客热中于少阴经脉。

【名家方论】

·汪琥：经中客热，故咽痛，用甘草汤者，甘以发其热，缓其痛也。服汤后不差者，与桔梗汤，即于甘草汤内加桔梗以开提其邪，邪散则少阴之气自和矣。

·《圣惠方》：治喉痹肿痛，饮食不下，宜服此方。桔梗一两去芦头，甘草一两生用，以水二大盏，放至一大盏，去渣，分为二服，服后有脓出，即消。

·《和剂局方》：如圣散（即本方），治风热毒气，上攻咽喉，咽痛喉痹，肿塞妨闷，及肺壅咳嗽，咯唾脓血，胸满振寒，咽干不渴，时出浊沫，气息腥臭，久久吐脓，状加米粥。

·《三因方》：荆芥汤（本方加荆芥穗），治风热肺壅，咽喉肿痛，语声不出，喉中有物哽，咽之则痛甚。

·胡希恕：此当是论述咽喉部发炎的证治，红肿轻者则痛轻，与甘草汤即治。红肿重者则痛重，须更加桔梗治之。至于少阴病云云，已解于半夏散及汤方证，可互参。

经方拓展应用之 医案

❖陈，左，住浦东陆家渡初诊，七月十二日，肺痈，咳嗽，胸中痛，上连缺盆，而所吐绝非涎沫，此与悬饮内痛者固自不同，宜桔梗甘草汤。

处方：桔梗五钱，甘草五钱。

二诊（七月十八日）：五进桔梗汤，胸中痛止，而左缺盆痛。此肺脏壅阻不通也，宜葶苈大枣泻肺汤。

处方：葶苈子五钱，黑大枣十二枚（先煎）。

三诊（七月二十四日）：五进泻肺汤，左缺盆痛止。痰黄厚，时见腥臭，及如米粥者。此湿邪去，而燥气胜也。宜《千金》苇茎汤。

处方：鲜芦根四两，生薏仁一两，桃仁五十粒，冬瓜子五钱。

四诊（七月二十九日）：服《千金》苇茎汤五剂后，咯出之痰腥臭止，而如米粒者亦除。唯痰尚黄厚，肺痈消，而胃热尚盛也。右三部脉浮滑，不复见沉弦之象，可以无后患矣。

处方：粉前胡三钱，生薏苡仁一两，桔梗三钱，生草三钱，冬瓜子八十粒，桃仁三钱，杜赤豆六钱，大小蓟各三钱，海藻二钱，芦根五两。

拙巢注：服此二三日，痊愈。

【按语】此方在临床用治咽痛最为常见，后世以此为底方，创立玄麦甘桔汤，作为治疗咽喉痛的最常用处方。本校教师因教学工作量较重，很多老师上课久以后咽部干痛，以之泡水代茶饮取得了比较好的效果。

苦酒汤

【原文】少阴病，咽中伤，生疮，不能语言，声不出者，苦酒汤主之。（312 条）

苦酒汤方

半夏（洗，破如枣核）十四枚　鸡子一枚（去黄，内上苦酒，着鸡子壳中）

上二味，内半夏苦酒中，以鸡子壳置刀环中，安火上，令三沸，去滓，少少含咽之。不差，更作三剂。

【病机】痰热郁结，咽喉腐溃。

【名家方论】

·《医宗金鉴》：半夏涤涎，蛋清敛疮，苦酒消肿，则咽清而声出也。

·柯韵伯：取苦酒以敛疮，鸡子以发声。而兼半夏者，必因呕而咽伤，胸中之痰饮尚在，故用之。且以散鸡子苦酒之酸寒，但令滋润其咽，不令泥痰于胸膈也。置刀钚中放火上，只三沸即去滓，此略见火气，不欲尽出其味，意可知矣。鸡子黄走血分，故心烦不卧者宜之；其白走气分，故声不出者宜之。

·方有执：咽伤而生疮，则比痛为差重，可知也。不能语言者，少阴之脉复入肺络心，心通窍于舌，心热则舌不掉也。声不出者，肺主声而属金，金清则鸣，热则昏而塞也。半夏主咽而开痰结，苦酒消肿而敛咽疮，鸡子甘寒而除伏热。已上三条证同而治殊，盖各适其因之宜然尔。

·陈修园：一鸡子壳之小，安能纳半夏十四枚之多，近刻以讹传讹，即张隐庵、张令韶、柯韵伯之明亦仍之，甚矣耳食之为吉也。余考原本，半夏洗破十四枚，谓取半夏一枚，洗去其涎而破为十四枚也。旧本破字模糊，翻刻落此一字，以致贻误至今，特正之。

经方拓展应用之

❖李某，男，住大华公社 12 大队 5 生产队。1974 年 7 月，因过食酒和辣椒，加之气温酷热，当晚咽痛，吞咽更剧，语言困难。检查：咽喉部红肿充血。经服"牛黄解毒丸"，注射抗生素，病有好转。但自觉吞咽时咽部梗阻疼痛。4 日后给苦酒汤方两剂，缓缓吞下而愈。

【按语】苦酒即醋，本经称其"味酸、苦，性涩。入足厥阴肝经。理咽喉而消肿痛，泻风木而破凝郁"。直点其能消肿痛，所以现在外科外用仍用醋调敷药物。

半夏散及汤

【原文】少阴病，咽中痛，半夏散及汤主之。(313 条)

半夏散及汤方

半夏（洗）　桂枝（去皮）　甘草（炙）

上三味，等分，各别捣筛已，合治之。白饮和服方寸匕，日三服。若不能散服者，以水一升，煎七沸，内散两方寸匕，更煮三沸，下火令小冷，少少咽之。半夏有毒，不当散服。

【病机】风寒郁闭，痰涎阻络。

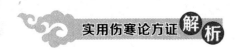
【名家方论】

·尤在泾：少阴咽痛，甘不能缓者，必以辛散之，寒不能除者，必以温发之。盖少阴客邪郁聚咽嗌之间，既不得出，复不得入，设以寒治则聚益甚，投以辛温则郁反通，《内经》"微者逆之，甚者从之"之意也。半夏散及汤，甘辛合用而辛胜于甘，其气又温，不特能解客寒之气，亦能劫散咽喉怫郁之热也。

·方有执：咽痛与上同而治不同者，此以风邪热甚，痰上壅而痹痛者言也，是故主之以桂枝祛风也，佐之以半夏消痰也，和之以甘草除热也。三物者，是又为咽痛之一治也。

·黄元御：浊阴上逆，冲击咽喉，因而作痛。夏、桂降其冲气，甘草缓其急迫也。

·唐宗海：此言外感客于会厌，干少阴经而咽痛。此证余见多矣。喉间兼发红色，并有痰涎，声音嘶破，咽喉颇痛，四川此病多有，皆知用人参败毒散即愈，盖即仲景半夏散及汤之意也。

经方拓展应用之医案

❖吴佩玉伤风咳嗽，自用疏风润肺之药，更加呕咳咽痛，张路玉诊之，六脉浮滑应指，作半夏汤与之，三啜而病如失，或问咳嗽咽痛而渴，举世咸用燥剂，而用半夏即效，何也？曰：治病必求其本，此风寒挟饮上攻之暴嗽，故用半夏桂枝开通经络，迅扫痰涎，兼甘草之和脾胃，而致津液。风痰扫，营卫通，则咽痛燥咳自已，设泥其燥浊而用清润止其痰湿，经络愈壅，津液愈结，燥咳咽痛愈勿宁宇矣。

❖刘渡舟医案：丁某某，女，36岁。患音哑、咽喉肿痛半年多。伴咽喉痞闷，大便偏干，小便自调。舌苔薄白润滑，脉浮。证属寒遏阳郁，经脉不利。治当散寒开结。

处方：半夏15g，桂枝12g，炙甘草6g。

服药6剂后，咽喉肿痛及痞闷明显减轻，已能发出声音但不清晰。上方加竹茹6g，又服6剂后，音哑已除，说话声音如常人。

【按语】 现代中医治疗咽痛多从热治。临证还是需谨慎辩证，详分寒热。如果咽痛呈淡红色，无口渴或舌红等热象，宜从寒治。

【验案】一同事，咽中异物感数月。后至耳鼻喉科检查，诊为"扁桃体脓肿"，医生建议切除。患者不欲手术，寻治于余。视其咽部淡红，略肿，口不干，咽不渴，体弱，素怕风，舌平，脉沉细。于是开出方药：桂枝15g，姜半夏12g，炙甘草6g，桔梗12g，黄芪30g。守方服十余剂痊愈。

乌梅丸

【原文】伤寒脉微而厥，至七八日肤冷，其人躁无暂安时者，此为藏厥，非蚘厥也。蚘厥者，其人当吐蚘。今病者静而复时烦者，此为藏寒。蚘上入其膈，故烦，须臾复止，得食而呕又烦者，蚘闻食臭出，其人常自吐蚘。蚘厥者，乌梅丸主之。又主久利。（338条）

乌梅丸方

乌梅三百枚　细辛六两　干姜十两　黄连十六两　附子六两（炮，去皮）　当归四两　蜀椒四两（出汗）　桂枝六两（去皮）　人参六两　黄柏六两

上十味，异捣筛，合治之，以苦酒渍乌梅一宿，去核，蒸之五斗米下，饭熟捣成泥，和药令相得；内臼中，与蜜杵两千下，丸如梧桐子大。先食饮服十丸，日三服，稍加至二十丸。禁生冷、滑物、臭食等。

【病机】上热下寒，蛔虫扰动，阳气不达。

【名家方论】

· 《医宗金鉴》：伤寒脉微而厥，厥阴脉证也。至七八日不回，

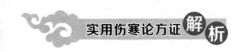

手足厥冷而更通身肤冷，躁无暂安之时者，正为厥阴阳虚阴盛之藏厥，非阴阳错杂之蛔厥也。若蛔厥者，其人当吐蛔。今病者静而复时烦，不似藏厥之躁无暂安时，知非藏寒之躁，乃蛔上膈之上也，故其烦须央夏止也。得食而吐又烦者，是蛔闻食臭而出，故又烦也。得食，蛔动而呕，蛔因呕吐而出，故曰其人当吐蛔也。蛔厥主以乌梅丸，又主久利者，以此药性味酸苦辛温，寒热并用，能解阴阳错杂，寒热混淆之邪比。

伤寒脉微厥冷烦躁者，在六七日，急灸厥阴以救之。此至七八日而肤冷，不烦而躁，是纯阴无阳，因藏寒而厥，不治之症矣。然蛔厥之证，亦有脉微肤冷者，是内热而外寒，勿遽认为藏厥而不治也。其显证在吐蛔，而细辨在烦躁。藏寒则躁而不烦，内热则烦而不躁。其人静而时烦，与躁而无暂安者迥殊矣。此与气上撞心，心中疼热，饥不能食，食即吐蛔者，互文以见意也。夫蛔者，虫也，因所食生冷之物，与胃中湿热之气，相结而成。今风木为患，相火上攻，故不下行谷道而上出咽喉，故用药亦寒热相须也。此是胸中烦而吐蛔，不是胃中寒而吐蛔，故可用连、柏。要知连、柏是寒因热用，不特苦以安蛔。看厥阴诸证，与本方相符，下之利不止，与又主久利句合，则乌梅丸为厥阴主方，非只为蛔厥之剂矣。

·《千金方》：乌梅丸治冷痢久下。

·方有执：脉微而厥统言之也。肤冷，言不独手，足以见阳气内陷，与上文互意也。躁无暂安时，言热深且极也。脏厥言非在经，皆互词也，寒言尚未变热也。桂枝姜附细辛蜀椒胜寒而退阴也，人参固气，当归和血除烦而止呕也。乌梅之酸，连柏之苦，安蛔使之静也，盖蛔之为物，类有情识，闻酸则伏，得苦则安，利本湿热，所以滞下，得苦则泄，惟酸能收，故虽曰治蛔。而下利脓血，可通主也。

《圣济总录》：乌梅丸治产后冷热痢，久下不止。

经方拓展应用之医案

❖江尔逊医案：某患儿，1岁半，麻疹靥后，阵阵心烦，初以为麻疹后余热未清，予养阴清心之剂罔效，烦躁益频。每见家人进餐即索食，甫入口，则烦躁顿作，摔碗抛匙，须臾复止。一日患儿正嬉戏自若，其母偶予桃片糕1片，甫入口，烦躁大作，遍地滚爬呼叫，约1分钟许复安静如常。见其状，乃恍然大悟，此非蛔厥乎！"厥阴篇"描述蛔厥之特征为："今病者静，而复时烦者……蛔上入其膈，故烦，须臾复止。得食而呕又烦者，蛔闻食臭出……"遂予乌梅丸去桂、附、姜、辛，加驱虫药。服完1剂，翌日，大便下，如污泥，中有蛲虫无数，或死或活，从此烦躁不复作矣。

❖任应秋中医学习法：1929年奉先王父益桓公命，受医学于先师刘有余先生门下……他是以善用乌梅丸治杂证蜚声一时的，记得有一次侍诊，半日中曾经四次疏乌梅丸方，一用于肢厥，一用于吐逆，一用于消渴，一用于腹泻。毕诊以后，问难于先生，他说：凡阳衰于下，人盛于上，气逆于中诸证，皆随证施用，腹泻与肢厥两证，均阳衰于下也，故重用姜桂附辛，而去二黄；呕吐一证，气逆于中也，故多用乌梅以泄肝；消渴一证，人盛于上也，故重用黄连、黄柏，去辛轻用附姜以平之。

❖蒲辅周医案：王某某，男，47岁。慢性腹泻已3年，常有黏液便，大便日3~5次，常有不消化之物。大便化验有少量白细胞；于某医院乙状结肠镜检查为肠黏膜充血、肥厚；钡餐检查，有慢性胃炎。近年来腹泻加重，纳呆，腹胀，体重下降10余斤。半年来，心悸渐加重，伴有疲乏无力，查心电图为频发性室性早搏，有时呈二联、三联律，服西药及中药活血化瘀之剂未效。脉沉细而结，舌尖边略红，苔灰。证属久利，肠胃失调，厥气上逆，心包受扰。治宜酸以收之，辛以温之，苦以坚之，拟乌梅汤加味。

处方：乌梅3枚，花椒4.5g，黄连6g，干姜4.5g，黄柏6g，细辛3g，党参9g，当归6g，桂枝6g，制附片6g，炙远志4.5g。

服5剂药后，食欲大振，大便次数减少，黏液消失，心悸减轻，睡眠亦见好转。又服7剂，大便已成形，每日1次，复查心电图亦转正常。随访2年余，未再犯病。

❖蒲辅周医案：任某某，女，37 岁。与爱人分居两地，老人、小儿多病，家事冗繁，以致情志抑郁。近两天来，头痛，恶心不食，昼夜不能眠，神呆，有时闭眼不动，呼之不应，有时哭笑无常，忧郁自语，四肢抽搐。某医院检查诊断为"癫病"，服镇静药等尚未见效。脉沉弦涩，舌略暗，苔薄黄。病由肝失条达，气血不和，厥气上冲，乱其神志。治宜泻肝宁神，调和气血，拟乌梅汤加减。

处方：乌梅 9g，花椒 4.5g，干姜 4.5g，黄连 6g，细辛 3g，黄柏 9g，制附片 4.5g，肉桂 3g，党参 3g，当归 6g。

共服 4 剂，神态恢复正常，隔 4 个月后又犯病，发病较轻，再用乌梅汤治疗而愈。观察 2 年，一直未再犯病。

【按语】乌梅丸原用治蛔厥，现用为久利。久利则津液亏失，虚火上炎。古代人多有寄生虫病，因此，以喜热恶寒的蛔虫来表明人体上热下寒之特性。

【验案】治一男患，复发性口腔溃疡数年，深以为苦。形瘦，舌淡红，有齿痕，苔薄白，脉沉细。于甘草泻心汤 6 剂，服后无明显效果。二诊，详细问诊过程中，患者提及还常有腹泻之症状，联想《伤寒论》中之乌梅丸证乃上热下寒之方，于是转以乌梅丸汤剂做服，患者服一周后就诊告曰，此次服后效果甚好，不唯口腔溃疡愈合，且大便也成形。后守方续服 14 剂痊愈。

干姜黄芩黄连人参汤

【原文】伤寒本自寒下，医复吐下之，寒格，更逆吐下；若食入口即吐，干姜黄芩黄连人参汤主之。(359 条)

【病机】上热下寒，寒热相格。

【名家方论】

·王宇泰：案"本白寒下"，恐是"本自吐下"。玩复字可见。盖胃寒则吐，下寒则利，胃寒者不宜吐，医反吐之，则伤胃气，遂成寒格。下文文气不贯，当有阙文。

·《医宗金鉴》：经论中并无寒下之病，亦无寒下之文。玩本条下文，寒格更逆吐下。可知"寒下"之"下"字当是"格"字，文义始属。注家皆释胃寒下利，不但文义不屑，且与芩、连之药不合。经曰"格则吐逆"者，吐逆之病名也。朝食暮吐，脾寒格也。食入即吐，胃热格也。本自寒格，谓其人本自有朝食暮吐之病也。今病伤寒，医见可吐可下之证，遂执成法复行吐下，是寒格更逆于吐下也。当以理中汤温其太阴，加丁香降其寒逆可也。若食入口即吐，则非寒格，乃热格也。当用干姜、人参安胃，黄连、黄芩降火也。

·王晋三：厥阴寒格吐逆者，阴格于内，拒阳于外而为吐，用芩、连大苦泄去阳热，而以干姜为之向导，开通阴寒。但误吐亡阳，误下亡阴，中州之气索然矣。故必以人参补中，俾胃阳得转，并可助干姜之辛，冲开阴格而吐止。

·陈修园：方名以干姜冠首者，取干姜之温能除寒下；而辛烈之气又能开格而纳食也。

·《保幼大全》：四味人参汤（即本方）治伤寒脉迟，胃冷呕吐。

·《柯氏附翼》：凡呕家夹热者，不利于香、砂、橘、半，服此方而晏如。

经方拓展应用之 医案

❖丁某某，男，29岁。夏月酷热，贪食寒凉，因而吐泻

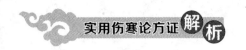

交作，但吐多于泻。且伴有心烦，口苦等症。脉数而滑，舌苔虽厚而润。辨证：火热在上而寒湿在下，且吐利之余，胃气焉能不伤。是为中虚而寒热错杂之证。

处方：黄连6g，黄芩6g，人参6g，干姜3g。嘱另捣生姜汁一盅，兑药汤中服之。1剂即吐止病愈。

【按语】干姜黄芩黄连人参汤为一比较简单的寒热错杂之证，因上吐下泻，病患必有津液之不足，故需再加人参。

麻黄升麻汤

【原文】伤寒六七日，大下后，寸脉沉而迟，手足厥逆，下部脉不至，喉咽不利，唾脓血，泄利不止者，为难治，麻黄升麻汤主之。（357条）

麻黄升麻汤方

麻黄二两半（去节）　升麻一两一分　当归一两一分　知母十八铢　黄芩十八铢　葳蕤十八铢（一作菖蒲）　芍药六铢　天门冬六铢（去心）　桂枝六铢（去皮）　茯苓六铢　甘草六铢（炙）　石膏六铢（碎，绵裹）　白术六铢　干姜六铢

上十四味，以水一斗，先煮麻黄一两沸，去上沫；内诸药，煮取三升，去滓；分温三服。相去如炊三斗米顷，令尽，汗出愈。

【病机】寒热错杂，正伤阳郁，虚实互见。

【名家方论】

·柯韵伯：寸脉沉迟，气口脉平矣。下部脉不至，根本已绝矣。六

腑气绝于外者，手足寒；五脏气绝于内者，利下不禁。喉咽不利，水谷之道绝矣。汁液不化而成脓血，下濡而上逆，此为下厥上竭，阴阳离决之候，生气将绝于内也。麻黄升麻汤，其方味数多而分两轻，重汗散而畏温补，乃后世粗工之技，必非仲景方也。此证此脉，急用参附以回阳，尚恐不及。以治阳实之品治亡阳之证，是操戈下石矣。敢望其汗出而愈哉。绝汗出而死，是为可必。

·方有执：下部脉不至者，邪乘下后，里虚深入，而阳内陷也。咽喉不利者，厥阴之脉，贯膈，上注肺，循喉咙之后也。唾脓血者，肺金燥而痿也。难治者，表里杂乱而不清，阴阳暌而不相顺接也。夫邪深入而阳内陷，寸脉沉而迟也，故用麻黄升麻升举以发之。手足厥逆而下部脉不至也，故用当归、姜桂温润以达之，然芍药敛津液而甘草以和之，咽喉可利也，葳蕤、门冬以润肺，而黄芩知母以除热，脓血可止也，术能燥土，茯苓渗湿，泄利可愈也，石膏有彻热之功，所以为斡旋诸佐使而妙其用焉。

经方拓展应用之 医案

❖陈逊斋医案：李梦如子，曾二次患喉痰，一次患溏泻，治之愈。今复患寒热病，历十余日不退，邀余诊。切脉未竟，已下利二次，头痛、腹痛、骨节痛，喉头尽白而腐，吐脓样痰夹血。六脉浮、中两按皆无，重按亦微缓，不能辨其至数，口渴需水，小便少，两足少阴脉似有似无。诊毕无法立方，且不明其理。连拟排脓汤、黄连阿胶汤、苦酒汤皆不惬意；复拟干姜黄芩黄连汤，终觉未妥；又改拟小柴胡汤加减，以求稳妥。继因雨阻，寓李宅附近，然沉思不得寐，复讯李父：患者曾出汗几次？曰；始终无汗。曾服下剂否？曰：曾服泻盐三次，而致水泻频作，脉忽变阴。余曰：得之矣。此麻黄升麻汤证也。患者脉弱易动，素有喉疾，是下虚上热体质。新患太阳伤寒而误下之，表邪不退，外热内陷，触动喉病旧痰，故喉间白腐，脓血交并。脾弱湿重之体，复因大下而成水泻，水走肠间，故小便不利，上焦热盛，故口渴；表邪未退，故寒热头痛、骨节痛各证仍在；热闭于内，故四肢厥冷；大下之后，气血奔集于

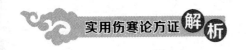
里，故阳脉沉弱；水液趋于下部，故阴脉亦闭歇。本方有桂枝汤加麻黄所以解表发汗；有苓、术、干姜化水利小便，所以止利；用当归，助其行血通脉；用黄芩、知母、石膏以消炎清热，兼生津液；用升麻解咽喉之毒；用玉竹以去脓血；用天冬以消痰脓。明日即可照服此方。李终疑有败征，恐不胜麻、桂之温，欲加丽参。余曰：脉沉弱肢冷是阳郁，非阳虚也，加参转虑掣消炎解毒之肘，不如勿加，经方以不加减为贵也。后果愈

【按语】麻黄升麻汤可联系《金匮要略》升麻鳖甲汤。二者病证中均有咽喉痛或不利，吐脓血等，其药物组成相比较而言，则均有升麻一药。而在《神农本草经》载，升麻能"解百毒，辟瘟疫、瘴邪、蛊毒"。

当归四逆汤

【原文】手足厥寒，脉细欲绝者，当归四逆汤主之。（351 条）

当归四逆汤方

当归三两　桂枝三两（去皮）　芍药三两　细辛三两　甘草二两（炙）　通草二两　大枣二十五枚（擘，一法十二枚）
上七味，以水八升，煮取三升，去滓，温服一升，日三服。

【病机】血虚寒凝致厥。

【名家方论】

·成无己：手足厥寒者，阳气外虚，不温四末。脉细欲绝者，阴血

内弱，脉行不利。与当归四逆汤，助阳生阴也。

·方有执：寒，与逆同，本阳气内陷也。细则为虚，阴血不足也，当归芍药养血而收阴，通草细辛行脉而通闭，桂枝辛甘助阳而固表，甘草大枣，健脾以补胃，夫心主血，当归补其心而芍药以收之，肝纳血，甘草缓其肝，而细辛以润之，脾统血，大枣益其脾而甘草以和之，然血随气行，桂枝卫阳，气固则血和也。

·尤在泾：于足厥寒，脉微欲绝者，阳之虚也，宜四逆辈。脉细欲绝者，血虚不能温于四末，并不能营于脉中也。夫脉为血之府，而阳为阴之先。故欲续其脉，必益其血；欲益其血，必温其经。方用当归芍药之润以滋之，甘草、大枣之甘养之，桂枝、细辛之辛以温之，而尤借通草之入经通脉以续绝其而止其厥。若其人内有久寒者，必加吴茱萸、生姜之辛以散之，而尤借清酒之濡经浃脉以散其久伏之寒也。

经方拓展应用之 **医案**

❖岳美中医案：钱某某，男，38 岁，1961 年 12 月 20 日就诊。自诉 1960 年冬发病，就诊时面部青紫斑斑，鼻尖、耳轮几乎呈青黑色，两手青紫及腕际，指尖更甚，有麻冷感，拇指亦紫，体温 35℃，脉象细微。遇火烤则转红。束臂试验阴性。血小板计数正常。诊断为早期雷诺病。

处方：桂枝 9g，当归 9g，赤芍 6g，北细辛 2.4g，木通 6g，吴茱萸 6g，艾叶 4.5g，桃仁 9g，红花 3g，炙甘草 2.4g，红枣 5 枚，生姜 3 片。

服 30 余剂而愈。至 1963 年未复发。

❖王某某，女，37 岁。痛经十余年，时重时轻。近年内，月经常错后，经量较多，色黑，且有血块。月经前后，少腹抽痛难忍，触其四肢清冷，六脉皆细。治以当归四逆汤，令其月经前 3～5 日服 2 剂，连用 3 个月。服后，该患者痛经得止，经量适常。

【按语】当归四逆汤用治一切血寒病证均有效，尤其如痛经等症。

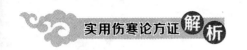

【验案】

·学生刘某，患甲沟疣数年，经多方医治无效，由我的学生领来就诊。观患者双手手指色青，手指有五处指甲变形，在甲沟旁边有灰白色赘生物，我观其指端一派寒象，遂问其月经情况，言月经色暗，有块，有痛经，观其舌平，脉沉细。辨证血虚寒厥，以当归四逆汤加味开方如下：当归12g，细辛6g，木通12g，桂枝12g，赤芍12g，薏苡仁30g，炙甘草6g。5剂，水煎服。加薏苡仁者，因现代医学认为"疣"为病毒感染，而薏苡仁有抗病毒作用。

五日后学生又至，言无明显改变，嘱其照原方继续服用五剂。后患者未再至。

时隔一月后，于某日课间向我的学生询问该患者情况，学生言也未有联系，并答应找该学生问问情况。数日后下午上班期间该患者很高兴的提了个大西瓜来致谢，言已痊愈，前后服药共十剂。

当归四逆汤笔者在临证用之较多，多用于治疗年轻女子痛经之证，每起良效，此次用之治疗甲沟疣，确为首例。其机理主要在于，甲沟疣患于手指之末端，灰白之色为典型之寒象，又兼患者月经情况亦符合血虚寒厥之机理，因此诸病但凡符合血虚寒厥之机理均可用之。

·患者，孙某，28岁。经西医诊断患大动脉炎，子宫萎缩。患者体略胖，面色白，月经量少色淡，右上肢温度正常，左上肢温度偏低。舌淡苔白，右手脉沉细，左手无脉。诊断为血虚寒厥，以当归四逆汤治疗，嘱患者需坚持服用。当归12g，细辛6g，木通12g，桂枝12g，赤芍12g，炙草6g。6剂，水煎服。

患者守方服用三个月，经量增加，色变红。但脉依然不见。适值寒假期间，患者未能就诊，遂停止服药。于春节后又来就诊，喜答在过年期间虽然停了药，却竟然偶尔能摸到脉搏跳动。于是守方减量继续服用。后间以补阳还五汤补气还阳，至笔者发稿为止，已经持续治疗近三年，现月经恢复正常，因红细胞沉降率未恢复正常，仍继续服药。

当归四逆加吴茱萸生姜汤

【原文】若其人内有久寒者，宜当归四逆加吴茱萸生姜汤。（352条）

当归四逆加吴茱萸生姜汤方

当归三两　芍药三两　甘草二两（炙）　　通草二两　大枣二十五枚（擘）　桂枝三两（去皮）　细辛三两　生姜半斤（切）　吴茱萸二升

上九味，以水六升，清酒六升和，煮取五升，去滓，温分五服（一方，水酒各四升）

【病机】血虚兼陈寒。

【名家方论】

·黄元御：肝司营血，流经络而注肢节。厥阴之温气亏败，营血寒涩，不能暖肢节而充经络，故手足厥寒，脉细欲绝。甘草、大枣补脾精以荣肝，当归、芍药养营血而复脉，桂、辛、通草，温行经络之寒涩也。若其人内有陈久积寒者，则厥逆脉细之原不在经络而在藏府，当归四逆加吴萸生姜温寒凝而行阴滞也。

·方有执：久寒，谓宿昔素常脏腑有沉寒也，吴茱萸温脏以散寒也，生姜者佐枣以和阴阳也。

·《证治要诀》：治阴大如斗、诸药不能效者。

经方拓展应用之 医案

❖朱某某，女性，已婚，病历号 27144，吉林省人，于

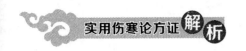

1959 年 3 月 11 日来我院诊治。自诉 1958 年 12 月发现两手发紧、麻木、厥冷、抽搐、发绀，3 个月前两手指指尖发白，继而青紫，麻木，放入热水中则痛，诊断为雷诺现象，经中西医药及针刺疗法均未效，至 12 月，右手食指末梢指腹发现瘀血青紫小点，逐渐扩大如豆粒，日久不消，最后破溃，溃后日久，稍见分泌物，创面青紫，现已两月，经外敷药物治疗不效。

诊其两脉细弱，舌尖红，两侧有白腻苔，双手置于冷水中经 5 分钟后指腹变暗，10 分钟后指腹即现紫绀，15 分钟后紫绀更加明显，尤以中指为甚。余无其他阳性体征，投以仲景当归四逆汤以通阳和营。

处方：当归 9g，细辛 3g，木通 1.5g，白芍 6g，炙甘草 4.5g，桂枝 6g，大枣 5 枚。

服药 3 剂至 1 月 28 日手指遇冷则青紫如前。唯左脉现紧象，前方加吴茱萸 4.5g、生姜 6g，同时针刺足趾相应部位出血，至 2 月 9 日，前方共服 16 剂，指锤发紫大为减退，右手食指创口愈合，舌两侧之苔渐退。脉稍见有力。至 3 月 6 日，前方又服 17 剂，手指创口愈合未发，指腹入冷水试验疼痛减轻，脉已渐大，舌两侧白腻苔已不甚明显。惟于晨起口干，右侧腰痛。原方当归、芍药各加 3g，又服 6 剂停药观察，于 1962 年 12 月 13 日追访，云入冬后又犯，手指坏疽未得发。

【按语】当归四逆加吴茱萸生姜汤用治血虚加陈寒，以方测证，临证或有呕逆、巅顶痛等症状。

白头翁汤

【原文】热利下重者，白头翁汤主之。（371 条）

下利，欲饮水者，以有热故也，白头翁汤主之。（373 条）

白头翁汤方

白头翁二两　黄柏三两　黄连三两　秦皮三两

上四味，以水七升，煮取二升，去滓，温服一升。不愈，更服一升。

【病机】肝经湿热下迫大肠，损伤肠络。

【名家方论】

· 《医宗金鉴》：三阴俱有下利证。自利不渴者，属太阴也。自利而渴者，属少阴也。唯厥阴下利，属于寒者，厥而不渴，下利清谷；属于热者，消渴下利，下重便脓血也。此热利下重，乃火郁湿蒸，秽气奔逼广肠，魄门重滞而难出，即素问所云暴注下迫者是也。白头翁，《神农本经》言其能逐血止腹痛，陶弘景谓其能止毒痢，故以治厥阴热痢。黄连苦寒，能清湿热厚肠胃。黄柏泻下焦之火，秦皮亦属苦寒，治下痢崩带，取其收涩也。

· 《证治要诀》：内虚热人，挟热自利，脐下必热，大便赤黄色，及下肠间津汁垢腻，名曰利肠，宜白头翁汤，黄芩汤。暴注下迫属于热，热利下重，乃湿热之秽气郁遏广肠，故魄门重滞而难出也。《内经》曰："小肠移热于大陵为虑瘕。"即此是也。四物皆苦寒除湿胜热之品也。白头翁临风偏静，长于祛风。盖脏腑之火，静则治，动则病，动则生风，风生热也，故取其静以镇之。秦皮木小而高，得清阳之气，佐白头翁以升阳，协连、柏而清火。此热利下重之宣剂。此申上条而出其治，白头翁逐血以疗癖，秦皮洗肝而散热，黄连调胃而厚肠，黄柏者除热而止泻也。

· 《汉药神效方》：白头翁治肠风下血，妙不可言。

· 《类聚方广义》：治眼目郁热，赤肿阵痛，风泪不止者。又为洗蒸剂亦效。

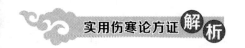

经方拓展应用之**医案**

❖锡九内人，产后泻利口渴，便时后重，饮食如常，身无寒热，症经七月，多次服药无效。余视诸方，均系补涩之品。脉虚大，乃虚热下重也。拟白头翁汤加炙甘草二钱、阿胶二钱，煎服四剂痊愈。

❖米，右，住方浜路肇方弄十四号高年七十有八，而体气壮实，热利下重，两脉大，苔黄，夜不安寐，宜白头翁汤为主方。

处方：白头翁三钱，秦皮三钱，川连五分，黄叶三钱，生川军三钱（后下），枳实一钱，桃仁泥三钱，芒硝二钱（另冲）。

【按】米姓妇家贫。有一子，现年三十余龄，卖旧货为业，不娶妻，母病卧床匝月，无力延医，安奉汤药！便器秽物悉其子亲洁之。史君惠甫有姑母居相近。闻妇苦病，慨代延师出诊。本案方系初诊方，即系末诊方。何者，老妇服此之后，得快利，得安寐，复何求者？依法，病后当事调理。但妇以劳师远驾，心实不安，即任之。竟复健康如中年人。

【按语】白头翁汤用治肝经湿热，不仅限于治疗下利，还可用于下焦系列疾病。尝以之用治湿热带下病证，获得良好的效果。

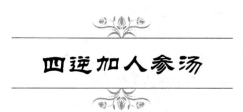

四逆加人参汤

【原文】恶寒脉微而复利，利止亡血也，四逆加人参汤主之。（385条）

四逆加人参汤

甘草二两（炙）　　附子一枚（生，去皮，破八片）　　干姜一两半
人参一两

上四味，以水三升，煮取一升二合，去滓，分温再服

【病机】 气阳暴脱。

【名家方论】

·徐忠可：今利虽止，而恶寒脉微如故，则知其非阳回而利吐，乃津液内竭而利止也，故曰亡血，又当加人参以生津益血矣。

·魏荔彤：于温中之温，佐以生津补虚之品，凡病后亡血津枯者，皆可用也，不止留霍乱也，不止伤寒吐下后也。

·柯韵伯：利虽止而恶寒未罢，仍宜四逆；以其脉微为无血，当仍加人参以通之也。

·《外台秘要》：既吐且痢而大汗出，小便复利，或下利清谷，里寒外热，脉微欲绝，或发热恶寒，四肢拘急，手足厥逆者，四逆汤主之方。

·《景岳全书》：四味回阳饮（即本方）治元阳虚脱，危在顷刻者。

经方拓展应用之医案

❖吴佩衡：昔诊一男，约廿余岁，系一孀妇之独子，体质素弱。始因腹痛便秘而发热，医者诊为瘀热内滞，误以桃仁承气汤下之，便未通而病情反重，出现发狂奔走，言语错乱。延余诊视，脉沉迟无力，舌红津枯但不渴，微喜热饮而不多，气息喘促而短，有欲脱之势。据此断为阴证误下，逼阳暴脱之证，遂拟大剂圈阳饮（即四逆汤加肉桂）与服。

处方：附片130g，干姜50g，上肉桂13g（研末，泡水兑入），甘草10g。

服后，当天夜晚则鼻孔流血，大便亦下黑血。次日复诊则

见脉微神衰，嗜卧懒言，神志已转清。其所以鼻衄及下黑血者，非服温热药所致，实由于桃仁承气汤误下后，致血脱成瘀，今得上方温运气血，既已离经败坏之血，不能再行归经，遂上行而下注。嘱照原方再服一剂，服后，衄血便血均未再出，口微燥，此系阳气已回，营阴尚虚，继以四逆汤加人参连进四剂而愈。方中加人参者，取其益气生津养阴以配阳也。

❖喻嘉言医案：徐国桢，伤寒六七日，身热目赤，索水到前，复置不饮，异常大躁，将门牖洞启，身卧地上，辗转不快，更求入井。一医汹汹，急以大承气与服。喻诊其脉，洪大无伦，重按无力，谓曰："此用人参附子干姜之证，奈何认为下证耶？"医曰："身热目赤，有余之耶，躁急若此，再与姜附，逾垣上屋矣。"喻曰："阳欲暴脱，外显假热，内有真寒，以姜附救之，尚恐不能胜任回阳之伍，况敢以纯阴之药，重竭其阳乎？观其得水不欲饮，情已大露，岂水尚不欲咽，而反可咽大黄芒硝乎？天气懊蒸，必有大雨，此证顷刻大汗，不可救矣。且既认大热为阳证，则下之必成结胸，更可虑也，惟用姜附，所谓补中有发，并可散邪退热，一举两得，不必疑虑。"以附子、干姜各五钱，人参二钱，甘草二钱，煎成冷服后，寒战戛齿有声，以重棉和头覆之，缩手不可与诊，阳微之状始见，再与前药一剂，微汗热退而安。

【按语】我在临床治疗一些恶性肿瘤患者，如果有比较重的里寒情况存在，或者患者有疼痛较重的情况，附子最多用至100g，病患未反应有不良感觉。

参考文献

[1]方有执.伤寒论条辨[M].太原:山西科学技术出版社,2009

[2]江尔逊,龙治平.桂枝汤类方证应用研究[M].成都:四川科学技术出版社,1989

[3]侯泽民,张蕴馥,张鲜.刘渡舟伤寒临证带教笔记[M].北京:科学技术出版社,2012

[4]曹颖甫.经方实验录[M].上海:上海科学技术出版社,1979

[5]大塚敬节.中医临床30年[J].哈尔滨中医,1960,8:71

[6]朱肱.类证活人书[M].天津:天津科学技术出版社,2003

[7]许宏.金镜内台方议[M].北京:人民卫生出版社,1986

[8]蒲辅周,陈鼎棋.中医药治疗痢疾毒血症2例[J].上海中医药杂志,l964,8:13

[9]门纯德.名方广用[M].重庆:科学技术文献出版社重庆分社,1990

[10]成无己.注解伤寒论[M].北京:学苑出版社,2009

[11]蒲辅周.中国百年百名中医临床家丛书·蒲辅周[M].北京:中国中医药出版社,2004

[12]徐忠可.张仲景先生伤寒一百十三方发明[M].北京:中医古籍出版社,1988

[13]尤在泾.伤寒贯珠集[M].北京:中国中医药出版社,2008

[14]曹家达.曹氏伤寒发微[M].福州:福建科学技术出版社,2008

[15]余瀛鳌.余无言[M].北京:中国中医药出版社,2001

[16]刘渡舟.伤寒论通俗讲话[M].北京:人民卫生出版社,2013

[17]秦伯未.谦斋医学讲稿[M].上海:上海科学技术出版社,1964

[18]刘渡舟,姜元安.经方临证指南[M].天津:天津科学技术出版社,1993

[19]陈熠. 喻嘉言医学全书[M].北京:中国中医药出版社,1999

[20]张民庆,王兴华,刘华东.张璐医学全书[M].北京:中国中医药出版社,1999

[21]山田宗俊.伤寒论集成10卷[M].北京:人民卫生出版社,1957

[22]刘洋.徐灵胎医学全书[M].北京:中国中医药出版社,1999

[23]陈明.刘渡舟临证验案精选[M].北京:学苑出版社,1996

[24]聂惠民.聂氏伤寒学[M].北京:学苑出版社,2002

[25]冯世伦.经方传真[M].北京:中国中医药出版社,1994

[26]汤本求真.皇汉医学[M].北京:中国中医药出版社,2007

[27]曹元宇.本草经[M].上海:上海科学技术出版社,1987

[28]李时珍.本草纲目(上)[M].北京:人民卫生出版社,1967

[29]舒迟远.金匮要略广注校诠[M].海口:海南出版社,2010

[30]柯韵伯.伤寒来苏集[M].北京:中国中医药出版社,2006

[31]宋道援.运用大青龙汤得失案析[J].中医杂志,1981(8):24-25

[32]张锡纯.医学衷中参西录[M].太原:山西出版集团,2009

[33]王酸恩,杨毅.大青龙汤新释[J].光明中医,2010,25(8):1337-1338

[34]唐慎微.证类本草[M].上海:上海古籍出版社,1991

[35]国家药典委员会编.中华人民共和国药典:2010年版[M].北京:中国医药科技出版社,2010

[36]吴瑭.吴鞠通医案[M].北京:中国中医药出版社,1998

[37]刘渡舟.新编伤寒论类方[M].太原:山西人民出版社,1984

[38]赵佶.圣济总录精华本[M].北京:科学出版社,1998

[39]刘渡舟,傅士垣.伤寒论诠解[M].天津:天津科学技术出版社,1983

[40]鲍艳举,花宝金,侯炜.胡希恕伤寒论讲座[M].北京:学苑出版社,2008

[41]钱潢.伤寒溯源集[M].上海:上海卫生出版社,1957

[42]徐灵胎.徐灵胎医学四书[M].太原:山西科学技术出版社,2009

[43]陈修园.长沙方歌括[M].福州:福建科学技术出版社,2007

[44]彭宪章.用麻杏石甘汤加味治愈遗尿症[J].新医药学杂志,1977,(11):31-32

［45］王子接.绛雪园古方选注［M］.北京:中国中医药出版社,2007

［46］李中梓.医宗必读［M］.天津:天津科学技术出版社,1999

［47］刘完素.素问病机气宜保命集［M］.北京:中国古籍出版社,1998

［48］俞长荣.伤寒论汇要分析.福州:福建人民出版社,1964

［49］中国中医研究院.岳美中医案集［M］.北京:人民卫生出版社,1978

［50］殷晓明.桂枝甘草汤临床治疗经验［J］.辽宁中医杂志,1980,(4):35

［51］胡希恕.伤寒论通俗讲话［M］.北京:中国中医药出版社,2008

［52］李惠治.经方传真——胡希恕经方理论与实践［M］.北京:中国中医药出版社,1994

［53］岳美中.水饮呕吐一例［J］.江苏医药(中医分册),1979(1):27

［54］陈明.伤寒名医验案精选［M］.北京:学苑出版社,1998

［55］沈括,苏轼.苏沈内翰良方［M］.北京:中医古籍出版社,2009

［56］万友生.喻嘉言医学三书［M］.南昌:江西人民出版社,1984

［57］沈炎南.葛根芩连汤治麻疹后泄泻一例［J］.新中医,1963,3:40

［58］丹波元简.伤寒广要［M］.北京:人民卫生出版社,1983

［59］许叔微.伤寒九十论［M］.上海:上海科学技术出版社,1990

［60］魏之琇.续名医类案［M］.北京:人民卫生出版社,1997

［61］刘绍武.茯苓四逆汤的临床新用［J］.陕西中医,1990,11(8):361

［62］吴昆.医方考［M］.北京:中国中医药出版社,2007

［63］刘渡舟.伤寒挈要［M］.北京:人民卫生出版社,1983

［64］江瓘,魏之琇.名医类案正续编［M］.北京:中国医药科技出版社,2011

［65］罗本文.真武汤加味治愈失音［J］.四川中医,1989,2:48

［66］吴彦夔.传信适用方［M］.上海:上海科学技术出版社,2003

［67］程国彭.医学心语［M］.北京:中国中医药出版社,1996

［68］姜春华,戴克敏.经方应用与研究［M］.北京:中国中医药出版社,1994

［69］谢映庐.谢映庐医案附一得集［M］.上海:上海科学技术出版社,1962

［70］张文平.卫生宝鉴精要［M］.贵阳:贵州科技出版社,2008

［71］李时珍.本草纲目:图文本(上册)［M］.北京:宗教文化出版社,2001

［72］汪讱庵.医方集解［M］.上海:上海科学技术出版社,1991

[73]张杲.医说[M].北京:中国中医药出版社,2009

[74]吴仪洛.成方切用[M].北京:科学技术文献出版社,1996

[75]马志才.刘渡舟教授临床治疗经验点滴[J].北京中医学院学报,1989,3:22

[76]陈明,刘燕华,李方.刘渡舟验案精选[M].北京:学苑出版社,2007

[77]黄元御.黄元御医学全书[M].太原:山西科学技术出版社,2010

[78]庞安时.伤寒总病论[M].北京:人民卫生出版社,1989

[79]张子和.张子和医学全书[M].太原:山西科学技术出版社,2013

[80]张璐.张氏医通[M].太原:山西科学技术出版社,2010

[81]喻嘉言.寓意草[M].上海:上海科学技术出版社,1959

[82]邱仕君.邓铁涛用药心得十讲[M].北京:中国医药科技出版社,2012

[83]钱超尘."抵当汤"的"抵当"是什么意思?[N].中国中医药报,2007-12-28(004)

[84]吴谦.医宗金鉴[M].北京:人民卫生出版社,1998

[85]陆渊雷.伤寒论今释[M].北京:人民卫生出版社,1955

[86]王吉椿.三物白散的临床运用[J].浙江中医杂志,1987,(9):12

[87]刘光宪,刘英哲.刘炳凡医论医案[M].北京:科学出版社,2012

[88]尤在泾.尤在泾医学四书[M].太原:山西科学技术出版社,2008

[89]王馥恩.半夏泻心汤祛湿热功用浅议[J].陕西中医学院学报,2006,29:5:9-10

[90]中国医学科学院江苏分院中医研究所.伤寒论方解[M].南京:江苏人民出版社,1959

[91]李培生.柯氏伤寒附翼笺正[M].北京:人民卫生出版社,1986

[92]李培生.刘渡舟.伤寒论[M].北京:人民卫生出版社,1987

[93]庆云阁.庆云阁医学摘粹[M].沈阳:辽宁科学技术出版社,2011

[94]王焘.外台秘要方[M].北京:华夏出版社,1993

[95]吕翠霞,蔡群.金匮方歌括白话解[M].北京:中国医药科技出版社,2012

[96]倪朱谟.本草汇言[M].北京:中国古籍出版社,2005

[97]曹颖甫.曹颖甫医学全书[M].太原:山西科学技术出版社,2011

[98]张慧蕊.现存宋代伤寒著作文献研究[D].北京中医药大学,2015

[99]李巧英.瓜蒂散致急性消化道大出血一例[J].陕西中医函授,1992（5）:34

[100]谷振声.陈修园医案考[J].温州医学院学报,1988,18（3）:80－82

[101]冯世纶.张长恩.经方传真[M].北京:中国中医药出版社,2008

[102]王道坤.尹婉如.医宗真髓[M].兰州:甘肃民族出版社,1995

[103]危亦林.世医得效方[M].北京:中国中医药出版社,2009

[104]张元素.医学启源[M].北京:人民卫生出版社,1978

[105]邓鑫.胡久略.梁健.临床仲景方剂学[M].北京:中医古籍出版社,2012

[106]朱世增.岳美中论内科[M].上海:上海中医药大学出版社,2009

[107]张其成.四库全书存目伤寒类医著集成下[M].南京:江苏科学技术出版社,2010

[108]楼英.医学纲目[M].北京:中国中医药出版社,1996

[109]薛己.薛氏医案[M].北京:中国中医药出版社,1997

[110]宋会都.调胃承气汤治愈不明原因高烧一例[J].山东中医学院学报,1977（3）:封3

[111]王好古.医垒元戎[M].北京:中华书局,1991

[112]吴又可.温疫论[M].沈阳:辽宁科学技术出版社,1997

[113]王酽恩,杨毅.也谈"胃强脾弱"[J].长春中医药大学学报,2010,26（3）:464－465

[114]吴有性.温疫论[M].天津:天津科学技术出版社,2003

[115]刘完素.黄帝素问宣明论方[M].北京:中国中医药出版社,2007

[116]王旭高.王旭高医书六种[M].上海:上海科学技术出版社,1965

[117]王孟英.温热经纬[M].沈阳:辽宁科学技术出版社,1997

[118]程门雪.书种室歌诀二种[M].北京:人民卫生出版社,1988

[119]熊寥笙.伤寒名案选新注[M].成都:四川人民出版社,1981

[120]章楠.医门棒喝[M].北京:中国医药科技出版社,2011

[121]刘景超,李具双.许叔微医学全书[M].北京:中国中医药出版社,2006

[122]汪昂.医方集解[M].北京:中国医药科技出版社,2011

[123]左季云.伤寒论类方汇参[M].北京:人民卫生出版社,1957

[124]陈可冀.岳美中医学文集[M].北京:中国中医药出版社,2000

[125]刘渡舟.大柴胡汤治验五例[J].陕西中医,1980,1(3):39

[126]黄竹斋.黄竹斋医书合集上[M].天津:天津科学技术出版社,2011

[127]恽树珏.南阳药证汇解论药集合集[M].太原:山西科学技术出版社,2012

[128]闫云科.临证实验录[M].北京:中国中医药出版社,2005

[129]唐宗海.伤寒论浅注补正[M].天津:天津科学技术出版社,2010

[130]汪琥.伤寒论辩证广注[M].上海:上海科学技术出版社,1959

[131]费伯雄.珍本医籍丛刊医方论[M].北京:中医古籍出版社,1987

[132]成无己.伤寒明理论[M].北京:中国中医药出版社,2007

[133]吴佩衡.吴佩衡医案[M].昆明:云南人民出版社,1979

[134]严用和.重订严氏济生方[M].北京:人民卫生出版社,1980

[135]尤怡.伤寒贯珠集[M].北京:中医古籍出版社,1998

[136]秦伯未.清代名医医案精华[M].上海:上海科学技术出版社,2011

[137]朱广仁.附子汤运用举隅[J].辽宁中医杂志.1980.(2):13

[138]葛洪.补辑肘后方[M].合肥:安徽科学技术出版社,1983

[139]刘渡舟.伤寒论通俗讲话[M].上海:上海科学技术出版社,1988

[140]刘渡舟,候钦丰.黄连阿胶汤的治验[J].山东中医学院学报,1980,4:64

[141]罗美辑.名医方论[M].北京:中国中医药出版社,1994

[142]张璐.明清中医名著丛刊张氏医通[M].北京:中国中医药出版社,1995

[143]江瓘.名医类案[M].北京:中国中医药出版社,1996

[144]费伯雄.《医方论》释义[M].太原:山西科学技术出版社,2013

[145]陈修园.陈修园医学全书[M].太原:山西科学技术出版社,2011

[146]陈念祖.新注陈修园医书[M].福州:福建科学技术出版社,2004

[147]王阶,张允岭,何庆勇.经方名医实践录[M].北京:科学技术文献出版社,2009

[148]张志聪.伤寒论纲目 [M].北京:中医古籍出版社,2008

[149]杜光庭.玉函经卷上中下[M].西安:陕西通志馆,1936

[150]孙思邈.备急千金要方[M].太原:山西科学技术出版社,2010

[151]杨士瀛.仁斋直指方[M].上海:第二军医大学出版社,2006

[152]权依经.古方新用[M].兰州:甘肃人民出版社,1981

[153]太平惠民和剂局.太平惠民和剂局方[M].北京:人民卫生出版社,1985

[154]陈无择.三因极一病证方论[M].北京:中国中医药出版社,2007

[155]邱峻.苦酒汤方治疗咽炎[J].四川医学,1981,2(3):32

[156]黄元御.黄元御医书十一种[M].北京:人民卫生出版社,1990

[157]左季云.伤寒论类方法案汇参[M].天津:天津科学技术出版社,2000

[158]刘彬.千金方[M].延吉:延边人民出版社,2007

[159]江长康,江文瑜.经方大师传教录伤寒临床家江尔逊"杏林六十年"[M].北京:中国中药出版社,2010

[160]《山东中医学院学报》编辑室.名老中医之路(第一辑)[M].济南:山东科学技术出版社,1981

[161]薛伯寿.蒲辅周学术医疗经验继承心悟[M].北京:人民卫生出版社,2000

[162]金永日.伤寒六经证治与经络[M].福州:福建科学技术出版社,2011

[163]王肯堂.证治准绳[M].北京:中国中医药出版社,1997

[164]刘渡舟.伤寒论十四讲[M].天津:天津科学技术出版社,1982

[165]南京中医学院伤寒教研组.伤寒论译释下册[M].上海:上海科学技术出版社,1959

[166]孙洽熙.黄元御医学全书[M].北京:中国中医药出版社,1999

[167]戴原礼.秘传证治要诀及类方[M].北京:中国中医药出版社,2006

[168]石原保秀.汉药神效方[M].上海:上海医学书局,1935

[169]尾台榕堂.类聚方广义[M].北京:学苑出版社,2009

[170]胡万魁.古方今病——胡万魁先生医案[J].辽宁医学杂志,1960,5:67

[171]王焘.外台秘要方[M].太原:山西科学技术出版社,2013

[172]张介宾.景岳全书[M].上海:上海科学技术出版社,1959